"教育部人文社会科学研究青年基金项目"资助

# 医疗卫生服务的政府供给效率评价与投入机制创新研究

梁学平　著

南开大学出版社

天　津

图书在版编目(CIP)数据

医疗卫生服务的政府供给效率评价与投入机制创新研究 /
梁学平著. 一天津 : 南开大学出版社，2014.12
ISBN 978-7-310-04700-0

Ⅰ.①医… Ⅱ.①梁… Ⅲ.①医疗卫生服务－政府投
资－投资效率－评价－中国②医疗卫生服务－政府投资－
投入机制－研究－中国 Ⅳ.①R199.2

中国版本图书馆 CIP 数据核字(2014)第 265269 号

南开大学出版社出版发行
出版人:孙克强
地址:天津市南开区卫津路 94 号　　邮政编码:300071
营销部电话:(022)23508339　23500755
营销部传真:(022)23508542　　邮购部电话:(022)23502200

\*

天津市蓟县宏图印务有限公司印刷
全国各地新华书店经销

\*

2014 年 12 月第 1 版　　2014 年 12 月第 1 次印刷
230×155 毫米　16 开本　17.5 印张　2 插页　268 千字
定价:38.00 元

如遇图书印装质量问题,请与本社营销部联系调换,电话:(022)23507125

感谢"教育部人文社会科学研究青年基金项目"的资助

# 前　言

　　良好的医疗卫生服务不仅是维护国民健康权益的重要保障，还是促进经济发展和保持社会稳定的重要推动力。各国政府都把医疗卫生领域作为履行政府职责的主要领域，责无旁贷地承担起医疗卫生服务的供给责任。然而，由于财政能力的有限性，政府对医疗卫生服务的供给能力也是有限的。因此，在医疗卫生领域，作为一种权威型的供给主体，政府不仅要考虑"在哪些方面恰当作为"、"如何作为"的问题，还要考虑"作为效果如何"、"如何提高作为效果"的问题。"在哪些方面恰当作为"和"如何作为"涉及到医疗卫生领域政府责任的厘定问题，"作为效果如何"涉及到医疗卫生服务的政府供给效率问题，"如何提高作为效果"则关系到医疗卫生的政府投入机制创新问题。如何依据效率原则对政府供给责任进行功能定位和构建供给责任分担机制？如何对医疗卫生服务的政府供给效率进行客观评价？如何设计更为有效的投入机制来保证有限的政府医疗卫生投入更有效率？这些关键问题的解决，需要我们进行更为深入的理论研究和论证。

　　改革开放以来，虽然政府不断加大医疗卫生服务的供给，但医疗卫生事业的发展水平仍与城乡居民日益增长的健康需求不相适应。对我国医疗卫生服务的政府供给效率进行客观评价，并对政府投入机制进行创新设计，提出具有一定操作性的政策建议，可以更好地服务于我国医疗卫生事业发展的政府投入决策。

　　本书系统研究了我国医疗卫生服务的政府供给责任、政府供给规模、政府供给效率、政府投入机制创新等问题，全书共分为七章。

　　第 1 章：导论。主要论述了研究的背景，诠释了研究中涉及的重要概念，阐述了研究的主要目标、主要思路、方法及要突破的难题，并对国内外有关医疗卫生服务政府供给问题的研究撰写了文献综述。

第2章：医疗卫生服务的政府供给责任和效率目标。首先，基于医疗卫生服务的分类和性质分析了不同类医疗卫生服务的供给责任归属和政府责任边界。其次，从健康的公平、健康的促进、医疗卫生资源的合理配置角度揭示了医疗卫生服务政府供给的效率目标，并进一步分析了医疗卫生服务政府有效供给的实现条件。最后，在分析政府间医疗卫生财政支出责任承担现状的基础上，进一步研究了政府间医疗卫生服务供给责任的错位问题，并探究了我国政府间医疗卫生服务供给责任错位的原因。

第3章：医疗卫生服务的政府供给规模。首先，在分析我国医疗卫生服务政府供给的总体规模现状的基础上，对政府供给规模进行了国际比较，得出我国医疗卫生服务政府供给规模明显偏低的结论，灰色关联分析结果揭示出人均国内生产总值、城镇居民可支配收入、农村居民人均纯收入、财政收入水平、财政分权水平、财政支出总水平等因素对政府供给规模产生重要影响。其次，利用变异系数指标考察了我国人均医疗卫生财政支出的差异程度，结合洛伦茨曲线并采用基尼系数指标剖析了医疗卫生政府供给规模的差异程度。再次，在考察了天津市、北京市、河南省、山东省、江西省医疗卫生服务政府供给规模现状的基础上，采用变异系数、基尼系数指标研究了各省份医疗卫生服务政府供给规模的差异程度，并进一步对省际间医疗卫生服务政府供给规模的差异程度进行了比较分析。最后，在分析我国医疗卫生服务的政府供给努力度指数的基础上，提出优化医疗卫生服务政府供给规模的政策。

第4章：医疗卫生服务政府供给的微观效率。首先，以天津为例考察了城乡居民对医疗卫生服务政府供给的满意度评价情况，并运用probit 模型剖析了影响满意度评价的因素。其次，采用多元回归模型研究了我国医疗卫生服务政府供给对城乡居民医疗消费支出的影响，结论表明：医疗卫生服务的政府供给导致了城镇居民医疗消费支出较大程度地下降和农村居民医疗消费支出较小程度地上升。最后，采用面板数据模型研究了各地区医疗卫生服务政府供给对城乡居民医疗消费支出的影响，分析结果表明各地区医疗卫生服务的政府供给水平的提高会增加城镇居民、农村居民的医疗消费支出。

第5章：医疗卫生服务政府供给的经济效率。首先，基于医疗卫生服务政府供给、健康人力资本、经济增长之间的关系对医疗卫生服务政府供给的经济效率进行理论分析，医疗卫生服务的政府供给不仅通过提升健康人力资本来促进经济增长，也直接刺激消费需求和投资需求，拉动经济增长。其次，利用 VAR 模型，并通过协整检验、脉冲响应、方差分解、向量自回归误差修正模型的计量分析方法，就医疗卫生服务的政府供给和人均经济产出之间的动态关系进行了实证研究，结论表明：短期内医疗卫生服务的政府供给水平能够对人均经济产出产生小幅的正向冲击，但长期内产生了较大幅度的负向冲击作用；随着时间的推移，医疗卫生服务的政府供给水平对人均经济产出的影响呈现逐渐加大趋势。再次，基于面板数据模型就医疗卫生服务的政府供给对地区经济产出总量和地区人均经济产出的影响进行了实证研究，结论表明：地区医疗卫生服务的政府供给促进了地区经济产出总量和地区人均经济产出的提高。最后，采用数据包络分析方法对全国各省市区医疗卫生服务政府供给的相对效率进行了评价，结论表明：医疗卫生服务政府供给的经济效率存在明显差异，各地区的经济效率变化呈现不同的趋势。

第 6 章：医疗卫生服务政府供给的配置效率。首先，对我国医疗卫生服务的人力资源、机构资源和财政资源的配置状况进行了分析，研究结果表明我国医疗卫生服务资源在总体配置、地区配置、城乡配置方面都存在较大差异。其次，采用数据包络分析方法，分别基于居民健康促进状况和医疗卫生机构服务状况，对全国各省市区医疗卫生服务政府供给的配置效率进行了评价，结论表明：我国各地区医疗卫生服务政府供给的配置效率差异很大。再次，利用面板数据模型对医疗卫生服务政府供给的配置效率的影响因素进行了实证研究，基于居民健康促进的面板模型分析结果表明，各地区医疗卫生支出的增加降低了医疗卫生服务的配置效率；而基于医疗机构服务促进的面板模型分析结果表明，只有城镇居民人均医疗消费支出、城镇化水平、人口增长水平才会影响医疗卫生服务的配置效率。

第 7 章：以效率为导向创新医疗卫生政府投入机制。首先，在分析目前我国医疗卫生政府投入的主要范围的基础上，以效率为导向对医改新时期医疗卫生政府的投入范围进行了科学界定。其次，在阐述国内外医疗卫生政府投入的主要形式的基础上，以效率为导向对医改新时期医疗卫生的政府投入模式提出了政策建议。其次，在阐述国内外医疗卫生政府投入的主要融资机制的基础上，以效率为导向对医改新时期医疗卫生政府投入的融资机制提出具有可操作性的改革措施。最后，在明确划分政府间医疗卫生服务的供给事权和投入责任的基础上，以效率为导向提出了完善政府间医疗卫生投入的财权配置机制、协调机制的路径选择。

本书的创新点主要体现在如下方面：

第一，结合公共物品理论和卫生经济学理论，明确了不同类医疗卫生服务的性质，在此基础上厘定了不同类医疗卫生服务的供给责任归属和医疗卫生服务领域的政府责任边界。

第二，在考察我国政府间医疗卫生财政支出责任分布现状的基础上，从中央政府和地方政府之间、地方各级政府之间两个角度探究了医疗卫生服务政府供给责任的错位问题，并深度剖析其中的原因。

第三，对我国医疗卫生服务政府供给总体规模、各地方供给规模进行比较分析和差异分析的基础上，计算出医疗卫生服务政府供给努力度指数，并剖析了不同时期医疗卫生服务政府供给努力度指数的变化趋势和原因。

第四，综合运用计量经济分析方法、比较分析方法、数据包络分析方法（DEA）等方法，基于"微观效率——经济效率——配置效率"的三维效率框架，借助于 probit 模型、多元回归模型、DEA 模型、面板数据模型和 VAR 模型对医疗卫生服务政府供给的效率进行全方位评价。

第五，以效率为导向，从投入范围、投入模式、融资模式和分级投入机制四个方面对医疗卫生政府投入机制进行了政策设计。

由于学识有限，遗憾终究是存在的，呈现在各位专家面前的这篇著作，无论是结构还是内容可能都存在一些不甚完善之处，真诚希望各位专家、学者提出宝贵的意见和建议。具体意见和建议可发送到作者的电子邮箱 tjktlxp@163.com。

本书在撰写过程中得到了南开大学、天津商业大学各位专家学者的指导和支持，作者在此对有关专家学者表示衷心感谢！感谢天津商业大学经济学院院长刘小军教授、财政学科学术带头人巫建国教授提供的帮助。

　　本书还要感谢南开大学出版社编辑王乃合、夏冰媛、周敏老师在本书出版过程中提供的帮助！

作　者

2014 年 6 月

# 目 录

第1章　导　论 ………………………………………………………… 1

　　1.1　研究的背景 ………………………………………………… 1

　　1.2　涉及的重要概念 …………………………………………… 2

　　　　1.2.1　公共物品 …………………………………………… 2

　　　　1.2.2　医疗卫生服务 ……………………………………… 4

　　　　1.2.3　财政分权与政府间供给责任 …………………… 6

　　　　1.2.4　医疗卫生服务的政府供给规模 ………………… 7

　　　　1.2.5　医疗卫生政府投入 ………………………………… 7

　　1.3　相关研究综述 ……………………………………………… 8

　　　　1.3.1　医疗卫生领域政府作用的研究 ………………… 8

　　　　1.3.2　医疗卫生政府投入规模和结构的研究 ………… 9

　　　　1.3.3　医疗卫生政府投入绩效评价 …………………… 11

　　　　1.3.4　医疗卫生支付方式改革及影响 ………………… 12

　　　　1.3.5　国内外研究成果的评述 ………………………… 12

　　1.4　研究的目标和要突破的难题 …………………………… 13

　　　　1.4.1　研究的目标 ………………………………………… 13

　　　　1.4.2　研究中要突破的难题 …………………………… 13

　　1.5　研究的主要思路和方法 ………………………………… 15

　　　　1.5.1　研究的主要思路 ………………………………… 15

　　　　1.5.2　研究的主要方法 ………………………………… 16

第2章　医疗卫生服务的政府供给责任和效率目标 …………… 18

　　2.1　医疗卫生服务的政府供给责任 ……………………… 18

　　　　2.1.1　医疗卫生服务的分类 …………………………… 18

2.1.2　不同类医疗卫生服务的供给责任归属 ……………19

2.1.3　医疗卫生服务政府供给责任的边界……………20

2.2　医疗卫生服务政府供给的效率目标和实现条件……………21

2.2.1　医疗卫生服务政府供给的效率目标……………21

2.2.2　医疗卫生服务政府供给的实现条件……………22

2.3　我国医疗卫生服务政府供给责任的现实分析……………25

2.3.1　政府间医疗卫生供给责任的承担现状 ……………25

2.3.2　政府间医疗卫生服务供给责任的错位 ……………42

2.3.3　政府间医疗卫生服务供给责任错位的原因分析 ……48

第3章　医疗卫生服务的政府供给规模 ……………51

3.1　我国医疗卫生服务政府供给的总体规模及其影响因素………51

3.1.1　我国医疗卫生服务政府供给的总体规模现状 ………51

3.1.2　医疗卫生服务政府供给规模的国际比较 ……………57

3.1.3　医疗卫生政府供给规模影响因素的灰色关联分析 ……59

3.2　医疗卫生政府供给规模的差异程度分析 ……………64

3.2.1　我国人均医疗卫生财政支出的变异系数 ……………64

3.2.2　我国医疗卫生财政支出的洛伦茨曲线和基尼系数 ……65

3.3　部分省市医疗卫生服务政府供给规模的差异程度……………68

3.3.1　天津市医疗卫生服务政府供给规模的差异程度 ……68

3.3.2　北京市医疗卫生服务政府供给规模的差异程度 ……74

3.3.3　河南省医疗卫生服务政府供给规模的差异程度 ……79

3.3.4　山东省医疗卫生服务政府供给规模的差异程度 ……83

3.3.5　江西省医疗卫生服务政府供给规模的差异程度 ……88

3.3.6　省际间医疗卫生服务政府供给规模的差异程度

分析 ……………92

3.4　我国医疗卫生政府供给规模的优化 ……………95

3.4.1　我国医疗卫生服务的政府供给努力度 ……………95

3.4.2　我国医疗卫生服务政府供给规模的优化政策 ………98

第4章　医疗卫生服务政府供给的微观效率 ……………100

4.1　医疗卫生服务政府供给的满意度评价——以天津为例………100

  4.1.1 满意度评价的基本情况 ……………………………… 100

  4.1.2 医疗卫生服务政府供给满意度评价的影响因素

     分析 ……………………………………………… 102

 4.2 对城乡居民医疗消费支出的影响 …………………………… 105

  4.2.1 对城镇居民医疗消费支出影响的回归分析 ……… 105

  4.2.2 对农村居民医疗消费支出影响的回归分析 ……… 110

 4.3 对城乡居民医疗消费支出影响的面板数据分析 …………… 114

  4.3.1 对城镇居民医疗消费支出影响的面板数据分析 …… 114

  4.3.2 对农村居民医疗消费支出影响的面板数据分析 …… 119

第 5 章 医疗卫生服务政府供给的经济效率 …………………………… 125

 5.1 简要的理论分析 …………………………………………… 125

  5.1.1 医疗卫生服务政府供给与提升健康人力资本的

     关系 ……………………………………………… 125

  5.1.2 健康人力资本和促进经济增长的关系 ………… 126

  5.1.3 医疗卫生服务政府供给对消费、投资需求的直接

     影响 ……………………………………………… 126

 5.2 基于 VAR 模型的经济效率分析 …………………………… 127

  5.2.1 计量模型的构建 ………………………………… 127

  5.2.2 数据说明 ………………………………………… 128

  5.2.3 医疗卫生政府供给的经济效率的实证分析 ……… 129

 5.3 基于面板数据模型的经济效率分析 ……………………… 139

  5.3.1 基于地区经济产出总量的面板数据分析 ……… 139

  5.3.2 基于地区人均经济产出的面板数据分析 ……… 145

 5.4 基于 DEA 模型的宏观效率分析 …………………………… 149

  5.4.1 DEA 方法简介 …………………………………… 149

  5.4.2 指标选择和数据说明 …………………………… 151

  5.4.3 实证分析与结论 ………………………………… 153

第 6 章 医疗卫生服务政府供给的配置效率 …………………………… 163

 6.1 医疗卫生服务资源的配置状况 …………………………… 163

  6.1.1 医疗卫生服务人力资源的配置状况 …………… 163

6.1.2 医疗卫生服务机构资源的配置状况……………………… 178

6.1.3 医疗卫生财政资源的配置………………………………… 187

6.2 医疗卫生服务政府供给的配置效率分析……………………… 204

6.2.1 基于居民健康促进状况的配置效率分析 ……………… 205

6.2.2 基于医疗卫生机构服务状况的配置效率分析 ……… 208

6.3 配置效率影响因素的面板数据分析…………………………… 211

6.3.1 基于居民健康促进的面板数据分析…………………… 211

6.3.2 基于医疗机构服务促进的面板数据分析 …………… 217

第7章 以效率为导向创新医疗卫生政府投入机制 ………………… 222

7.1 医疗卫生政府投入范围的科学界定………………………… 222

7.1.1 目前我国医疗卫生政府投入的主要范围 …………… 222

7.1.2 我国医疗卫生政府投入范围的界定…………………… 224

7.2 医疗卫生政府投入模式的改革……………………………… 228

7.2.1 国外医疗卫生政府投入的主要形式…………………… 228

7.2.2 目前我国医疗卫生政府投入的主要形式 …………… 231

7.2.3 医改新时期我国医疗卫生政府投入模式的改革 …… 240

7.3 医疗卫生政府投入的融资机制改革………………………… 245

7.3.1 国外医疗卫生政府投入的主要融资机制 …………… 245

7.3.2 我国医疗卫生政府投入的主要融资机制 …………… 248

7.3.3 新时期我国医疗卫生政府投入的融资机制的完善 … 249

7.4 科学构建政府间医疗卫生分级投入机制…………………… 253

7.4.1 明确划分政府间医疗卫生服务的供给事权 ………… 253

7.4.2 明确划分政府间医疗卫生服务的投入责任 ………… 254

7.4.3 完善政府间医疗卫生投入的财权配置机制 ………… 256

7.4.4 构建政府间医疗卫生投入的协调机制 ……………… 257

参考文献 …………………………………………………………… 258

# 第 1 章　导　论

## 1.1　研究的背景

　　党的十七大报告明确提出"建立基本医疗卫生制度，提高全民健康水平"，把人人享有基本医疗卫生服务作为全面建设小康社会的一项重要奋斗目标。《中共中央国务院关于深化医药卫生体制改革的意见》和《医药卫生体制改革近期重点实施方案（2009～2011 年）》提出近期缓解"看病难，看病贵"问题，远期建立覆盖全体 13 亿城乡居民的基本医疗卫生制度，并"逐步实现人人享有基本医疗卫生服务"。党的十八大报告更是明确提出"完善国民健康政策，为群众提供安全有效方便价廉的公共卫生和基本医疗服务"。这些目标的实现，不仅需要政府加大医疗卫生投入，还需要政府完善医疗卫生投入机制。

　　改革开放以来，中国推行了三次大的医疗卫生体制改革，1985～1996年推行了第一次医疗卫生体制改革，1997～2006 年推行了第二次医疗卫生体制改革，2007 年以来推行了第三次医疗卫生体制改革。前两次医疗卫生体制改革的导向就是市场化，虽然有助于缓解财政投入的压力，但也导致了医疗卫生服务公平性和医疗卫生投入的宏观绩效的下降。2007年以来推行的新医疗卫生体制的改革旨在提高医疗卫生服务的公平性，实现人人享有基本卫生保健服务的目标，其根本落脚点还是要强化政府责任，特别是强化政府对医疗卫生事业的投入责任。伴随新医疗卫生体制改革的推进和政府投入责任的加强，政府不断加大了医疗卫生服务的财政投入。2000～2012 年，随着卫生总费用的快速增长，我国政府预算卫生支出由 2000 年的 709.52 亿元增加到 2012 年的 9055.48 亿元，占卫生总费用的比例由 2000 年的 15.47%上升到 2012 年的 31.32%，占财政支出的比例由 2000 年的 4.47%上升到 2012 年的 7.20%，占 GDP 的比重由 2000 年的 0.79%上升到 2012 年的 1.74%。在卫生总费用构成中，我国政府预算卫生支出的平均增速（23.01%）高于卫生总费用的平均增速（16.40%）和个人现金卫生支出的平均增速（11.91%）。

尽管如此，2012 年政府预算卫生支出占卫生总费用的比例低于 1985 年医疗卫生体制改革以前的 38.58%，也低于 1978 年的 32.16%。2012 年政府预算卫生支出在卫生总费用中比重（31.32%）仍然低于社会卫生支出、个人现金卫生支出在卫生总费用中的比重（35.24%和 33.44%）。根据《国际统计年鉴 2013》的有关数据，我国政府卫生支出占 GDP 的比重不仅低于 10.60%的世界平均水平，也低于低收入国家 5.28%的平均水平。

目前，政府对医疗卫生的供给规模仍然偏低，难以满足新一轮医疗卫生体制深化改革和实现人人享有基本卫生保健服务目标的需要。我国医疗卫生事业的发展水平仍与城乡居民日益增长的健康需求不相适应，"看病难、看病贵"问题依然突出。如何破解这个医疗难题，已成为政府亟待解决的重要课题。因此，研究医疗卫生服务政府供给的效率和政府投入机制的创新问题，对于促进我国医疗卫生事业发展和实现医疗体制改革目标具有重要意义。

# 1.2  涉及的重要概念

## 1.2.1  公共物品

公共物品（public goods），又称"集体消费物品"、"公共产品"、"共用品"、"公共财货"等，是公共财政研究中最古老的概念之一。

1954 年，萨缪尔森首次从消费特征角度赋予了公共物品的严格定义。"同时性消费"是萨缪尔森定义公共物品严格的条件，可以等同于共同消费。萨缪尔森认为，公共物品的主要特征就是"同时性消费的非竞争性"，围绕"非竞争性"可以划分公共物品和私人物品。1959 年，马斯格雷夫将价格排他原则的非适用性引入公共物品的定义，将消费的非排他性与非竞争性并列，作为界定公共物品的两大标准之一。德姆塞茨（1970）、弗里德曼（1986）、皮尔斯（1986）、阿特金森和斯蒂格利茨（1994）、布朗和杰克逊（2000）、恩德勒（2002）等沿着萨缪尔森和马斯格雷夫的思路对公共物品进行内涵性分析。萨缪尔森（2004）将公共物品定义为："公共物品是指这样的一类商品：将该商品的效用扩展与他人的成本为零；无法排除他人参与共享"。广为接受的公共物品定义也是基于这一角度给出的，公共物品应当是独立于私人物品之外，具有非竞争性和非排他性的产品或服务。总的来说，基于消费特征可以认为公共物品就是具有消费的非竞争性和非排他性的物品。公共物品最基本的特征是消费的非竞争性和非排他性，这是从与私人物品相对比的角度而言的。

布坎南（1965）认为公共物品是由供给过程所决定的，与物品本身的消费特征无关。布坎南认为公共物品是一个外延广阔的范畴，不但可以包括萨缪尔森的纯公共物品，也可以包括公共性程度很强的物品。按照布坎南的分析逻辑，尽管某些公共物品不一定具有消费的非竞争性和非排他性等传统定义公共物品的特征，但是如果是进入了公共组织部门供给的范围，就可以把它认为是公共物品。Olson（1995）、Eecke（1999）、Marmolo（1999）等沿着布坎南的思路对公共物品的内涵进行了分析。Olson（1995）基于从公共组织角度去分析公共物品，"任何物品，如果一个集团 $X_1$，……，$X_i$，……$X_n$ 中的任何个人 $X_i$ 能够消费它，它就不能不被那一集团中的其他人消费，这类产品便属于公共物品。"Marmolo（1999）认为物品的供给方式同时决定了物品的"公共性"，公共物品对应于政府供给，私人物品则对应于市场供给，公共物品被定义为由政府供给的一切物品，与物品的属性无关。可见，基于公共物品的供给特征，是否由政府或其他公共组织供给可以作为公共物品与私人物品的划分界限。凡是由政府或其他公共组织供给的物品都可认为是公共物品。由此看来，公共物品属于组织型交易物品，公共组织部门往往通过公共选择过程强制生产和供给，实行共同补偿原则。

在公共物品和外部性之间，有着很强的相关性。在一个偏好相互依赖且存在多个消费者或生产者的场合，当一种行为（例如生产或消费一种物品）影响多于一个人的福利时，外部性就具有了公共影响。外部性的公共影响程度决定着物品的公共性，当物品消费或生产的外部性的公共影响涉及全体成员，则该具有外部性的物品可以称之为"纯公共物品"；如果物品消费或生产的外部性的公共影响只涉及部分社会成员，则称之为"准公共物品"。从外部性特征角度来说，公共物品是因存在外部性而具有一定的公共影响的物品，如公共医疗、基础教育、社会保险、环境保护、基础设施等。由于具有相当程度的公共性和消费的正外部性，需要政府介入来提供补偿和规制服务，以增加其公益性，减少不确定性、信息不对称等市场失灵。当然，对于某些物品，生产者或消费者不能或不愿对其外部性加以控制或内部化时，政府需要对其外部性加以控制或内部化时，这一控制或内部化的进程也属于公共物品。

基于消费特征角度可以把公共物品定义为具有消费的非竞争性和非排他性的物品；基于供给特征角度可以把公共物品定义为与公共组织相联系的具有强制性、"非等价"性、交易补偿性的组织型交易物品；基于外部性特征角度可以把公共物品定义为因外部性并具有相当程度的公共性而私人又不能或不愿对其加以控制或内部化的物品。本书认为公共物品应是政府或其他公共组织为满足社会及公众不断增长、变化的公共需求所供给的具有外在利益和一定公共性程度的共享性物品。公共物品的供给主体不限于政府，还包括市场和非营利组织。

## 1.2.2　医疗卫生服务

美国耶鲁大学教授温斯乐（Winslow，1920）提出，"医疗卫生是一种预防疾病、延长寿命、改善身体健康和机能的科学和实践。医疗卫生通过有组织的社会努力改善环境卫生、控制地区性的疾病、教育人们关于个人卫生的知识、组织医护力量对疾病作出早期诊断和预防治疗，并建立一套社会体制，保障社会中每一成员都能够享有维持身体健康的生活水准，使每一位民众都能够实现健康及其长寿的天赋权利。"[①]这个经典定义包括了疾病控制、环境卫生、预防疾病、健康促进等现代医疗卫生体系中较为核心的内容。医疗卫生服务的供给强调公益性、集体性和

① 黄琏华.公共卫生护理概论[M]. 北京：科学技术文献出版社，1999.

公平性，旨在维持、促进和保障社会成员的健康。

世界卫生组织利用特尔斐方法进行的研究，将医疗卫生的功能概括为九个方面：预防、监测和控制传染性和非传染性疾病；监测人群健康状况；健康促进；职业卫生；保护环境；医疗卫生立法；医疗卫生管理；特殊医疗卫生服务；高危人群和脆弱人群卫生服务。[①] 世界银行（1993）认为政府对公共卫生的干预通常包括：计划免疫；以学校为基础的医疗卫生服务；家庭计划生育和营养信息及某些服务；减少烟草和酒精消耗计划；为改善居民环境而采取的健康环境教育；艾滋病预防。

不言而喻，医疗卫生属于外部效应显著的公共物品。结合我国的实际情况，医疗卫生主要包括疾病预防控制、健康教育、食品与环境卫生的监督与检测、计划免疫、妇幼保健、劳动卫生以及基本医疗服务领域等。对于我国基本医疗服务到底应包含哪些内容，尚未有统一的标准。理论上可以将基本医疗服务定义为：在一定的社会经济发展和医学技术水平进步及文化和人口特征的条件下，由政府根据国家财力、卫生资源的供给能力和企业、个人的承受能力，通过医疗保障制度为全体居民提供的、在医疗技术上具有合理性、需求方有经济承受能力，并在疾病诊治过程中必需的医疗服务。[②]

由于市场在提供医疗卫生服务时存在着严重的市场失灵，因而需要政府介入这类公共物品的供给。医疗卫生领域的市场失灵表现在：（1）在医疗卫生领域存在着供需双方信息的不对称性，医疗卫生的消费者对医疗卫生的质量、数量、价格等信息缺乏了解，只能被动选择医疗卫生服务；而医疗卫生的供给者对于医疗卫生的了解信息远远超过需求者，因而有可能出现"诱导需求"问题。（2）医疗卫生服务的非同质性、服务选择成本与搜寻成本的昂贵性，形成了医疗卫生市场垄断竞争的格局。因此，政府需要加强对医疗卫生的监管、提供充分的信息来保护医疗卫生消费者的利益。如果政府无法通过医疗卫生监管和提供信息解决医疗卫生市场失灵问题，就需要政府直接供给，解决公共物品质与量难以度量的问题。

---

① 陈昌盛，蔡跃洲.中国政府公共服务：体制变迁与地区综合评估[M].北京：中国社会科学出版社，2007：103.

② 于润吉，马莉.对基本医疗服务的研究[J].卫生经济研究，1998（6）.

当然，即使医疗卫生领域不存在市场失灵，处于社会公平的考虑，政府也会介入医疗卫生服务这类公共物品的供给。世界银行（1993）提出，基于医疗卫生服务的公共产品特征以及医疗卫生服务及基本医疗保健对穷人减轻贫困的重要性，政府应当在医疗卫生部门发挥重要作用，并指导医疗卫生体系的改革。按照公平、正义的道德要求，政府也应该加强医疗卫生服务的供给，保护各类弱势群体的利益。

### 1.2.3　财政分权与政府间供给责任

Tanzi（1996）、OECD（1999）、World Bank（2003）、Smoke（2003）、Elhiraika（2007）、Dick-Sagoe（2012）等认为财政分权就是有关政府间支出责任划分、税收和收入划分、财政转移支付和地方债务的制度性安排。Oates（1999）、Walker（2002）、Akai and Sakata (2002)、Falletti（2005）、Vo (2008)、Mulyono（2012）等认为财政分权就是财政控制权（包括财政权力和财政资源）由中央政府向地方政府的转移。综合来看，国外学者普遍认为财政分权是政府间各种财政资源分配（涉及税收收入、转移支付等）和财政权力转移（支出责任划分、地方债务安排）的多级财政制度。

国内学者多结合中国财政体制改革的状态、财政分权的条件、财政分权的演进轨迹来探讨财政分权的内涵。贾康、白景明（2003）认为财政分权是按照一级政府、一级职能、一级财权、一级税基、一级预算、一级产权、一级举债权的制度安排构造的多级财政制度。傅勇等（2007）、陈刚等（2009）认为财政分权是激发地方政府为增长而竞争的一种财政激励制度，实质是与垂直的政治治理体制紧密结合的一种经济分权。刘卓珺、于长革（2010）基于中国财政分权的演进轨迹认为财政分权是建立在中央对地方政府委任基础上的"自上而下"的供给主导型财政分权制度。此外，马万里、李齐云（2012）提出了广义财政分权的概念，认为财政分权不仅包括政府间纵向的权力划分，还包括政府向准政府组织、私人组织、非营利组织的横向的权责转移。其实，国内学者有关财政分权内涵的讨论主要涉及财政权力划分和经济资源的分配。

本书认为财政分权内涵界定的重点放在如何在不同层次的政府间分配财政责任和财政资源，使得财政资源与其承担的财政责任相匹配。财政分权是中央政府与地方政府之间以及地方各级政府之间有关财政支出责任划分、财政收入权力分享、转移支付实施和预算管理权限调整的一种财政性制度安排。

在财政分权条件下，各种公共物品的有效供给重点取决于政府间供给责任的划分。政府间供给责任是指各级政府对于某种公共物品的供给所能够承担的财政支出数额或比例，主要依赖于政府间公共物品供给事权的划分和财权的划分。具体到医疗卫生服务，政府间供给责任就是中央政府、省级政府、省级以下政府之间基于事权和财权（财力）所承担的医疗卫生支出数额或比例。

### 1.2.4　医疗卫生服务的政府供给规模

在医疗卫生服务的供给过程中，政府组织、市场组织和非营利组织都是重要的供给主体。由于供给目标、供给成本和供给能力等因素的影响，各种供给主体所供给的医疗卫生服务规模存在显著的差异。随着医疗卫生领域市场化改革的深化、公立医院改革的推进和非营利组织的快速发展，市场组织和非营利组织对医疗卫生服务的供给规模不断扩大。但由于市场组织和非营利组织供给医疗卫生服务的有限性，加之我国医疗卫生服务体系不够完善和医疗卫生资源配置不均衡，政府始终是我国医疗卫生服务的主要供给主体。因此，本书主要基于政府供给的角度来分析医疗卫生服务的供给规模。

事实上，直接用市场价格和政府所供给的数量来衡量医疗卫生服务的政府供给规模是比较困难的。财政支出体现着政府供给各种公共物品的财政资金支付，因而政府对各种公共物品的供给都会反映到这种公共物品的财政支出变动上。为了分析的简化，本书借助于医疗卫生的财政支出规模来反映医疗卫生服务的政府供给规模。

### 1.2.5　医疗卫生政府投入

医疗卫生的融资来源包括财政投入、社会医疗保险基金投入、企业投入、个人投入等。企业投入、个人投入一般称之为医疗卫生的私人融资，财政投入、社会医疗保险基金投入称之为医疗卫生的公共融资。政府对医疗卫生的投入可以按照狭义和广义两个口径进行定义。按照狭义口径的定义，政府对医疗卫生的投入主要是指各级政府对医疗卫生供给的财政投入，资金来源于财政预算安排。按照广义口径的定义，政府对医疗卫生的投入不仅包括由财政预算安排的政府投入，也包括通过社会医疗保险基金筹资安排的投入。广义口径上的医疗卫生政府投入实际上就是一般所说的医疗卫生公共融资。本书主要研究狭义口径的医疗卫生政府投入，如果没有特别说明，一般都是指政府对医疗卫生的财政投入。

## 1.3　相关研究综述

### 1.3.1　医疗卫生领域政府作用的研究

Evans（1974）、Stiglitz（1988）、Feldstein（1988）、Donaldon & Karen（1993）、Sanjay & Pradhan（1996）、Wagstaff（1999）、Fuchs（2000）、Frank（2003）等从医疗卫生服务属性出发，基于理论角度分析了医疗卫生服务的公共产品特性、外部性及医疗卫生服务信息不对称引发的市场失灵问题，论证了政府干预医疗卫生服务的必然性。推崇经济自由化的世界银行（1997）强调，医疗卫生服务是一个不能听凭市场调节的领域，政府应当在医疗卫生部门发挥重要作用。世界卫生组织（2000）指出，政府对一个国家医疗卫生系统的运行负有连续的和长久的责任。国外学者普遍认为，政府承担社会风险的能力高于市场，政府在医疗卫生服务中的作用是无法取代的。

随着医疗体制改革进程的推进，强化政府责任已成共识，但就"谁来主导医疗卫生投入"这个问题上一直存在着争论。郑功成（2005）、刘军民（2005）、李玲（2006，2007，2008）、葛延风（2006，2007，2009）、贡森（2007）、孟庆跃（2008）、宋瑞霖（2009）、张正光（2009）、迟福林（2009）、应亚珍（2009）等主张在医疗卫生领域应强化政府责任，突出政府的主导性作用，坚持"政府主导下的市场补充"。顾昕（2007，2009）、刘国恩（2007）、冯占春（2008）等主张医疗卫生资源配置应由市场主导，而政府的主要责任是筹资。张安（2005）、余晖（2005）、常修泽（2006）、蔡江南（2007）、王虎峰（2008）、刘尚希（2009）等主张不必就"谁来主导"的问题进行争论，应共同发挥市场和政府的作用。2009 年 6 月，国家医疗改革协调小组选择了包括北京大学、复旦大学、北京师范大学、中国人民大学、国务院发展研究中心、世界卫生组织、世界银行、麦肯锡咨询公司、清华大学联合哈佛大学等 9 家海内外独立机构起草的医疗改革方案，方案中虽引入了包括"市场主导"在内的各方观点，但确立了政府主导的改革思路。

## 1.3.2　医疗卫生政府投入规模和结构的研究

1. 医疗卫生政府投入总量规模的研究

代英姿（2004）在对发达国家医疗卫生的费用增长状况研究后，认为政府对医疗卫生的投入增长速度更快。阎坤、于树一（2005）认为我国中央政府与地方政府在医疗卫生投入规模上存在失衡问题，中央财政投入的规模过小，而地方政府的投入规模较大。王俊（2007）考察了中国的政府卫生支出规模，研究结论认为政府卫生支出的规模也是不断扩大的，但存在地区差异。张仲芳（2008）对国内外政府卫生支出的规模的测算口径与方法进行了研究，研究结果证实我国政府卫生支出的规模偏小，公共筹资力度不强。文小才（2011）的研究成果也证实了我国政府对医疗卫生的投入总量明显不足。梁学平（2013）认为我国政府卫生支出增长速度较快，在卫生总费用、财政支出和 GDP 中的比例一直呈上升趋势，国际比较的结果却表明我国政府卫生支出水平仍然偏低。

2. 医疗卫生政府投入规模地区差异问题的研究

部分学者着重研究了我国政府卫生支出规模的地区差距，但结论却大相径庭。王晓洁（2009）、鄢洪涛（2011）、孟庆平等（2011）认为我国政府卫生支出规模的地区差距正在缩小，杨宜勇等（2008）、王志锋等（2009）、孙德超等（2012）实证研究的结果表明我国省级间医疗卫生服务的差距呈现出扩大趋势。

大部分学者都是通过数据测算了地区差异的状况，认为政府应注重医疗卫生支出的公平性。魏众和古斯塔夫森（2005）实际测算了居民医疗支出的地域差异，认为政府应通过引导财政补贴流向推进医疗卫生服务公平性。黄小平、方齐云（2008）基于泰尔指数方法证实了中国三大经济带间、经济带内部省际间的医疗卫生财政支出的差异正在缩小。冯海波、陈旭佳（2009）也基于泰尔指数分析了广东省城乡间、区域间的医疗卫生投入水平差异，结论表明，城乡间、区域间的差异程度在下降，但是不同城乡、区域内部的差异程度在上升。王晓洁（2009）对中国东部、西部、中部地区的医疗资源配置状况进行了实证研究，结果表明地区的医疗卫生投入差异正在缩小。潘杰、刘国恩、李晨赵（2011）利用动态面板模型研究了中国医疗卫生政府投入的地区差异，认为跨地区的医疗卫生政府投入在短期不存在绝对收敛和条件 β 收敛，但长期存在显著的"赶超"特征，东部、西部、中部地区的医疗卫生政府投入在短期也不存在条件 β 收敛。

3.医疗卫生政府投入规模影响因素的研究

在医疗卫生政府投入的影响因素方面，诸多学者借助于面板数据，运用多种计量模型展开研究。例如，韩华为、苗艳青（2010）基于 31 个省份面板数据，运用受限因变量的 Tobit 模型对地方政府医疗卫生支出的影响因素进行了实证研究，结果表明人口密度、受教育水平、财政分权程度、人均国内生产总值是影响地方政府医疗卫生支出水平的重要因素。何长江（2011）虽然也基于 31 个省份面板数据进行了实证研究，但是研究成果表明人口规模与结构、城市化水平对地方政府的医疗卫生支出水平没有显著影响，尤其是财政分权水平的影响很弱，而经济发展水平、政府机构膨胀和人员状况对地方政府医疗卫生支出水平有显著影响。孙群力（2011）采用了面板数据的固定效应模型分析了地方政府医疗卫生支出的影响因素，研究结果证实各种因素对地方政府医疗卫生支出的影响程度不同，经济因素是主要影响因素。

4. 医疗卫生政府投入结构的研究

近年来，医疗卫生政府投入的结构性问题也是国内学者研究的热点问题。饶克勤（2001）、李晓西（2002）、杨敬宇（2003）、和晋予（2004）、贡森（2005）、孟庆跃（2008）、应亚珍（2009）、李迎生（2009）等从地区、城乡、医疗服务机构、医疗卫生项目等方面分析了医疗卫生的政府投入结构，认为我国医疗卫生的政府投入结构不均衡，并提出了优化医疗卫生政府投入结构的政策措施。

### 1.3.3　医疗卫生政府投入绩效评价

医疗卫生投入的绩效评价问题，也是国内外学者长期关注的一个重要问题，大部分研究结果证实了医疗卫生投入对经济增长具有重要作用，特别是对落后地区经济发展的作用更为显著。Dreze 和 Sen（1989）比较关注医疗卫生投入的经济绩效，认为在低收入地区应该增加政府的投入支持，实现医疗卫生服务的可及性，从而能够促进经济增长。世界银行（1997）、Jeffery Sachs（2003）认为政府在医疗卫生方面的投入对提高经济产出的效果比较显著。Gustaffsson 和 Li（2004）运用中国 18 个省份的面板数据证明了医疗卫生的政府支出对经济增长的效果比较明显。Beraldo，Montolio 和 Turati（2009）利用 19 个 OECD 国家的面板数据进行实证研究后发现，医疗卫生投入对经济增长的贡献比较显著，超过了教育投入对经济增长的贡献。蒋萍和田成诗（2009）基于生产函数就我国东部、中部、西部地区的医疗卫生政府投入对经济增长的贡献进行了实证研究，结果表明政府投入对经济增长的贡献显著，但存在地区差异。刘海英和张纯洪（2010）研究了城乡医疗卫生的投入产出效率，认为城市和农村医疗卫生投入的产出水平都呈上升趋势，由于技术因素的作用，农村医疗投入的产出增长速度高于城市。郭玉晶、黄湛冰和姚宇（2013）基于对数的平均迪氏指数分解法检验了医疗卫生投入的产出效率，结果表明医疗卫生投入的规模效应能够促进产出总效应的增长，强度效应会抑制产出总效应的增长。

Hofler（1991）、Vitaliano（1994）、Rutten（1994）、Richard（1995）、Scott（1995）、Rosenman（1997）等从方法学角度出发，采用随机前沿方法或数据包络（DEA）方法研究医疗卫生系统的配置效率问题。随着绩效研究的深入，医疗卫生领域绩效监控与基于结果的绩效管理越来越受到重视，并逐渐形成了绩效评价体系。目前，世界卫生组织、经济合作和发展组织、欧盟以及美国、英国、澳大利亚等国形成了各自的卫生系统评价框架和相应的指标体系。

自 20 世纪 90 年代以后，国内学者开始了医疗卫生投入绩效评价方面的工作和尝试。对医疗卫生投入绩效的研究集中在医疗卫生服务机构的绩效评价指标构建、绩效评价实施等方面，这些绩效评价一般建立在服务对象有限、成本可计算、服务可量化的基础上。徐西林（1996）、侯文（2001）、徐金耀（2001）、孙巍（2001）、宁岩（2003）、魏权龄（2004）、李岳峰(1999，2005)等使用数据包络方法（DEA）或随机前沿方法测算了医疗卫生服务机构的生产效率。张鹭鹭（2000）、吴成坯（2003）、龚向光和胡善联（2005）、刘宝（2005）、魏众和古斯塔夫森（2005）等对医疗卫生的资源配置效率进行了研究，结果表明我国医疗卫生的资源配置不合理。马国贤（2004）、刘远立（2008）等在调查研究的基础上，构建综合性的绩效评价框架，对医疗卫生投入绩效进行测算。刘叔申（2007）通过构建绩效评价指标体系，对我国医疗卫生投入的绩效进行了评价，认为我国医疗卫生投入的绩效与社会经济发展不相协调。丛树海和李永友（2008）利用经验数据对我国医疗卫生财政投入的绩效进行了综合评价，认为整体绩效不理想。许光建和魏义方（2012）以北京为例，借助于绩效评价体系和模糊层次分析法研究了医疗卫生财政投入的绩效。

### 1.3.4　医疗卫生支付方式改革及影响

支付方式改革及其影响，也是国外医疗卫生服务研究的一个热点问题。Rodrigues（1989）、Coulam（1991）、Chalkley（2000）、Imai（2002）、Langenbrunner（2002）、Kwon（2003）等对按病种付费、按服务付费、按人头付费等支付方式及影响进行了研究。Gosden, Sibbald and Williams（2003）、Docteur and Oxley（2003）等对医疗卫生服务的混合支付方式进行了研究，认为混合支付方式有助于降低政府医疗卫生投入的成本。国内学者除关注医疗卫生投入的绩效评价研究外，比较热衷于财政投入规模、投入结构以及投入的公平性等问题。

### 1.3.5　国内外研究成果的评述

上述研究成果系统分析了医疗卫生领域的政府责任、医疗卫生投入的绩效评价等问题，对本课题研究有着很好的借鉴意义和指导作用。由于医疗卫生问题的复杂性，相关研究虽各有侧重，但仍在一些不完善之处。有关成果对医疗卫生领域的政府责任论述较多，但基于效率目标研究政府供给责任分担机制的文献并不多；较少采用微观效率、经济效率、配置效率的三层效率因素综合分析法来研究医疗卫生的政府供给效率，特别是对医疗卫生的政府投入与经济绩效的关系探讨不足；对医疗卫生政府投入机制的研究比较薄弱。这正是本课题希望予以探究的主题。

# 1.4　研究的目标和要突破的难题

## 1.4.1　研究的目标

目标之一：厘定医疗卫生领域的政府责任

在对不同类别医疗卫生服务的政府责任归属分析的基础上界定现阶段我国医疗卫生的政府责任边界，设定医疗卫生政府供给的效率目标，进一步研究我国政府间医疗卫生服务的供给责任分布问题。

目标之二：综合评价医疗卫生政府供给的效率

在调查研究和问题梳理的基础上，分别从微观效率、经济效率、配置效率角度综合评价医疗卫生服务政府供给的效率。从微观效率角度剖析了城乡居民对医疗卫生服务政府供给的满意度、医疗卫生服务政府供给对居民医疗消费支出的影响程度。从经济效率角度剖析了医疗卫生政府供给对我国人均经济产出、地区经济产出总量、地区人均经济产出的影响。从配置效率角度分析了我国医疗卫生服务资源的配置和医疗卫生服务政府供给对居民健康促进、医疗卫生机构服务水平改善的影响。

目标之三：以效率为导向创新设计医疗卫生政府投入机制

在分析我国医疗卫生政府投入政策的基础上，从效率角度科学界定医疗卫生政府的投入范围，在分析国内外医疗卫生政府投入模式的基础上以效率为导向改革我国医疗卫生的政府投入模式，在分析国内外医疗卫生政府投融资机制的基础上，以效率为导向完善我国医疗卫生政府投入的融资机制，在明确划分政府间医疗卫生服务事权、责任的基础上合理设计我国政府间医疗卫生投入的财权配置机制和协调机制。

## 1.4.2　研究中要突破的难题

如何保证政府对医疗卫生服务的充分、有效供给，实现人人享有基本医疗卫生服务的目标和提升健康人类资本以促进经济快速发展，这是进行医疗卫生服务政府供给问题的理论研究和政策研究的主要目的。这个问题涉及到医疗卫生服务政府供给责任的厘定、医疗卫生服务政府供给规模的比较分析、医疗卫生服务政府供给效率的评价和医疗卫生政府投入机制创新设计等一系列难题。因此，本书必须突破这些理论难题，为政府对医疗卫生服务有效供给创造条件。

难题之一：医疗卫生服务的政府供给责任如何厘定

在医疗卫生服务领域，市场营利组织、非营利组织和政府组织这些不同的供给主体都有各自的功能领域和所要实现的供给目标，中央政府、省级政府、省级以下政府这些不同层级的政府都有各自的事权和投入责任。医疗卫生服务政府供给责任的厘定问题事实上包括政府不同于其他供给主体的供给责任的厘定和政府间供给责任的厘定。前者需要结合公共物品的性质、政府供给目标和实现条件进行厘定，后者需要在政府间事权、财权明确划分的基础上进行厘定。由于医疗卫生服务类别较多且性质不同，加之我国政府间事权与财权存在不匹配问题，因此，研究医疗卫生服务政府供给问题的首要难题就是政府供给责任的厘定问题。

难题之二：对医疗卫生服务的政府供给规模及其差异程度如何衡量

医疗卫生服务的政府供给规模研究可以分为医疗卫生服务的政府总体供给规模和地方政府的供给规模。对于政府总体供给规模而言，关键问题是选择哪些指标来代表绝对规模和相对规模、如何评判这些绝对规模指标和相对规模指标的合理性。对于地方政府供给规模而言，不仅要分析各省份医疗卫生服务政府供给的绝对规模、相对规模的差异性和合理性，还要分析省际间政府供给规模的变化态势。因此，研究医疗卫生服务政府供给问题的第二个难题是医疗卫生服务的政府供给规模及其差异程度的衡量问题。

难题之三：对医疗卫生服务的政府供给效率如何评判

医疗卫生服务的供给不仅影响城乡居民（服务对象）的医疗费用负担、医疗保障待遇，也会影响健康人力资本的积累和经济的可持续增长。我国医疗卫生服务的供方不仅包括基层医疗卫生机构、专业公共卫生机构，也包括各级公立医院。医疗卫生服务的政府供给主体包括中央政府和地方政府，各层级政府都会根据各自的事权和供给责任对医疗卫生服务进行供给。由于医疗卫生政府供给所要实现的目标较多，加之影响政府供给的因素比较繁杂，只有构建恰当的模型和选择合理的研究方法才能对医疗卫生服务政府供给的效率进行综合评价。因此，研究医疗卫生服务政府供给问题的第三个难题是如何评价医疗卫生服务政府供给的效率。

难题之四：对医疗卫生服务的政府投入机制如何进行创新性设计

政府对医疗卫生的投入既面向基本公共卫生服务，又面向基本医疗服务，还面向药品供应保障体系建设。医疗卫生投入模式既有需方补贴模式，又有供方补贴模式，还有政府购买服务模式。尽管财政供给能力不同，各级政府不仅要根据各自的事权保障医疗卫生服务的基本投入水平，还要依据社会经济发展水平适时扩大投入力度和调整投入方向。可见，医疗卫生服务的政府投入机制问题不仅涉及到投入范围和投入模式问题，还涉及到融资机制、政府间分级投入机制问题。针对我国医疗卫生体制改革所要实现的阶段目标和破解城乡居民医疗卫生服务的需求难题，如何以效率为导向设计我国医疗卫生的政府投入机制呢？因此，研究医疗卫生服务政府供给问题的第四个难题是如何设计我国医疗卫生服务的政府投入机制。

## 1.5　研究的主要思路和方法

### 1.5.1　研究的主要思路

本课题以效率为主线，基于"政府在哪些方面恰当作为"、"政府作为效果如何"、"如何提高政府作为效果"等问题，本着"责任明确——效率评价——机制设计"的逻辑顺序，采用理论演绎、模型构建、统计分析和比较分析相结合的方法，对医疗卫生服务的政府供给责任、政府供给规模、政府供给效率进行理论和实证分析，并以效率为导向对医疗卫生政府投入的机制进行了创新性设计。

首先，对医疗卫生服务的政府责任归属、政府供给的效率目标和实现条件进行了理论分析，并研究了我国政府间医疗卫生供给责任的分布问题。

其次，在对我国医疗卫生服务政府供给总体规模进行比较分析的同时，对省际间医疗卫生服务政府供给规模的差异程度也进行了比较分析。

再次，分别从微观效率、经济效率、配置效率三个层次，通过构建 probit 模型、多元回归模型、面板数据、DEA 模型对医疗卫生服务政府供给的效率进行综合评价。

最后，在效率导向下，从投入范围界定、投入模式改革、融资模式选择和政府间分级投入机制完善四个方面对医疗卫生政府投入机制进行了创新性设计。

### 1.5.2　研究的主要方法

1. 典型调查法

对北京、天津、河南、山东、江西等省份的政府间医疗卫生支出责任的分布情况和医疗卫生政府投入水平及其差异程度进行了调查研究，就医疗卫生服务的政府供给状况对天津市城乡居民进行了满意度调查，就我国医疗卫生服务的人力资源配置、机构资源配置和财政资源配置状况对政府有关部门、资深专家和城乡居民进行了调查研究。

2. 实证检验法

以我国医疗卫生的政府供给规模为参考序列，采用灰色关联分析模型对影响医疗卫生政府供给规模的因素进行了分析。构建多元回归方程，用多元回归分析法计算的估计值计算我国医疗卫生服务的政府供给努力度指数。以天津市城乡居民对医疗卫生服务政府供给的满意度评价为基础，采用 probit 模型研究影响城乡居民满意度评价的因素。采用多元回归模型和面板数据模型，就医疗卫生服务政府供给对城乡居民医疗消费支出的影响进行了实证研究。采用向量自回归模型（VAR）对医疗卫生政府供给的经济效率进行实证研究的同时，构建面板数据模型就医疗卫生服务政府供给对地区经济产出总量、人均经济产出水平的影响（经济效率）进行了实证检验。采用数据包络分析（DEA）模型，对各地区医疗卫生服务政府供给的相对经济效率进行了客观评价。在利用 DEA 模型研究医疗卫生服务政府供给的配置效率的基础上，构建面板数据模型，分析了影响医疗卫生服务政府供给的配置效率的因素。

3. 比较分析法

对中央政府与地方政府间、全国 31 个省份有关医疗卫生财政支出责任的承担状况进行了比较分析，进一步剖析我国政府间医疗卫生服务供给责任错位问题。对我国医疗卫生服务政府供给的总体规模进行了国际比较，揭示出我国医疗卫生政府供给规模水平的合理性。选取人均财政医疗支出、医疗卫生支出占财政支出的比重、医疗卫生支出占地区生产总值的比重、人均卫生费用、政府卫生支出在卫生总费用中的比重、变异系数、基尼系数等指标，对北京、天津、河南、山东、江西等省份医疗卫生的政府供给规模及差异程度、省际间医疗卫生服务政府供给规模的差异程度进行了比较分析。在对医疗卫生服务人力资源、机构资源、财政资源对比分析的基础上，基于居民健康促进状况和基于医疗卫生机构服务状况两个方面，利用 DEA 模型，对全国 31 个省份的医疗卫生服务政府供给的配置效率进行了比较分析。

# 第 2 章 医疗卫生服务的政府供给责任和效率目标

## 2.1 医疗卫生服务的政府供给责任

### 2.1.1 医疗卫生服务的分类

1. 纯公共物品性质的医疗卫生服务

纯公共物品是完全具备非排他性和非竞争性的公共物品，非排他性和非竞争性体现了公共物品本身质的规定性。假定 $X_i^h$ 为某人 h 对第 i 种商品的消费量，$X_i$ 是总供给量，纯公共物品表示为 $X_i^h = X_i$。这意味着纯公共物品在消费上是不可分的，也不存在"拥挤效应"。纯公共物品暗含着对公共物品不可自由处置，即所有消费者必须消费该公共物品，不能弃权和自由选择。

纯公共物品性质的医疗卫生服务主要是基本公共卫生服务，包括母婴保健、计划生育服务、卫生免疫、传染病控制、公共卫生健康教育、公共卫生信息的收集和披露、公共卫生监督等。

2. 准公共物品性质的医疗卫生服务

准公共物品是指部分的具有非竞争性或非排他性的物品。在现实生活中，非排他性和非竞争性在不同公共物品上的表现程度上有着强弱之分。为了准确界定公共物品，人们习惯将介于纯公共物品与私人物品之间的物品统称为准公共物品。准公共物品具有"拥挤性"的特点，即当消费者数目增加到某一个值后，就会出现边际成本为正的情况。准公共物品还具有外部性，对于这类物品的消费会产生外部效应，而其他消费者无法拒绝或排除这种效应，因而具有"公共性"。

准公共物品性质的医疗卫生服务主要是指基本医疗服务，涉及各种疾病的诊疗服务。世界银行（1993）认为基本医疗服务至少要包括五方面的内容：保证怀孕方面的治疗服务；计划生育服务；肺结核控制；控制传播性疾病；治疗常见的婴幼儿严重疾病，如腹泻、急性呼吸道感染、麻疹、疟疾和急性营养不良症等。此外，基本医疗通常还包括轻微临床上的治疗、小手术以及对不能用现有医疗技术彻底解决的健康问题提供咨询、减轻痛苦等服务。[①]

3. 私人物品性质的医疗卫生服务

私人物品是完全具备排他性和竞争性的公共物品，排他性和竞争性体现了私人物品本身质的规定性。排他性意味着一个消费者获得某种私人物品的消费选择权后，就会排除其他消费者对于该私人物品的消费，即付费购买私人物品的消费者对于其所获得的私人物品具有唯一消费权。竞争性意味着消费者对于私人物品的任何同时性消费都会影响到其他消费者的消费，当私人物品的消费增加时，该私人物品的生产成本也会增加。私人物品的产权归属明确，利益边界可以精确划分，对此类物品的消费一般不会产生"外部效应"。

私人物品性质的医疗卫生服务主要是指非基本医疗服务，涉及满足患者超额需求的医疗卫生服务，如康复服务、保健服务等。

## 2.1.2 不同类医疗卫生服务的供给责任归属

对具有纯公共物品性质的基本公共卫生服务，外部效应较显著，市场无法有效供给，只能由政府免费供给，往往通过由政府直接投资举办公立医疗机构的方式实现。

对于具有准公共物品性质的基本医疗卫生服务，由于信息不对称、道德风险、逆向选择等问题容易引致医疗卫生服务市场的失灵，加之对于不同群体健康公平的保障，主要通过政府举办的公立医疗机构与市场

---

① 世界银行.1993 年世界发展报告：投资与健康[M].北京：中国财政经济出版社，1993:8-10.

组织投资的营利性医疗机构联合供给且以公立医疗机构供给为主的方式实现。政府对提供基本医疗服务的公立医疗机构给予全额预算保障，通过改革医疗保险支付方式、完善医疗卫生服务机构补助机制等措施提高公立医疗机构的供给能力；在确定基本医疗服务药品和诊疗项目目录的基础上，由政府向营利性医疗服务机构统一采购并以尽可能低的统一价格提供给疾病患者，对于特殊困难群体的医疗卫生服务自付价格部分给予适当减免；政府通过医疗保险支付补偿、供方补贴、税收优惠等形式鼓励营利性医疗服务机构加大基本医疗卫生服务的供给。

对于属于私人物品性质的非基本医疗服务部分，具有明显的排他性和竞争性，此类医疗卫生服务主要由市场组织投资的营利性医疗机构供给。

### 2.1.3　医疗卫生服务政府供给责任的边界

由于政府供给能力的限制，政府不可能、也没有必要对医疗卫生服务进行全方位的供给。考虑到我国医疗卫生事业发展的目标和医药卫生体制改革要实现的目标，政府在医疗卫生服务领域的主要责任范围是：对基本公共卫生项目、重大公共卫生项目、突发性公共卫生事件处置等公共卫生服务项目提供财政保障；对于城乡基层医疗卫生机构符合规定的人员成本、发展建设支出、业务成本提供财政补助；对于公立医院符合规定的人员成本、发展建设支出、政策性亏损、重点学科发展支出以及综合改革成本补偿提供专项补助；对于提供基本公共卫生服务的民营医疗机构给予税收优惠和专项财政补助；对于城镇职工基本医疗保险、城镇居民基本医疗保险、新型农村合作医疗、城乡医疗救助等基本医疗保障提供财政补助；对于国家基本药物制度建设、药品供应保障体系建设、医疗器械标准建设、药品安全保障体系、医药产品基层质量监管网络建设等医药安全保障方面给予财政保障；对于医疗卫生急需专门人才、各类医师、科技创新人才培养培训和乡村医生队伍建设方面给予财政支持。

## 2.2 医疗卫生服务政府供给的效率目标和实现条件

### 2.2.1 医疗卫生服务政府供给的效率目标

医疗卫生服务政府供给的效率目标应是以客观结果为导向的综合价值体系，包括健康的公平、健康的促进、医疗卫生资源的合理配置等。

1. 健康的公平

公平是对经济社会中各主体间利益关系、权利关系进行评价的客观尺度，涉及基本权利、发展机会和利益分配结果等方面。丹尼尔斯（Daniels，2001）基于平等主义的观点强调健康的公平性，他认为健康的公平就是给予每个人同样的机会能够满足其基本的医疗卫生保健需要。森（Sen，2002）认为健康的公平问题比其他公平问题更值得关注，因为健康的不公平容易造成能力贫困和相对剥夺。政府对医疗卫生服务的供给，有助于实现健康的公平目标，使得每个社会成员获得公平的健康水平。

（1）政府对医疗卫生服务的供给可以保障每个社会成员获得医疗卫生服务的基本权利平等，实现起点公平。对于政府所能供给的各类医疗卫生服务，所有社会成员，不论社会地位、家庭、民族、地域、户籍的差别如何，不论个人的支付能力如何，都应获得同样医疗卫生服务的基本权利。

（2）政府对医疗卫生服务的供给可以保障每个社会成员获得医疗卫生服务资源的机会平等，实现过程公平。政府在医疗卫生服务资源的供给中应考虑社会公众的利益诉求，赋予每个社会成员同等的消费机会，保障所有社会成员平等地占有医疗卫生服务资源。面临同样的健康问题，每个社会成员都能获得相同质量和数量的医疗卫生服务。

（3）政府通过再分配原则对医疗卫生服务资源分配进行必要的调整，有助于实现结果公平。由于社会成员间存在一些无法选择和改变的因素差别，这种因素差别可能导致不同社会成员间消费和占有的医疗卫生服务资源存在较大差别。政府对社会成员占有的医疗卫生服务资源进行再配置，使每个人获得医疗卫生服务资源的质量和数量大致均衡。

2. 健康的促进

健康水平的低下是对个人机会和能力的剥夺，多与收入水平较低导致医疗服务消费的支付能力不足有关。由于较低的收入水平，一些社会成员不仅丧失了享受医疗卫生服务的机会，更有可能因健康水平下降被剥夺参与社会经济活动的机会，容易陷入"收入水平低下——健康状况不良——贫困状况加剧"的恶性循环当中。

政府对医疗卫生服务的供给，可以促进社会成员健康状况的改善。政府加大对低收入群体的医疗卫生服务救助，实施有利于贫困人口的医疗卫生服务供给政策，可以提高弱势群体应对疾病风险的能力，有效改善这些人口的健康状况，增加其健康人力资本积累。

3. 医疗卫生资源的合理配置

（1）政府具有决策优势，借助于医疗卫生发展的规划，对医疗卫生服务资源的存量、分布、结构进行合理调整，可以提高医疗卫生服务资源的利用效率。

（2）政府具有信息优势，基于城乡居民多层次、多样化的医疗卫生服务需求，对医疗卫生服务机构进行合理布局，并逐步构建分布合理、层次分明的医疗卫生服务体系，可以促进医疗卫生服务资源的均衡配置。

（3）政府具有资源优势，通过调节财政投入的方向和结构，可以优化医疗卫生服务资源的政府配置规模和结构。例如，政府加大对农村、基层医疗卫生服务体系的投入力度，就可以明显改善农村、基层医疗卫生服务资源的配置结构。

（4）政府具有政策优势，利用税收优惠、财政补贴等政策鼓励和支持社会资本参与医疗卫生服务的供给，形成多元化的供给主体，可以提高医疗卫生服务资源的配置效率。

## 2.2.2　医疗卫生服务政府供给的实现条件

1. 科学的需求表达机制

像其他的公共物品一样，政府对医疗卫生服务有效供给的困难源于社会成员医疗卫生服务需求的偏好显示难题。如果能够了解到每个社会成员对每类医疗卫生服务的真实消费偏好及其偏好分布，政府就能解决好医疗卫生服务的供给难题。对于公共物品性质的医疗卫生服务，无法采用有效的市场机制来引导个人显示其真实偏好，只能通过设计科学的需求表达机制促使社会成员真实表达其对医疗卫生服务的偏好。

投票机制是将个人对某类公共物品性质的医疗卫生服务的偏好理性地传递给政府相关部门决策者的一种方式，这是政府了解公众医疗卫生服务需求偏好的有效方法。政府根据医疗卫生服务供给的现实需要，提出医疗卫生服务供给的不同方案（包含医疗卫生服务的价格、项目和数量等），由社会公众对各方案进行投票表决，每个社会成员的投票选择反映了其对医疗卫生服务的偏好，最终的投票情况反映了公众对各类医疗卫生服务的需求及其偏好情况。投票机制是连接医疗卫生服务的需求者和供给者的媒介，这种方法具有较强的操作性。在采用投票机制时，政府要赋予社会公众对医疗卫生服务的充分选择权利，采用公开性和开放性的多样化手段鼓励社会公众广泛参与医疗卫生服务供给决策，充分表达其医疗卫生服务需求，对事关公众广泛利益的医疗卫生服务决策加强投票监督。

或有估价法是指在通过调查居民对公共物品的真实支付意愿的基础上，估计公共物品的需求函数，由此进行公共物品供给决策的一种方法。政府可以采用或有估价法这种公共物品需求偏好的直接表达机制，估计某类医疗卫生服务的需求状况。政府首先根据决策目标设计调查问卷，将各种影响医疗卫生服务需求的因素纳入到调查研究范围，然后基于调查问卷获得的微观数据来估计区域内居民对医疗卫生服务的需求量，最后根据估计出的需求量决定这种医疗卫生服务的供给规模。

2. 较高的组织效率

市场组织提供医疗卫生服务的组织效率体现在商业型供给中的竞争机制可以降低医疗卫生服务的供给成本，非营利组织提供医疗卫生服务的组织效率体现在志愿型供给中的"非分配约束"机制、非营利导向和自主治理模式可以满足社会对医疗卫生服务的人性化、回应性、可持续的需求，政府提供医疗卫生服务的组织效率体现在其权威型供给方式可以解决"免费搭车"难题和融资难题。

（1）政府供给能够解决"免费搭车"难题

由于公共物品性质的医疗卫生服务消费具有较强的非排他性、非竞争性，消费者存在"免费搭车"的心理，要么低估自己对这种医疗卫生服务的偏好，要么隐藏自己对这种医疗卫生服务的真实需求，导致商业型供给、志愿型供给方式下分别存在市场失灵、志愿失灵的问题。

政府拥有其他组织所不具备的权威性和强制性，具有解决"搭便车"问题的优势。政府可以充分利用行政优势收集社会成员对医疗卫生服务的需求信息，不仅改善了供需双方因信息不对称、逆向选择导致的供给不足状况，还可以基于所获得的需求信息优化调整医疗卫生服务的供给结构，进而提高医疗卫生服务的供给效率。

（2）政府供给能够解决融资难题

对于公共物品性质的医疗卫生服务，政府对其的供给也是有成本的。为补偿供给成本，政府利用税收这种强制性融资机制，强制性地将医疗卫生服务成本分摊给每个纳税人。税收是保障医疗卫生服务供给成本得到补偿的最好形式，补偿的路径就是从税收收入的总体补偿到医疗卫生财政支出的具体补偿。对每个纳税人而言，对于纯公共物品性质的医疗卫生服务的消费事实上是以向政府纳税为代价的。

与市场组织、非营利组织相比，政府拥有更多的公共物品融资路径。就纯公共物品性质的医疗卫生服务而言，政府还可以通过开征医疗保障专项税收、发行免税债券、发行医疗公益彩票等融资形式为医疗卫生事业的发展融资，缓解财政压力。

3. 较低的政府供给成本

在公共物品供给的三种主体中，政府掌握了较多的公共物品供给决策信息，也最容易了解居民对公共物品的需求信息。政府凭借自身权威性、强制性的行政优势集体供给公共物品性质的医疗卫生服务，既可以充分发挥规模经济的优势，又可以大大节约医疗卫生服务供给过程中的交易成本。

如果在各类政府举办的医疗卫生服务机构间引入有效竞争机制，或是通过服务外包形式允许市场组织、非营利组织参与到医疗卫生服务的供给中来，将这些政府举办的医疗卫生服务机构置于竞争的环境中，竞争性的压力在一定程度上会降低政府供给医疗卫生服务的成本。

# 2.3　我国医疗卫生服务政府供给责任的现实分析

## 2.3.1　政府间医疗卫生供给责任的承担现状

1. 中央政府与地方政府间医疗卫生供给责任承担状况的比较

由表 2-1 的数据可以看出，国家财政医疗卫生支出占国家财政支出的比重远高于中央财政医疗卫生支出占中央财政支出的比重。尽管中央财政收入在全国财政收入的比重很高，中央财政支出在全国财政支出中的比重相对较高，但是中央财政医疗卫生支出在中央财政支出的比重还是非常低（低于 0.5%）。2007 年国家财政医疗卫生支出占国家财政支出的比重为 4%，但中央财政医疗卫生支出占中央财政支出的比重仅为0.30%。与此相对应的是，中央财政收入在全国财政收入的比重高达54.07%，而中央财政支出在全国财政支出中的比重也高达 22.98%。2012年国家财政医疗卫生支出占国家财政支出的比重上升至 5.75%，但中央财政医疗卫生支出占中央财政支出的比重仅升至 0.40%。与此相对应的是，中央财政收入在全国财政收入的比重下降至 47.91%，中央财政支出在全国财政支出中的比重下降至 14.90%。

表 2-1　国家、中央财政收入比重和财政支出比重对比（%）

| 时间\指标 | 国家财政医疗卫生支出占国家财政支出比重 | 中央财政医疗卫生支出占中央财政支出比重 | 中央财政支出比重 | 中央财政收入比重 |
|---|---|---|---|---|
| 2007 | 4.00 | 0.30 | 22.98 | 54.07 |
| 2008 | 4.40 | 0.35 | 21.32 | 53.29 |
| 2009 | 5.23 | 0.42 | 19.99 | 52.42 |
| 2010 | 5.35 | 0.46 | 17.79 | 51.13 |
| 2011 | 5.89 | 0.43 | 15.12 | 49.41 |
| 2012 | 5.75 | 0.40 | 14.90 | 47.91 |

数据来源：根据《中国统计年鉴 2013》的有关数据计算而得。

2007～2012 年间，国家财政医疗卫生支出占国家财政支出的平均比重为 5.10%，2012 年比 2007 年上升了 1.75%；中央财政医疗卫生支出占中央财政支出的平均比重为 0.39%，2012 年比 2007 年上升了 0.1%；中央财政支出占国家财政支出的平均比重为 18.68%，2012 年比 2007 年下降了 8.08%；中央财政收入占国家财政收入的平均比重为 51.37%，2012 年比 2007 年下降了 6.16%。数据对比发现：中央财政收入水平很高、财政支出水平也相对较高，但是在医疗卫生服务方面的财政支出水平较低；中央财政医疗卫生支出水平不仅与国家财政医疗卫生支出水平差距较大，也与中央财政的收入水平、支出水平不相对称；尽管中央财政收入比重、财政支出比重都呈现下降趋势，但是中央财政支出下降的幅度要大于中央财政收入下降的幅度，总体看中央财政收入仍占有较大比重，而中央财政医疗卫生支出的增长幅度要远低于国家财政医疗卫生支出的增长幅度。总体来看，中央财政收入水平较高，但是其在医疗卫生上的财政投入水平偏低。

表 2-2　国家、地方财政收入比重和财政支出比重对比（%）

| 指标<br>时间 | 国家财政医疗卫生支出<br>占国家财政支出比重 | 地方财政医疗卫生支出<br>占地方财政支出比重 | 地方财政<br>支出比重 | 地方财政<br>收入比重 |
|---|---|---|---|---|
| 2007 | 4.00 | 5.10 | 77.02 | 45.93 |
| 2008 | 4.40 | 5.50 | 78.68 | 46.71 |
| 2009 | 5.23 | 6.44 | 80.01 | 47.58 |
| 2010 | 5.35 | 6.40 | 82.21 | 48.87 |
| 2011 | 5.89 | 6.86 | 84.88 | 50.59 |
| 2012 | 5.75 | 6.69 | 85.10 | 52.09 |

数据来源：根据《中国统计年鉴 2013》的有关数据计算而得。

由表 2-2 的数据可以看出，地方财政医疗卫生支出占地方财政支出的比重稍高于国家财政医疗卫生支出占国家财政支出的比重，表明我国医疗卫生的财政支出主要来自于地方政府。地方财政收入在全国财政收入中的比重相对较高，地方财政支出在全国财政支出中的比重更高（超过地方财政收入比重 30%以上），尽管如此，地方财政医疗卫生支出在地方财政支出的比重仍处于较低水平（低于 7%）。2007 年国家财政医疗卫生支出占国家财政支出的比重为 4%，地方财政医疗卫生支出占地方财政支出的比重为 5.10%。与此相对应的是，地方财政收入在全国财政收入的比重为 45.93%，中央财政收入在全国财政收入的比重高达

54.07%。2012 年国家财政医疗卫生支出占国家财政支出的比重上升至 5.75%，地方财政医疗卫生支出占地方财政支出的比重仅为 6.69%。与此相对应的是，地方财政收入在全国财政收入的比重为 52.09%，中央财政收入在全国财政收入的比重高达 47.91%。

2007~2012 年间，地方财政医疗卫生支出占地方财政支出的平均比重为 6.17%，2012 年比 2007 年上升了 1.59%；地方财政支出占国家财政支出的平均比重为 81.32%，2012 年比 2007 年上升了 8.08%；地方财政收入占国家财政收入的平均比重为 48.63%，2012 年比 2007 年上升了 6.16%。数据对比发现：在地方财政收入水平与中央财政收入水平差别不大的情况下，地方政府财政支出水平要高出中央财政支出水平 50%以上，地方财政医疗卫生支出水平要高出中央财政医疗卫生支出水平 5%以上（2007 年除外）。

2. 各地区医疗卫生政府供给责任承担状况的比较

由表 2-3 可以看出，2007 年医疗卫生财政支出绝对规模最低的是宁夏（11.42 亿元），最高的是广东省（140.77 亿元），宁夏、海南、西藏、青海、天津、重庆、甘肃、吉林、内蒙古、新疆、贵州、陕西、广西、福建、山西、黑龙江、江西、湖南等 18 个省份的医疗卫生财政支出绝对规模低于全国 31 个省份的平均水平（63.09 亿元），安徽、湖北、辽宁、云南、河北、上海、河南、四川、山东、浙江、江苏、北京、广东 13 个省份的医疗卫生财政支出绝对规模高于全国 31 个省份的平均水平。

表 2-3　2007 年地方财政支出、地方医疗支出状况比较

| 指标<br>省份 | 地方财政支出（亿元） | 地方一般公共服务支出（亿元） | 地方财政医疗支出（亿元） | 地方一般公共服务支出占地方财政支出比重（%） | 地方财政医疗支出占地方财政支出比重（%） |
|---|---|---|---|---|---|
| 北京市 | 1649.50 | 179.56 | 118.95 | 10.89 | 7.21 |
| 天津市 | 674.33 | 72.32 | 33.10 | 10.72 | 4.91 |
| 河北省 | 1506.65 | 269.43 | 78.11 | 17.88 | 5.18 |
| 山西省 | 1049.92 | 210.08 | 52.10 | 20.01 | 4.96 |
| 内蒙古自治区 | 1082.31 | 194.03 | 43.87 | 17.93 | 4.05 |
| 辽宁省 | 1764.28 | 271.16 | 66.60 | 15.37 | 3.77 |
| 吉林省 | 883.76 | 141.66 | 42.31 | 16.03 | 4.79 |

续表

| 指标<br>省份 | 地方财政支出（亿元） | 地方一般公共服务支出（亿元） | 地方财政医疗支出（亿元） | 地方一般公共服务支出占地方财政支出比重（%） | 地方财政医疗支出占地方财政支出比重（%） |
|---|---|---|---|---|---|
| 黑龙江省 | 1187.27 | 167.95 | 57.54 | 14.15 | 4.85 |
| 上海市 | 2181.68 | 182.61 | 88.83 | 8.37 | 4.07 |
| 江苏省 | 2553.72 | 438.27 | 115.29 | 17.16 | 4.51 |
| 浙江省 | 1806.79 | 328.91 | 112.28 | 18.20 | 6.21 |
| 安徽省 | 1243.83 | 195.95 | 65.41 | 15.75 | 5.26 |
| 福建省 | 910.64 | 161.91 | 51.99 | 17.78 | 5.71 |
| 江西省 | 905.06 | 146.68 | 58.07 | 16.21 | 6.42 |
| 山东省 | 2261.85 | 421.82 | 99.65 | 18.65 | 4.41 |
| 河南省 | 1870.61 | 355.71 | 98.78 | 19.02 | 5.28 |
| 湖北省 | 1277.33 | 221.27 | 66.11 | 17.32 | 5.18 |
| 湖南省 | 1357.03 | 256.59 | 59.20 | 18.91 | 4.36 |
| 广东省 | 3159.57 | 523.39 | 140.77 | 16.57 | 4.46 |
| 广西壮族自治区 | 985.94 | 193.37 | 50.75 | 19.61 | 5.15 |
| 海南省 | 245.20 | 45.15 | 12.46 | 18.41 | 5.08 |
| 重庆市 | 768.39 | 111.37 | 33.97 | 14.49 | 4.42 |
| 四川省 | 1759.13 | 321.37 | 98.87 | 18.27 | 5.62 |
| 贵州省 | 795.40 | 148.95 | 48.79 | 18.73 | 6.13 |
| 云南省 | 1135.22 | 187.01 | 77.11 | 16.47 | 6.79 |
| 西藏自治区 | 275.37 | 60.94 | 17.16 | 22.13 | 6.23 |
| 陕西省 | 1053.97 | 190.74 | 49.91 | 18.10 | 4.74 |
| 甘肃省 | 675.34 | 111.11 | 41.03 | 16.45 | 6.08 |
| 青海省 | 282.20 | 57.94 | 19.50 | 20.53 | 6.91 |
| 宁夏回族自治区 | 241.85 | 38.39 | 11.42 | 15.87 | 4.72 |
| 新疆维吾尔自治区 | 795.15 | 148.41 | 45.82 | 18.66 | 5.76 |
| 平均值 | 1236.75 | 204.97 | 63.09 | 16.92 | 5.27 |
| 标准差 | 694.51 | 117.72 | 33.03 | 0.03 | 0.01 |
| 变异系数 | 0.5616 | 0.5743 | 0.5235 | 0.1715 | 0.1693 |
| 地方财政医疗卫生支出占地方财政支出比重（全国） | | | | | 5.10 |

注：地方财政支出均为本级支出。

数据来源：国家统计局。

　　从地方财政医疗支出占地方财政支出的比重来看，医疗支出占财政支出比重最低的是辽宁（3.77%），最高的是北京（7.21%），辽宁、内蒙古、上海、湖南、山东、重庆、广东、江苏、宁夏、陕西、吉林、黑龙江、天津、山西、海南、广西、湖北、河北、安徽等 19 个省份的医疗支出占财政支出的比重低于全国 31 个省份的平均水平（5.27%），河南、四川、福建、新疆、甘肃、贵州、浙江、西藏、江西、云南、青海、北京市等 12 个省份的医疗支出占财政支出的比重高于全国 31 个省份的平均水平。而从地方一般公务支出占地方财政支出比重来看，一般公务支出占财政支出比重最低的是上海（8.37%），最高的是西藏（22.13%），上海、天津、北京、黑龙江、重庆、辽宁、安徽、宁夏、吉林、江西、甘肃、云南、广东等 13 个省份的一般公务支出占财政支出的比重低于全国 31 个省份的平均水平（16.92%），江苏、湖北、福建、河北、内蒙古、陕西、浙江、四川、海南、山东、新疆、贵州、湖南、河南、广西、山西、青海、西藏等 18 个省份的一般公务支出占财政支出的比重高于全国 31 个省份的平均水平。

　　总的来看，2007 年大部分西部地区和少数中东部地区省份的医疗卫生财政支出绝对规模低于全国 31 个省的平均水平；大部分西部地区和少数中东部地区省份一般公共服务支出占其财政支出的比重均高于全国 31 个省份的平均水平。在医疗支出占财政支出的比重低于全国平均水平的 19 个省份里，有江苏、湖北、河北、内蒙古、陕西、海南、山东、湖南、广西、山西等 10 个省份的一般公共服务支出占地方财政支出的比重超过了全国 31 个省份的平均水平。在医疗支出占财政支出比重高于全国平均水平的 12 个省份里，有北京市、江西、甘肃、云南等 4 个省份的一般公共服务支出占地方财政支出的比重低于全国 31 个省份的平均水平。

　　由表 2-4 的数据可以看出，2008 年医疗卫生财政支出绝对规模最低的是西藏（16.35 亿元），最高的仍然是广东省（201.15 亿元），西藏、宁夏、海南、青海、天津、重庆、甘肃、新疆、吉林、内蒙古、贵州、山西省、黑龙江、福建、江西、陕西、广西等 17 个省份的医疗卫生财政支出绝对规模低于全国 31 个省份的平均水平（87.43 亿元），辽宁、湖南、湖北、安徽、云南、河北、上海、山东、浙江、四川、北京、河南、江苏、广东等 14 个省份的医疗卫生财政支出绝对规模高于全国 31 个省份的平均水平。与 2007 相比，湖南省医疗卫生财政支出绝对规模已经高过了全国 31 个省份的平均水平。

表 2-4　2008 年地方财政支出、地方医疗支出状况比较

| 指标<br><br>省份 | 地方财政支出（亿元） | 地方一般公共服务支出（亿元） | 地方财政医疗支出（亿元） | 地方一般公共服务支出占地方财政支出比重（%） | 地方财政医疗支出占地方财政支出比重（%） |
|---|---|---|---|---|---|
| 北京市 | 1959.29 | 196.27 | 145.05 | 10.02 | 7.40 |
| 天津市 | 867.72 | 95.91 | 41.92 | 11.05 | 4.83 |
| 河北省 | 1881.67 | 317.62 | 120.24 | 16.88 | 6.39 |
| 山西省 | 1315.02 | 223.48 | 71.50 | 16.99 | 5.44 |
| 内蒙古自治区 | 1454.57 | 243.39 | 59.82 | 16.73 | 4.11 |
| 辽宁省 | 2153.43 | 307.65 | 83.90 | 14.29 | 3.90 |
| 吉林省 | 1180.12 | 174.25 | 59.52 | 14.77 | 5.04 |
| 黑龙江省 | 1542.30 | 240.45 | 71.70 | 15.59 | 4.65 |
| 上海市 | 2593.92 | 198.78 | 122.28 | 7.66 | 4.71 |
| 江苏省 | 3247.49 | 516.86 | 148.61 | 15.92 | 4.58 |
| 浙江省 | 2208.58 | 372.46 | 142.87 | 16.86 | 6.47 |
| 安徽省 | 1647.13 | 234.15 | 103.84 | 14.22 | 6.30 |
| 福建省 | 1137.72 | 189.2 | 74.27 | 16.63 | 6.53 |
| 江西省 | 1210.07 | 180.67 | 76.92 | 14.93 | 6.36 |
| 山东省 | 2704.66 | 468.24 | 140.42 | 17.31 | 5.19 |
| 河南省 | 2281.61 | 406.59 | 145.47 | 17.82 | 6.38 |
| 湖北省 | 1650.28 | 265.8 | 95.08 | 16.11 | 5.76 |
| 湖南省 | 1765.22 | 301.06 | 87.60 | 17.06 | 4.96 |
| 广东省 | 3778.57 | 629.02 | 201.15 | 16.65 | 5.32 |
| 广西壮族自治区 | 1297.11 | 224.54 | 78.77 | 17.31 | 6.07 |
| 海南省 | 357.97 | 53.32 | 18.64 | 14.90 | 5.21 |
| 重庆市 | 1016.01 | 139.02 | 51.64 | 13.68 | 5.08 |
| 四川省 | 2948.83 | 363.78 | 143.56 | 12.34 | 4.87 |
| 贵州省 | 1053.79 | 184.21 | 67.44 | 17.48 | 6.40 |
| 云南省 | 1470.24 | 217.12 | 104.59 | 14.77 | 7.11 |
| 西藏自治区 | 380.66 | 64.06 | 16.35 | 16.83 | 4.30 |
| 陕西省 | 1428.52 | 226.14 | 78.39 | 15.83 | 5.49 |

| 指标<br><br>省份 | 地方财政<br>支出<br>（亿元） | 地方一般公<br>共服务支出<br>（亿元） | 地方财政<br>医疗支出<br>（亿元） | 地方一般公共<br>服务支出占地<br>方财政支出<br>比重（%） | 地方财政医<br>疗支出占地<br>方财政支出<br>比重（%） |
|---|---|---|---|---|---|
| 甘肃省 | 968.43 | 127.14 | 58.32 | 13.13 | 6.02 |
| 青海省 | 363.60 | 69.42 | 24.66 | 19.09 | 6.78 |
| 宁夏回族自治区 | 324.61 | 42.35 | 17.11 | 13.05 | 5.27 |
| 新疆维吾尔<br>自治区 | 1059.36 | 178.44 | 58.64 | 16.84 | 5.54 |
| 平均值 | 1588.66 | 240.37 | 87.43 | 15.25 | 5.56 |
| 标准差 | 850.55 | 136.08 | 45.42 | 0.02 | 0.01 |
| 变异系数 | 0.5354 | 0.5662 | 0.5196 | 0.1627 | 0.1611 |
| 地方财政医疗卫生支出占地方财政支出比重（全国） | | | | | 5.50 |

注：地方财政支出均为本级支出。

数据来源：国家统计局。

从地方财政医疗支出占地方财政支出的比重来看，医疗支出占财政支出的比重最低的依然是辽宁（3.90%），最高的是北京（7.21%），辽宁、内蒙古、江苏、黑龙江、上海、天津、湖南、吉林、重庆、山东、海南、宁夏、广东、山西、陕西、西藏、四川、新疆等 18 个省份医疗支出占财政支出的比重低于全国 31 个省份的平均水平（5.56%），湖北、甘肃、广西、安徽、江西、河南、河北、贵州、浙江、福建、青海、云南、北京市等 13 个省份医疗支出占财政支出的比重高于全国 31 个省份的平均水平。与 2007 相比，西藏、四川、新疆 3 省份的医疗支出占财政支出的比重由原来高于全国平均水平变为低于全国平均水平，而广西、湖北、河北、安徽等 4 省份的医疗支出占财政支出的比重由原来低于全国平均水平变为高于全国平均水平。而从地方一般公务支出占地方财政支出的比重来看，一般公务支出占财政支出的比重最低的还是上海（7.66%），最高的是青海（19.09%），上海、北京、天津、四川、宁夏、甘肃、重庆、安徽、辽宁、吉林、云南、海南、江西等 13 个省份一般公务支出占财政支出的比重低于全国 31 个省份的平均水平（15.25%），黑龙江、陕西、江苏、湖北、福建、广东、内蒙古、西藏、新疆、浙江、河北、山西、湖南、山东、广西、贵州、河南、青海等 18 个省份一般公务支出占财政支出的比重高于全国 31 个省份的平均水平。

总的来看，2008 年大部分西部地区和少数中东部地区医疗卫生财政支出绝对规模仍然低于全国的平均水平；大部分中东部地区和少数西部地区省份医疗支出占财政支出的比重均高于全国 31 个省份的平均水平。在医疗支出占财政支出的比重低于全国平均水平的 18 个省份里，黑龙江、陕西、江苏、广东、内蒙古、西藏、新疆、山西、湖南、山东等 10 个省份一般公共服务支出占地方财政支出的比重超过了全国 31 个省份的平均水平。在医疗支出占财政支出的比重高于全国平均水平的 12 个省份里，有北京市、甘肃、安徽、云南、江西等 5 个省份的一般公共服务支出占地方财政支出的比重低于全国 31 个省份的平均水平，其他 7 个省份均高于全国 31 个省份的平均水平。

表 2-5　2009 年地方财政支出、地方医疗支出状况比较

| 指标<br>省份 | 地方财政<br>支出<br>（亿元） | 地方一般公<br>共服务支出<br>（亿元） | 地方财政医<br>疗支出<br>（亿元） | 地方一般公共<br>服务支出占地<br>方财政支出<br>比重（％） | 地方财政医<br>疗支出占地<br>方财政支出<br>比重（％） |
|---|---|---|---|---|---|
| 北京市 | 2319.37 | 212.21 | 166.63 | 9.15 | 7.18 |
| 天津市 | 1124.28 | 110.59 | 54.22 | 9.84 | 4.82 |
| 河北省 | 2347.59 | 346.49 | 174.68 | 14.76 | 7.44 |
| 山西省 | 1561.70 | 247.94 | 101.73 | 15.88 | 6.51 |
| 内蒙古自治区 | 1926.84 | 295.22 | 102.94 | 15.32 | 5.34 |
| 辽宁省 | 2682.39 | 329.16 | 163.32 | 12.27 | 6.09 |
| 吉林省 | 1479.21 | 182.67 | 107.34 | 12.35 | 7.26 |
| 黑龙江省 | 1877.74 | 229.31 | 135.50 | 12.21 | 7.22 |
| 上海市 | 2989.65 | 206.68 | 132.85 | 6.91 | 4.44 |
| 江苏省 | 4017.36 | 568.48 | 198.21 | 14.15 | 4.93 |
| 浙江省 | 2653.35 | 397.69 | 177.05 | 14.99 | 6.67 |
| 安徽省 | 2141.92 | 267.5 | 165.74 | 12.49 | 7.74 |
| 福建省 | 1411.82 | 203.82 | 93.39 | 14.44 | 6.61 |
| 江西省 | 1562.37 | 193.42 | 120.55 | 12.38 | 7.72 |
| 山东省 | 3267.67 | 490.14 | 189.24 | 15.00 | 5.79 |

**续表**

| 省份 ＼ 指标 | 地方财政支出（亿元） | 地方一般公共服务支出（亿元） | 地方财政医疗支出（亿元） | 地方一般公共服务支出占地方财政支出比重（%） | 地方财政医疗支出占地方财政支出比重（%） |
|---|---|---|---|---|---|
| 河南省 | 2905.76 | 459.01 | 223.15 | 15.80 | 7.68 |
| 湖北省 | 2090.92 | 308.4 | 139.24 | 14.75 | 6.66 |
| 湖南省 | 2210.44 | 336.07 | 159.20 | 15.20 | 7.20 |
| 广东省 | 4334.37 | 625.26 | 252.85 | 14.43 | 5.83 |
| 广西壮族自治区 | 1621.82 | 237.08 | 116.15 | 14.62 | 7.16 |
| 海南省 | 486.06 | 55.65 | 30.13 | 11.45 | 6.20 |
| 重庆市 | 1292.09 | 156.9 | 76.73 | 12.14 | 5.94 |
| 四川省 | 3590.72 | 391.49 | 219.10 | 10.90 | 6.10 |
| 贵州省 | 1372.27 | 196.78 | 102.84 | 14.34 | 7.49 |
| 云南省 | 1952.34 | 237.22 | 151.29 | 12.15 | 7.75 |
| 西藏自治区 | 470.13 | 85.72 | 22.09 | 18.23 | 4.70 |
| 陕西省 | 1841.64 | 261.55 | 125.83 | 14.20 | 6.83 |
| 甘肃省 | 1246.28 | 150.07 | 88.37 | 12.04 | 7.09 |
| 青海省 | 486.75 | 54.88 | 32.48 | 11.27 | 6.67 |
| 宁夏回族自治区 | 432.36 | 46.97 | 22.92 | 10.86 | 5.30 |
| 新疆维吾尔自治区 | 1346.91 | 195.64 | 84.94 | 14.53 | 6.31 |
| 平均值 | 1969.17 | 260.65 | 126.80 | 13.20 | 6.47 |
| 标准差 | 997.38 | 142.91 | 60.08 | 0.02 | 0.01 |
| 变异系数 | 0.5065 | 0.5483 | 0.4738 | 0.1756 | 0.1495 |
| 地方财政医疗卫生支出占地方财政支出比重（全国） | | | | | 6.44 |

注：地方财政支出均为本级支出。

数据来源：国家统计局。

　　由表 2-5 的数据可以看出，2009 年医疗卫生财政支出绝对规模最低的是西藏（22.09 亿元），最高的仍然是广东省（252.85 亿元），西藏、宁夏、海南、青海、天津、重庆、新疆、甘肃、福建、山西、贵州、内蒙古、吉林、广西、江西、陕西等 16 个省份的医疗卫生财政支出绝对规模低于全国 31 个省份的平均水平（126.8 亿元），上海、黑龙江、湖北、云南、湖南、辽宁、安徽、北京、河北、浙江、山东、江苏、四川、河南、广东等15个省份的医疗卫生财政支出绝对规模高于全国31个省份的平均水平。与2008年相比，2009年黑龙江省的医疗卫生财政支出绝对规模开始高过了全国31个省份的平均水平。从地方财政医疗支出占地方财政支出的比重来看，医疗支出占财政支出的比重最低的是上海（4.44%），最高的是云南（7.75%），上海、西藏、天津、江苏、宁夏、内蒙古、山东、广东、重庆、辽宁、四川、海南、新疆等13个省份医疗支出占财政支出的比重低于全国31个省份的平均水平（6.47%），山西、福建、湖北、青海、浙江、陕西、甘肃、广西、北京、湖南、黑龙江、吉林、河北、贵州、河南、江西、安徽、云南等18个省份医疗支出占财政支出的比重高于全国31个省份的平均水平。与2008年相比，黑龙江、湖南、吉林、山西、陕西等5个省份的医疗支出占财政支出的比重由原来低于全国平均水平变为高于全国平均水平。而从地方一般公务支出占地方财政支出的比重来看，一般公务支出占财政支出的比重最低的还是上海（6.91%），最高的是西藏（18.23%），上海、北京、天津、宁夏、四川、青海、海南、甘肃、重庆、云南、黑龙江、辽宁、吉林、江西、安徽等15个省份一般公务支出占财政支出的比重低于全国31个省份的平均水平（13.20%），江苏、陕西、贵州、广东、福建、新疆、广西、湖北、河北、浙江、山东、湖南、内蒙古、河南、山西、西藏等16省份一般公务支出占财政支出的比重高于全国31个省份的平均水平。

　　总的来看，2009年大部分西部地区和少数中东部地区医疗卫生财政支出绝对规模还低于全国的平均水平；大部分中西部地区和少数东部地区省份医疗支出占财政支出的比重高于全国31个省份平均水平。在医疗支出占财政支出的比重低于全国平均水平的13个省份里，江苏、广东、新疆、山东、内蒙古、西藏等6个省份一般公共服务支出占地方财政支出的比重超过了全国31个省份的平均水平。在医疗支出占财政支出的比重高于全国平均水平的18个省份里，北京、青海、甘肃、云南、黑龙江、吉林、江西、安徽等8个省份的一般公共服务支出占地方财政支出的比重低于全国31个省份的平均水平。

表 2-6    2010 年地方财政支出、地方医疗支出状况比较

| 指标<br>省份 | 地方财政<br>支出<br>（亿元） | 地方一般<br>公共服务<br>支出<br>（亿元） | 地方财政医<br>疗支出<br>（亿元） | 地方一般公共<br>服务支出占地<br>方财政支出比<br>重（%） | 地方财政医<br>疗支出占地<br>方财政支出<br>比重（%） |
|---|---|---|---|---|---|
| 北京市 | 2717.32 | 239.57 | 186.82 | 8.82 | 6.88 |
| 天津市 | 1376.84 | 98.07 | 70.07 | 7.12 | 5.09 |
| 河北省 | 2820.24 | 358.13 | 235.48 | 12.70 | 8.35 |
| 山西省 | 1931.36 | 215.83 | 113.86 | 11.18 | 5.90 |
| 内蒙古自治区 | 2273.50 | 254.53 | 120.72 | 11.20 | 5.31 |
| 辽宁省 | 3195.82 | 352.4 | 151.36 | 11.03 | 4.74 |
| 吉林省 | 1787.25 | 198.04 | 110.91 | 11.08 | 6.21 |
| 黑龙江省 | 2253.27 | 222.57 | 135.18 | 9.88 | 6.00 |
| 上海市 | 3302.89 | 226.02 | 160.07 | 6.84 | 4.85 |
| 江苏省 | 4914.06 | 631.24 | 249.69 | 12.85 | 5.08 |
| 浙江省 | 3207.88 | 434.29 | 224.53 | 13.54 | 7.00 |
| 安徽省 | 2587.61 | 273.72 | 184.22 | 10.58 | 7.12 |
| 福建省 | 1695.09 | 211.91 | 117.58 | 12.50 | 6.94 |
| 江西省 | 1923.26 | 218.75 | 150.02 | 11.37 | 7.80 |
| 山东省 | 4145.03 | 544.31 | 250.77 | 13.13 | 6.05 |
| 河南省 | 3416.14 | 478.69 | 270.21 | 14.01 | 7.91 |
| 湖北省 | 2501.40 | 314.93 | 179.13 | 12.59 | 7.16 |
| 湖南省 | 2702.48 | 367.2 | 180.44 | 13.59 | 6.68 |
| 广东省 | 5421.54 | 685.39 | 304.04 | 12.64 | 5.61 |
| 广西壮族自治区 | 2007.59 | 268.76 | 165.49 | 13.39 | 8.24 |
| 海南省 | 581.34 | 62.44 | 34.82 | 10.74 | 5.99 |
| 重庆市 | 1709.04 | 168.49 | 94.87 | 9.86 | 5.55 |
| 四川省 | 4257.98 | 407.31 | 263.34 | 9.57 | 6.18 |
| 贵州省 | 1631.48 | 212.69 | 127.68 | 13.04 | 7.83 |
| 云南省 | 2285.72 | 246.5 | 183.70 | 10.78 | 8.04 |
| 西藏自治区 | 551.04 | 72.35 | 32.04 | 13.13 | 5.81 |
| 陕西省 | 2218.83 | 287.29 | 156.66 | 12.95 | 7.06 |
| 甘肃省 | 1468.58 | 145.75 | 100.40 | 9.92 | 6.84 |
| 青海省 | 743.40 | 55.2 | 38.94 | 7.43 | 5.24 |

| 指标　　省份 | 地方财政支出（亿元） | 地方一般公共服务支出（亿元） | 地方财政医疗支出（亿元） | 地方一般公共服务支出占地方财政支出比重（%） | 地方财政医疗支出占地方财政支出比重（%） |
|---|---|---|---|---|---|
| 宁夏回族自治区 | 557.53 | 51.77 | 34.02 | 9.29 | 6.10 |
| 新疆维吾尔自治区 | 1698.91 | 195.57 | 103.56 | 11.51 | 6.10 |
| 平均值 | 2383.37 | 274.18 | 152.60 | 11.23 | 6.44 |
| 标准差 | 1202.53 | 158.49 | 73.50 | 0.02 | 0.01 |
| 变异系数 | 0.5046 | 0.5780 | 0.4816 | 0.1753 | 0.1619 |
| 地方财政医疗卫生支出占地方财政支出比重（全国） | | | | | 6.40 |

注：地方财政支出均为本级支出。

－ 数据来源：国家统计局。

　　由表 2-6 的数据可以看出，2010 年医疗卫生财政支出绝对规模最低的是西藏（32.04 亿元），最高的仍然是广东省（304.04 亿元），西藏、宁夏、海南、青海、天津、重庆、甘肃、新疆、吉林、山西、福建、内蒙古、贵州、黑龙江、江西、辽宁等 16 个省份的医疗卫生财政支出绝对规模低于全国 31 个省份的平均水平（152.6 亿元），陕西、上海、广西、湖北、湖南、云南、安徽、北京、浙江、河北、江苏、山东、四川、河南、广东等 15 个省份的医疗卫生财政支出绝对规模高于全国 31 个省份的平均水平。与 2009 年相比，2010 年黑龙江、辽宁两个省份的医疗卫生财政支出绝对规模开始低于了全国 31 个省份的平均水平，而广西、陕西两个省份医疗卫生财政支出绝对规模开始高过了全国 31 个省份的平均水平。

　　从地方财政医疗支出占地方财政支出的比重来看，医疗支出占财政支出的比重最低的是上海（4.74%），最高的是云南（8.35%），辽宁、上海、江苏、天津、青海、内蒙古、重庆、广东、西藏、山西、海南、黑龙江、山东、宁夏、新疆、四川、吉林等 17 个省份医疗支出占财政支出的比重低于全国 31 个省份的平均水平（6.44%），湖南、甘肃、北京、福建、浙江、陕西、安徽、湖北、江西、贵州、河南、云南、广西、河北等 14 个省份医疗支出占财政支出的比重高于全国 31 个省份的平均水平。与 2009 年相比，2010 年青海、山西、黑龙江、吉林等 4 个省份的医疗支出占财政支出的比重由原来高于全国平均水平变为低于全国平均水平。而从地方一般公务支出占地方财政支出的比重来看，一般公务支出占财政支出的比重最低的还是上海（6.84%），最高的是河南（14.01%），上海、天津、青海、北京、宁夏、四川、重庆、黑龙江、甘肃、安徽、海南、云南、辽宁、吉林、山西、内蒙古等 16 个省份一般公务支出占财政支出的比重低于全国 31 个省份的平均水平（11.23%），江西、新疆、福建、湖北、广东、河北、江苏、陕西、贵州、西藏、山东、广西、浙江、湖南、河南等 15 省份一般公务支出占财政支出的比重高于全国 31 个省份的平均水平。

　　总的来看，在医疗支出占财政支出的比重低于全国平均水平的 17 个省份里，新疆、广东、江苏、西藏、山东等 4 个省份一般公共服务支出占地方财政支出的比重超过了全国 31 个省份的平均水平。在医疗支出占财政支出的比重高于全国平均水平的 14 个省份里，北京、甘肃、安徽、云南等 4 个省份的一般公共服务支出占地方财政支出的比重低于全国 31 个省份的平均水平。

表 2-7　2011 年地方财政支出、地方医疗支出状况比较

| 指标　　　省份 | 地方财政支出（亿元） | 地方一般公共服务支出（亿元） | 地方财政医疗支出（亿元） | 地方一般公共服务支出占地方财政支出比重（%） | 地方财政医疗支出占地方财政支出比重（%） |
|---|---|---|---|---|---|
| 北京市 | 3245.23 | 261.38 | 225.49 | 8.05 | 6.95 |
| 天津市 | 1796.33 | 117.81 | 90.53 | 6.56 | 5.04 |
| 河北省 | 3537.39 | 414.93 | 302.75 | 11.73 | 8.56 |
| 山西省 | 2363.85 | 251.58 | 159.62 | 10.64 | 6.75 |
| 内蒙古自治区 | 2989.21 | 304.53 | 164.59 | 10.19 | 5.51 |
| 辽宁省 | 3905.85 | 415.23 | 182.07 | 10.63 | 4.66 |
| 吉林省 | 2201.74 | 231.4 | 143.87 | 10.51 | 6.53 |
| 黑龙江省 | 2794.08 | 256.37 | 170.78 | 9.18 | 6.11 |
| 上海市 | 3914.88 | 236.11 | 190.03 | 6.03 | 4.85 |
| 江苏省 | 6221.72 | 748.45 | 349.86 | 12.03 | 5.62 |
| 浙江省 | 3842.59 | 471.55 | 278.98 | 12.27 | 7.26 |

续表

| 指标<br>省份 | 地方财政<br>支出<br>（亿元） | 地方一般公<br>共服务支出<br>（亿元） | 地方财政医<br>疗支出<br>（亿元） | 地方一般公共<br>服务支出占地<br>方财政支出比<br>重（%） | 地方财政医<br>疗支出占地<br>方财政支出<br>比重（%） |
|---|---|---|---|---|---|
| 安徽省 | 3302.99 | 345.34 | 277.23 | 10.46 | 8.39 |
| 福建省 | 2198.18 | 247.47 | 159.30 | 11.26 | 7.25 |
| 江西省 | 2534.60 | 258 | 196.32 | 10.18 | 7.75 |
| 山东省 | 5002.07 | 618.48 | 360.36 | 12.36 | 7.20 |
| 河南省 | 4248.82 | 559.02 | 361.48 | 13.16 | 8.51 |
| 湖北省 | 3214.74 | 394.95 | 247.30 | 12.29 | 7.69 |
| 湖南省 | 3520.76 | 466.74 | 256.76 | 13.26 | 7.29 |
| 广东省 | 6712.40 | 807.41 | 433.75 | 12.03 | 6.46 |
| 广西壮族自治区 | 2545.28 | 322.18 | 232.88 | 12.66 | 9.15 |
| 海南省 | 778.80 | 82.02 | 50.30 | 10.53 | 6.46 |
| 重庆市 | 2570.24 | 224.58 | 143.70 | 8.74 | 5.59 |
| 四川省 | 4674.92 | 485.11 | 372.96 | 10.38 | 7.98 |
| 贵州省 | 2249.40 | 307.21 | 173.40 | 13.66 | 7.70 |
| 云南省 | 2929.60 | 282.05 | 236.98 | 9.63 | 8.09 |
| 西藏自治区 | 758.11 | 95.94 | 35.30 | 12.66 | 4.66 |
| 陕西省 | 2930.81 | 341.32 | 197.61 | 11.65 | 6.74 |
| 甘肃省 | 1791.24 | 174.92 | 143.18 | 9.77 | 7.99 |
| 青海省 | 967.47 | 65.4 | 47.44 | 6.76 | 4.90 |
| 宁夏回族自治区 | 705.91 | 51.96 | 41.09 | 7.36 | 5.82 |
| 新疆维吾尔<br>自治区 | 2284.49 | 245.36 | 132.43 | 10.74 | 5.80 |
| 平均值 | 2991.41 | 325.32 | 205.10 | 10.56 | 6.75 |
| 标准差 | 1429.94 | 184.50 | 103.28 | 0.02 | 0.01 |
| 变异系数 | 0.4780 | 0.5671 | 0.5036 | 0.1922 | 0.1888 |
| 地方财政医疗卫生支出占地方财政支出比重（全国） | | | | | 6.86 |

注：地方财政支出均为本级支出。

数据来源：国家统计局。

　　由表2-7的数据可以看出，2011年医疗卫生财政支出绝对规模最低的是西藏（35.3亿元），最高的仍然是广东省（433.75亿元），西藏、宁夏、青海、海南、天津、新疆、甘肃、重庆、吉林、福建、山西、内蒙古、黑龙江、贵州、辽宁、上海、江西、陕西等 18 个省份的医疗卫生财政支出绝对规模低于全国 31 个省份的平均水平（205.1 亿元），北京、广西、云南、湖北、湖南、安徽、浙江、河北、江苏、山东、河南、四川、广东等 13 个省份的医疗卫生财政支出绝对规模高于全国 31 个省份的平均水平。与 2010 年相比，2011 年上海、陕西两个省份的医疗卫生财政支出绝对规模开始低于全国 31 个省份的平均水平。

　　从地方财政医疗支出占地方财政支出的比重来看，医疗支出占财政支出的比重最低的是西藏和辽宁（4.66%），最高的是广西（9.15%），西藏、辽宁、上海、青海、天津、内蒙古、重庆、江苏、新疆、宁夏、黑龙江、海南、广东、吉林、陕西等 15 个省份医疗支出占财政支出的比重低于全国 31 个省份的平均水平（6.75%），山西医疗支出占财政支出的比重等于全国 31 个省份的平均水平，北京、山东、福建、浙江、湖南、湖北、贵州、江西、四川、甘肃、云南、安徽、河南、河北、广西等 15 个省份医疗支出占财政支出的比重高于全国 31 个省份的平均水平。与 2010 年相比，2011 年陕西的医疗支出占财政支出的比重由原来高于全国平均水平变为低于全国平均水平。而从地方一般公务支出占地方财政支出的比重来看，一般公务支出占财政支出的比重最低的还是上海（6.03%），最高的是贵州（13.66%），上海、天津、青海、宁夏、北京、重庆、黑龙江、云南、甘肃、江西、内蒙古、四川、安徽、吉林、海南等 15 个省份一般公务支出占财政支出的比重低于全国 31 个省份的平均水平（10.56%），辽宁、山西、新疆、福建、陕西、河北、江苏、广东、浙江、湖北、山东、西藏、广西、河南、湖南、贵州等 16 省份一般公务支出占财政支出的比重高于全国 31 个省份的平均水平。

　　总的来看，2011 年大部分西部地区和少数中东部地区医疗卫生财政支出绝对规模还低于全国的平均水平；大部分西部和部分东部省份医疗支出占财政支出的比重低于全国 31 个省份平均水平。在医疗支出占财政支出的比重低于全国平均水平的 15 个省份里，新疆、陕西、江苏、广东、西藏等 5 个省份一般公共服务支出占地方财政支出的比重超过了全国 31 个省份的平均水平。在医疗支出占财政支出的比重高于全国平均水平的 14 个省份里，北京、云南、甘肃、江西、四川、安徽等 6 个省份的一般公共服务支出占地方财政支出的比重低于全国 31 个省份的平均水平。

表 2-8　2012 年地方财政支出、地方医疗支出状况比较

| 指标<br>省份 | 地方财政<br>支出<br>（亿元） | 地方一般公<br>共服务支出<br>（亿元） | 地方财政医<br>疗支出<br>（亿元） | 地方一般公共<br>服务支出占地<br>方财政支出比<br>重（%） | 地方财政医疗<br>支出占地方财<br>政支出比重<br>（%） |
|---|---|---|---|---|---|
| 北京市 | 3685.31 | 286.57 | 256.06 | 7.78 | 6.95 |
| 天津市 | 2143.21 | 136.55 | 105.91 | 6.37 | 4.94 |
| 河北省 | 4079.44 | 481.97 | 323.17 | 11.81 | 7.92 |
| 山西省 | 2759.46 | 274.47 | 180.34 | 9.95 | 6.54 |
| 内蒙古自治区 | 3425.99 | 341.83 | 177.91 | 9.98 | 5.19 |
| 辽宁省 | 4558.59 | 485.71 | 200.19 | 10.65 | 4.39 |
| 吉林省 | 2471.20 | 249.38 | 160.36 | 10.09 | 6.49 |
| 黑龙江省 | 3171.52 | 271.26 | 173.33 | 8.55 | 5.47 |
| 上海市 | 4184.02 | 251.47 | 197.34 | 6.01 | 4.72 |
| 江苏省 | 7027.67 | 820.43 | 418.14 | 11.67 | 5.95 |
| 浙江省 | 4161.88 | 503.61 | 305.91 | 12.10 | 7.35 |
| 安徽省 | 3961.01 | 425.96 | 319.39 | 10.75 | 8.06 |
| 福建省 | 2607.50 | 293.15 | 185.99 | 11.24 | 7.13 |
| 江西省 | 3019.22 | 308.16 | 219.15 | 10.21 | 7.26 |
| 山东省 | 5904.52 | 705.51 | 422.91 | 11.95 | 7.16 |
| 河南省 | 5006.40 | 663.07 | 425.99 | 13.24 | 8.51 |
| 湖北省 | 3759.79 | 466.51 | 267.99 | 12.41 | 7.13 |
| 湖南省 | 4119.00 | 550.26 | 294.17 | 13.36 | 7.14 |
| 广东省 | 7387.86 | 892.62 | 505.14 | 12.08 | 6.84 |
| 广西壮族自治区 | 2985.23 | 386.37 | 253.17 | 12.94 | 8.48 |
| 海南省 | 911.67 | 98.53 | 59.86 | 10.81 | 6.57 |
| 重庆市 | 3046.36 | 251.31 | 167.43 | 8.25 | 5.50 |
| 四川省 | 5450.99 | 554.38 | 424.26 | 10.17 | 7.78 |
| 贵州省 | 2755.68 | 430.16 | 201.05 | 15.61 | 7.30 |
| 云南省 | 3572.66 | 338.16 | 266.94 | 9.47 | 7.47 |
| 西藏自治区 | 905.34 | 150.36 | 36.12 | 16.61 | 3.99 |
| 陕西省 | 3323.80 | 407.11 | 222.30 | 12.25 | 6.69 |
| 甘肃省 | 2059.56 | 229.5 | 148.21 | 11.14 | 7.20 |

| 指标<br>省份 | 地方财政<br>支出<br>（亿元） | 地方一般公<br>共服务支出<br>（亿元） | 地方财政医<br>疗支出<br>（亿元） | 地方一般公共<br>服务支出占地<br>方财政支出比<br>重（%） | 地方财政医疗<br>支出占地方财<br>政支出比重<br>（%） |
|---|---|---|---|---|---|
| 青海省 | 1159.05 | 82.66 | 60.11 | 7.13 | 5.19 |
| 宁夏回族自治区 | 864.36 | 61.44 | 46.09 | 7.11 | 5.33 |
| 新疆维吾尔<br>自治区 | 2720.07 | 303.67 | 145.88 | 11.16 | 5.36 |
| 平均值 | 3457.69 | 377.49 | 231.32 | 10.74 | 6.52 |
| 标准差 | 1598.05 | 204.87 | 120.48 | 0.02 | 0.01 |
| 变异系数 | 0.4622 | 0.5427 | 0.5208 | 0.2283 | 0.1864 |
| 地方财政医疗卫生支出占地方财政支出比重（全国） | | | | | 6.69 |

注：地方财政支出均为本级支出。

数据来源：国家统计局。

由表 2-8 的数据可以看出，2012 年医疗卫生财政支出绝对规模最低的是西藏（36.12 亿元），最高的仍然是广东省（5015.14 亿元），西藏、宁夏、海南、青海、天津、新疆、甘肃、吉林、重庆、黑龙江、内蒙古、山西、福建、上海、辽宁、贵州、江西、陕西等 18 个省份的医疗卫生财政支出绝对规模低于全国 31 个省份的平均水平（231.32 亿元），广西、北京、云南、湖北、湖南、浙江、安徽、河北、江苏、山东、四川、河南、广东等 13 个省份的医疗卫生财政支出绝对规模高于全国 31 个省份的平均水平。

从地方财政医疗支出占地方财政支出的比重来看，医疗支出占财政支出的比重最低的是西藏（3.99%），最高的是河南（8.51%），西藏、辽宁、上海、天津、青海、内蒙古、宁夏、新疆、黑龙江、重庆、江苏、吉林等 12 个省份医疗支出占财政支出的比重低于全国 31 个省份的平均水平（6.52%），山西、海南、陕西、广东、北京、福建、湖北、湖南、山东、甘肃、江西、贵州、浙江、云南、四川、河北、安徽、广西、河南等 19 个省份医疗支出占财政支出的比重高于全国 31 个省份的平均水平。与 2011 年相比，2012 年海南、广东、陕西的医疗支出占财政支出的比重由原来低于全国平均水平变为高于全国平均水平。而从地方一般公务支出占地方财政支出的比重来看，一般公务支出占财政支出的比重最低的还是上海（6.01%），最高的是西藏（16.61%），上海、天津、宁夏、青海、北京、重庆市、黑龙江、云南、山西、内蒙古、吉林、四川、江西、辽宁等 14 个省份一般公务支出占财政支出的比重低于全国 31 个省份的平均水平（10.74%），安徽、海南、甘肃、新疆、福建、江苏、河北、山东、广东、浙江、陕西、湖北、广西、河南、湖南、贵州、西藏等 17 个省份一般公务支出占财政支出的比重高于全国 31 个省份的平均水平。

总的来看，2012 年仍然是大部分西部地区和部分中东部地区医疗卫生财政支出绝对规模低于全国的平均水平；少部分西部和部分东部、中部省份医疗支出占财政支出的比重高于全国 31 个省份平均水平。在医疗支出占财政支出的比重低于全国平均水平的 12 个省份里，新疆、江苏、西藏等 3 个省份一般公共服务支出占地方财政支出的比重超过了全国 31 个省份的平均水平。在医疗支出占财政支出的比重高于全国平均水平的 19 个省份里，北京、云南、山西、四川、江西等 5 个省份的一般公共服务支出占地方财政支出的比重低于全国 31 个省份的平均水平。

### 2.3.2 政府间医疗卫生服务供给责任的错位

由于公共物品受益的地理空间性，作为公共物品供给主体的政府，不仅包括中央政府，还包括地方政府。对于具有公共物品性质的医疗卫生服务，各级政府应根据受益范围划分各自的供给范围，依据供给能力履行供给责任。然而，我国政府间医疗卫生的事权划分并不十分清晰，政府间医疗卫生支出责任与其财权、供给能力并不相匹配，因而医疗卫生服务的供给责任存在一定的错位现象。

1. 中央政府、地方政府间的医疗卫生服务供给责任错位

中央政府、地方政府间的医疗卫生服务供给责任错位主要表现为中央政府、地方政府间的财政收入水平（医疗卫生供给能力）和其医疗卫生支出水平不相匹配。中央政府虽然财政收入水平高，但是医疗卫生支出水平很低；地方政府财政收入水平与中央政府财政收入水平差别不大，但是医疗卫生支出水平却很高。如表 2-9 所示，2011 年中央财政收入在国家财政收入中的比重为 49.41%，其医疗卫生支出占国家财政医疗卫生

支出的比重只有 1.11%；地方财政总收入在国家财政收入中的比重为 50.59%，但其医疗卫生支出占国家财政医疗卫生支出的比重达到 98.89%。2012 年中央财政收入在国家财政收入中的比重下降为 47.91%，其医疗卫生支出占国家财政医疗卫生支出的比重也进一步下降为 1.03%；地方财政总收入在国家财政收入中的比重虽然上升为 52.09%，但其医疗卫生支出占国家财政医疗卫生支出的比重上升到 98.97%。

表 2-9　2011～2012 年各级政府医疗支出水平、财政收入水平对比（%）

| 各级政府 | 时间<br>指标 | 2011 | | 2012 | |
|---|---|---|---|---|---|
| | | 政府医疗卫生支出占国家财政医疗支出比重 | 政府财政收入占国家财政收入比重 | 政府医疗卫生支出占国家财政医疗支出比重 | 政府财政收入占国家财政收入比重 |
| 中央 | | 1.11 | 49.41 | 1.03 | 47.91 |
| 北京 | 市级 | 1.78 | 1.46 | 2.03 | 2.04 |
| | 区县级 | 2.41 | 2.05 | 1.81 | 1.50 |
| 天津 | 市级 | 0.54 | 0.91 | 0.55 | 0.93 |
| | 区县级 | 0.86 | 0.50 | 0.95 | 0.53 |
| 河南 | 省级 | 0.11 | 0.47 | 0.11 | 0.42 |
| | 市县级 | 1.55 | 5.19 | 1.63 | 5.46 |
| 山东 | 省级 | 0.39 | 0.28 | 0.40 | 0.25 |
| | 市县级 | 2.94 | 5.34 | 3.07 | 5.59 |
| 江西 | 省级 | 0.09 | 0.12 | 0.09 | 0.11 |
| | 市县级 | 0.92 | 2.93 | 1.08 | 2.92 |

注：各级政府医疗卫生支出占国家财政支出比重=各级政府财政医疗卫生支出÷国家财政医疗卫生支出；各级政府财政收入占国家财政收入比重=中央政府财政收入÷国家财政收入。

数据来源：根据 2011～2013 年《中国统计年鉴》、《北京市统计年鉴》、《天津市统计年鉴》、《河南统计年鉴》、《山东统计年鉴》、《山东统计年鉴》的有关数据整理计算而得。

### 2. 地方各级政府间的医疗卫生服务供给责任错位

我国地方政府间的医疗卫生服务供给责任错位也突出表现在各级政府间财政收入水平（医疗卫生供给能力）和其医疗卫生支出水平不相匹配。

如表 2-9 的数据所示，北京市 2011 年市级财政收入在国家财政总收入中的比重为 1.46%，市级医疗卫生支出占国家财政医疗卫生支出的比重为 1.78%，医疗卫生支出的水平略高于财政收入水平（幅度为 0.32%）；区县级财政收入在国家财政总收入中的比重为 2.05%，区县级医疗卫生支出占国家财政医疗卫生支出的比重为 2.41%，医疗卫生支出的水平高于财政收入水平（幅度为 0.44%）。2012 年市级财政收入在国家财政总收入中的比重上升到 2.04%，市级医疗卫生支出占国家财政医疗卫生支出的比重也上升为 2.03%，医疗卫生支出的水平与财政收入水平基本一致（幅度为 0.01%）；区县级财政收入在国家财政总收入中的比重为 1.50%，区县级医疗卫生支出占国家财政医疗卫生支出的比重下降到 1.81%，医疗卫生支出的水平高于财政收入水平（幅度为 0.31%）。表明北京市级财政医疗卫生支出与其财政收入水平基本相匹配，但是区县级财政医疗卫生支出水平要高于其财政收入水平。

天津市 2011 年市级财政收入在国家财政总收入中的比重为 0.91%，市级医疗卫生支出占国家财政医疗卫生支出的比重为 0.54%，财政收入水平高于医疗卫生支出的水平（幅度为 0.37%）；区县级财政收入在国家财政总收入中的比重为 0.50%，区县级医疗卫生支出占国家财政医疗卫生支出的比重为 0.86%，医疗卫生支出的水平高于财政收入水平（幅度为 0.36%）。2012 年市级财政收入在国家财政总收入中的比重上升到 0.93%，市级医疗卫生支出占国家财政医疗卫生支出的比重也上升为 0.55%，财政收入水平仍高于医疗卫生支出水平（幅度为 0.38%）；区县级财政收入在国家财政总收入中的比重上升 0.53%，区县级医疗卫生支出占国家财政医疗卫生支出的比重上升到 0.95%，医疗卫生支出的水平高于财政收入水平（幅度为 0.42%）。表明天津市级财政收入水平要高于医疗卫生支出水平，但是区县级财政医疗卫生支出水平要高于其财政收入水平且差距有拉大的趋势，同样说明市级财政医疗卫生支出水平偏低，而区县级财政医疗卫生支出水平偏高。

河南省 2011 年省级财政收入在国家财政总收入中的比重为 0.47%，省级医疗卫生支出占国家财政医疗卫生支出的比重为 0.11%，财政收入水平高于医疗卫生支出水平（幅度为 0.36%）；市县级财政收入在国家财政总收入中的比重为 5.19%，市县级医疗卫生支出占国家财政医疗卫生支出的比重为 1.55%，财政收入水平远高于医疗卫生支出水平（幅度为 3.64%）。2012 年省级财政收入在国家财政总收入中的比重下降到 0.42%，省级医疗卫生支出占国家财政医疗卫生支出的比重仍然是 0.11%，财政收入水平仍高于医疗卫生支出水平（幅度为 0.31%）；市县级财政收入在国家财政总收入中的比重上升为 5.46%，市县级医疗卫生支出占国家财政医疗卫生支出的比重上升到 1.63%，财政收入水平高于医疗卫生支出水平（幅度为 3.83%）。表明河南省级、市县级财政收入水平都要高于医疗卫生支出水平，尤其是市县级财政收入水平要远高于医疗卫生支出水平且差距有拉大的趋势。

山东省 2011 年省级财政收入在国家财政总收入中的比重为 0.28%，省级医疗卫生支出占国家财政医疗卫生支出的比重为 0.39%，医疗卫生支出水平高于财政收入水平（幅度为 0.11%）；市县级财政收入在国家财政总收入中的比重为 5.34%，市县级医疗卫生支出占国家财政医疗卫生支出的比重为 2.94%，财政收入水平远高于医疗卫生支出水平（幅度为 2.40%）。2012 年省级财政收入在国家财政总收入中的比重下降到 0.25%，省级医疗卫生支出占国家财政医疗卫生支出的比重上升至 0.40%，医疗卫生支出水平高于财政收入水平（幅度为 0.15%）；市县级财政收入在国家财政总收入中的比重上升为 5.59%，市县级医疗卫生支出占国家财政医疗卫生支出的比重上升到 3.07%，财政收入水平高于医疗卫生支出水平（幅度为 2.52%）。表明山东省级医疗卫生支出水平要稍高于财政收入水平，而市县级财政收入水平要远高于医疗卫生支出水平且差距有拉大的趋势。

江西省 2011 年省级财政收入在国家财政总收入中的比重为 0.12%，省级医疗卫生支出占国家财政医疗卫生支出的比重为 0.09%，财政收入水平高于医疗卫生支出水平（幅度为 0.03%）；市县级财政收入在国家财政总收入中的比重为 2.93%，市县级医疗卫生支出占国家财政医疗卫生支出的比重为 0.92%，财政收入水平远高于医疗卫生支出水平（幅度为 2.01%）。2012 年省级财政收入在国家财政总收入中的比重下降到 0.11%，省级医疗卫生支出占国家财政医疗卫生支出的比重保持在 0.09%，财政收入水平高于医疗卫生支出水平（幅度为 0.02%）；市县级财政收入在国家财政总收入中的比重下降为 2.92%，市县级医疗卫生支出占国家财政医疗卫生支出的比重上升到 1.08%，财政收入水平高于医疗卫生支出水平（幅度为 1.84%）。表明江西省级财政收入水平要稍高于医疗卫生支出水平，省级医疗卫生支出水平与其财政收入水平基本一致，而市县级财政收入水平要远高于医疗卫生支出水平且差距较大，说明江西省市县级医疗卫生支出水平仍然偏低。

这里以河南省为例，利用河南省2009～2012年的财政支出比例、财政收入比例和医疗卫生支出比例来说明政府间医疗卫生支出责任的分布情况。

表2-10　2009～2012年河南省政府间财政医疗卫生支出责任比较（%）

| 年份 | 项目 | 省级 | 市级 | 县市级 | 乡镇级 |
|---|---|---|---|---|---|
| 2009 | 财政支出比例 | 18.78 | 21.46 | 53.09 | 6.67 |
| | 医疗卫生财政支出比例（1） | 11.89 | 18.07 | 68.37 | 1.67 |
| | 财政收入比例（2） | 7.67 | 36.05 | 39.19 | 17.09 |
| | （1）-（2） | 4.22 | -17.98 | 29.18 | -15.42 |
| 2010 | 财政支出比例 | 18.72 | 22.96 | 51.87 | 6.45 |
| | 医疗卫生财政支出比例（1） | 10.51 | 16.01 | 72.40 | 1.08 |
| | 财政收入比例（2） | 7.76 | 37.26 | 38.35 | 16.63 |
| | （1）-（2） | 2.75 | -21.25 | 34.05 | -15.55 |
| 2011 | 财政支出比例 | 17.34 | 23.76 | 52.81 | 6.09 |
| | 医疗卫生财政支出比例（1） | 7.76 | 15.19 | 76.32 | 0.73 |
| | 财政收入比例（2） | 6.54 | 38.22 | 38.52 | 16.73 |
| | （1）-（2） | 1.22 | -23.03 | 37.80 | -16.00 |
| 2012 | 财政支出比例 | 14.29 | 23.85 | 55.92 | 5.94 |
| | 医疗卫生财政支出比例（1） | 7.11 | 12.87 | 79.20 | 0.82 |
| | 财政收入比例（2） | 6.05 | 38.51 | 38.96 | 16.47 |
| | （1）-（2） | 1.06 | -25.64 | 40.24 | -15.65 |

数据来源：根据《中国统计年鉴2013》、《河南统计年鉴2013》、《河南统计年鉴2012》、《河南统计年鉴2011》、《河南统计年鉴2010》的有关数据整理计算而得。

如表2-10，从2009年的财政支出构成来看，省级占18.78%，市级占21.46%，县市级占53.09%，乡镇级占6.67%，表明河南省支出的责任主要在县市级，其次是市级和省级，而乡镇级的支出责任较小。从医疗卫生支出的构成来看，省级占11.89%，市级占18.07%，县市级占68.37%，乡镇级占1.67%，表明河南省医疗卫生支出的责任主要在县市级，而乡镇级承担的支出责任最小。从财政收入的构成来看，省级占7.67%，市级占 36.05%，县市级占 39.19%，乡镇级占 17.09%，表明河南省市级、县市级财政收入水平相对较高，其次是乡镇级，而省级财政收入水平不是很高。

从 2012 年的财政支出构成来看，省级占 14.29%，市级占 23.85%，县市级占 55.92%，乡镇级占 5.94%；与 2009 年相比，省级、乡镇级政府的财政支出水平下降，而市级、县市级财政的支出水平有所上升；河南省支出的责任主要是由市级、县市级政府承担，县市级政府的支出责任最大，乡镇级的支出责任较小。从医疗卫生支出的构成来看，省级占 7.11%，市级占 12.87%，县市级占 79.20%，乡镇级占 0.82%，与 2009 年相比，省级、市级、乡镇级政府的医疗卫生支出水平下降，而县市级财政的支出水平有较大幅度上升；河南省医疗卫生支出的责任主要在县市级，省级、市级、乡镇级政府的医疗卫生支出责任相对较小，乡镇级承担的医疗卫生支出责任最小。从财政收入的构成来看，省级占 6.05%，市级占 38.51%，县市级占 38.96%，乡镇级占 16.47%；与 2009 年相比，省级、县市级、乡镇级政府的财政收入水平下降，而市级、乡镇级政府的财政收入水平有较大幅度上升；河南省市级、县市级财政收入水平相对较高，其次是乡镇级，而省级财政收入水平不是很高。

2012 年与 2009 年相比，伴随着省级、乡镇级财政收入水平下降，省级、乡镇级政府的医疗卫生支出水平也在下降；尽管市级财政收入水平有较大幅度上升，但是其医疗卫生支出水平却在下降；县市级财政收入水平虽有小幅度下降，但其医疗卫生支出水平却有较大幅度上升。

综合来看，河南省级财政在河南省财政总收入中所占比例较低（低于 8%），而医疗卫生支出所占比例也相对较低（不到 12%），说明河南省级财政医疗卫生支出责任虽然不是很大，但是存在一定的支出压力。市级财政收入所占比例相对较高（高于 36%），超过医疗卫生财政支出所占比例的幅度在 17%～26%，说明河南市级医疗卫生支出责任远小于其财力水平。县市级财政在河南省财政总收入中所占比例最高（38%～40%），其医疗卫生支出所占比例最高（68%～80%），但县市级财政医疗卫生支出所占比例高于财政收入比例的幅度在 29%～41%，说明县市级政府是承担河南省医疗卫生支出责任的主体，县市级财政的医疗卫生支出水平远高于其财力水平，县市级政府的支出压力很大。乡镇级政府的财政收入比例远高于省级财政，但其医疗卫生支出所占比例最低且远低于省级财政，所以河南省乡镇级政府医疗卫生支出的压力不是很大。

### 2.3.3　政府间医疗卫生服务供给责任错位的原因分析

1. 政府间事权划分不清晰

目前，我国各级政府虽然都有提供医疗卫生服务的职能，但对于医疗卫生事权划分缺乏明确的法律依据。各级政府医疗卫生事权的划分并不是十分清晰，基本依赖于行政机制。既然政府间医疗卫生服务的责任尚缺乏明确有效的制度性安排，过度依赖行政机制的结果就是产生了各级政府非对称博弈行为。

在"多任务委托——代理关系"的政府间事权结构下，具有行政层级优势的上级政府通过任务分解、考核奖惩等行政机制尽量将医疗卫生事业的发展责任转移给下级政府，而政府间的这种事权转移程度可能还取决于政府间非制度化的讨价还价能力。在缺乏有效法律约束的情况下，政府间医疗卫生事权只能依赖于行政机制的各项制度性安排，简单地说，下级政府的医疗卫生责任只能来自于上级政府的"发包"行为。[①] 由于信息的不对称，上级政府的这种"发包"行为存在不确定性；由于监督成本的限制，上级政府对下级政府的具体行为很难监督，导致下级政府在公共服务提供中具有一定随意性。

2. 政府间事权与财权的非对称性

目前，在医疗卫生服务方面，政府间存在事权与财权不对称的问题。上级政府通过行政机制将医疗卫生供给的支出责任层层转移给下级政府，直到基层政府。县级政府承担了更多的供给责任，成为财政支出责任最多的基层政府。

伴随着医疗卫生支出责任重心的层层下移，而财权的重心却层层上移。在我国目前的分税制体制下，具有行政优势的上级政府集中了更好的税种和税源，可支配财力一般大于处于行政劣势的下级政府。在中央和地方政府间财力分配中，中央政府处于有利地位，集中了更多的财权和更好的税源。在地方财力分配中，省级政府的财权往往大于地市级政

---

① 周黎安认为中国政府间关系类似于组织内的发包关系，上级政府按属地原则几乎将各种行政事务发包给下级政府，最后达到基层政府。

府，而地市级政府的财权往往大于县级政府的财权，结果就是省级政府的财力优势大于地市级政府，而地市级政府的财力优势大于县级政府，县级政府成为财力最紧张的基层政府。

就我国省以下政府间财政关系而言，事权与财权不对称的问题更为突出。（1）分税制改革以来，对省以下财政体制的改革主要集中在财权和收入划分方面，对事权和支出责任的划分并不是很清晰。正因为如此，省以下政府间对医疗卫生事权划分没有清晰的法律依据，政府间医疗卫生事权的划分具有一定的不确定性。（2）分税制改革以来，省以下政府间收入的划分虽然是省级财政体制改革的重点，但是各级政府间收入的划分不尽合理。主要表现在：省（直辖市、自治区）与市县共享税种过多，省级政府税收收入分享比例较高；部分地区按企业隶属关系或行业划分共享收入，导致政府间财力不均衡，尤其是省级政府与市县政府间的财力水平存在较大差异。（3）基层政府财力配置与其支出责任划分不对称，其支出责任超过了其财政承受能力。特别是在那些省以下财力差异较大的地区，基层政府对医疗卫生等公共服务的支出责任很难得到保障。（4）省以下政府间的转移支付制度不完善，这些转移支付规模小且分配制度不够规范，不能起到财政平衡机制的作用。在那些经济不发达、省级财力有限的地区，省以下政府间财政的转移支付资金的规模非常有限，财政转移支付资金的可预见性也很差，导致财政困难市县的财政缺口不能得到有效弥补。

3. 行政体制的影响

（1）政绩考核机制和晋升激励机制的激励效应

在现行的行政体制中，各级地方政府遵循的是"向上负责"的制度，下级政府官员的政绩考核机制和晋升激励机制通常由上级政府制定，下级政府官员的利益取向就是选择最具政绩显示功能的行为倾向。因此，下级政府职能选择的主要参考点是如何向上级政府显示其最佳政绩，而不一定是依据公共需求变化调整公共服务职能。

在"唯经济增长"的政绩考核目标下，地方政府对经济增长的关注度要远大于包括医疗卫生服务在内的公共服务。在这种晋升激励目标下，政府官员显示其政绩的行为倾向就是基于经济增长目标的行为倾向。地方政府普遍将如何促进经济增长作为政府职能的重心，而对于一些重要的公共服务（如医疗卫生服务）给予足够的重视，财政投入方面更加倾向于向基础设施建设方面进行投入。

（2）政府间对应性职能配置的示范效应

在"向上负责"的制度下，即使是在政府职能从经济建设型政府向公共服务型政府转变的过程中，下级政府的职能选择也会定位于上级政府的政绩考核目标和晋升激励机制，充分体现上级政府的意志、偏好和选择。如果上级政府偏好哪类公共服务，下级政府就会更多提供此类公共服务。因此，在地方政府职能的层级性配置中，上级政府的职能配置对下级政府具有示范效应。例如，2009 年 4 月中央发布《中共中央国务院关于深化医药卫生体制改革的意见》和《医药卫生体制改革五项重点改革近期实施方案》后，全国各省份制定了有关深化医药卫生体制改革的重点实施方案和实施意见，随后各地市级、县级政府也制定了相应的实施方案。

这种"自上而下"的示范性政府职能配置类似于上级政府对医疗卫生服务的统一供给，这种供给模式不一定符合各地公共服务结构调整的需要，存在职能错位现象。例如，对于那些医疗卫生服务供给不足的地方，医疗卫生服务方面的示范性政府职能配置往往会改善医疗卫生服务供给的状况，而教育、社会保障等公共服务方面的示范性政府职能配置又会影响地方政府在医疗卫生方面的投入力度。与此相反，对于那些医疗卫生服务供给状况较好的地方，医疗卫生服务方面的示范性政府职能配置可能造成医疗卫生服务的供给过度。总之，在科层制的政府职能配置体制下，地方政府依据上级政府的示范性职能配置而不是地方居民的偏好来调整公共服务的职能，必然造成政府职能错位的问题。

# 第3章 医疗卫生服务的政府供给规模

## 3.1 我国医疗卫生服务政府供给的总体规模及其影响因素

### 3.1.1 我国医疗卫生服务政府供给的总体规模现状

1. 政府对医疗卫生的支出不断加大

从表3-1可以看出,自改革开放以来,我国卫生总费用呈现快速上升趋势,由1978年的110.21亿元增加到2012年的27846.84亿元。2000～2012年,卫生总费用的增长速度为16.29%,政府预算卫生支出的增长速度为23.26%,社会卫生支出的增长速度为19.67%,个人现金卫生支出的增长速度为11.16%,政府预算卫生支出的增长速度高于社会卫生支出、个人现金卫生支出的增长速度,且远高于卫生总费用的增长速度。

表3-1 1978～2012年主要年份的卫生总费用及其构成

| 指标 年份 | 卫生总费用（亿元） | | | 卫生总费用构成（%） | | |
|---|---|---|---|---|---|---|
| | 合 计 | 政府预算卫生支出 | 社会卫生支出 | 个人现金卫生支出 | 政府预算卫生支出 | 社会卫生支出 | 个人现金卫生支出 |
| 1978 | 110.21 | 35.44 | 52.25 | 22.52 | 32.16 | 47.41 | 20.43 |
| 1980 | 143.23 | 51.91 | 60.97 | 30.35 | 36.24 | 42.57 | 21.19 |
| 1985 | 279.00 | 107.65 | 91.96 | 79.39 | 38.58 | 32.96 | 28.46 |
| 1990 | 747.39 | 187.28 | 293.10 | 267.01 | 25.06 | 39.22 | 35.73 |
| 1995 | 2155.13 | 387.34 | 767.81 | 999.98 | 17.97 | 35.63 | 46.40 |
| 2000 | 4586.63 | 709.52 | 1171.94 | 2705.17 | 15.47 | 25.55 | 58.98 |
| 2001 | 5025.93 | 800.61 | 1211.43 | 3013.89 | 15.93 | 24.10 | 59.97 |

| 指标<br>年份 | 卫生总费用（亿元） | | | | 卫生总费用构成（%） | | |
| --- | --- | --- | --- | --- | --- | --- | --- |
| | 合　计 | 政府预算<br>卫生支出 | 社会卫<br>生支出 | 个人现金<br>卫生支出 | 政府预算<br>卫生支出 | 社会卫<br>生支出 | 个人现金<br>卫生支出 |
| 2002 | 5790.03 | 908.51 | 1539.38 | 3342.14 | 15.69 | 26.59 | 57.72 |
| 2003 | 6584.10 | 1116.94 | 1788.50 | 3678.66 | 16.96 | 27.16 | 55.80 |
| 2004 | 7590.29 | 1293.58 | 2225.35 | 4071.35 | 17.04 | 29.32 | 53.64 |
| 2005 | 8659.90 | 1552.50 | 2586.41 | 4520.98 | 17.93 | 29.87 | 52.21 |
| 2006 | 9843.34 | 1778.86 | 3210.92 | 4853.56 | 18.07 | 32.62 | 49.31 |
| 2007 | 11573.97 | 2581.58 | 3893.72 | 5098.66 | 22.31 | 33.64 | 44.05 |
| 2008 | 14535.40 | 3593.94 | 5065.60 | 5875.86 | 24.73 | 34.85 | 40.42 |
| 2009 | 17541.90 | 4816.30 | 6154.50 | 6571.20 | 27.50 | 35.10 | 37.50 |
| 2010 | 19980.39 | 5732.49 | 7196.61 | 7051.29 | 28.69 | 36.02 | 35.29 |
| 2011 | 24268.78 | 7378.95 | 8424.55 | 8465.28 | 30.40 | 34.70 | 34.90 |
| 2012 | 27846.84 | 8365.98 | 9916.31 | 9564.55 | 30.40 | 35.61 | 34.35 |

资料来源：《中国统计年鉴 2013》。

从卫生总费用的构成来看（见表 3-1），政府预算卫生支出在卫生总费用中的比例由 2000 年的 15.47%上升到 2012 年的 30.40%，上升了14.93%；个人现金卫生支出在卫生总费用中的比例由 2000 年的 58.98%下降到 2012 年的 34.35%，下降了 24.63%。特别是自 2003 年以来，政府预算卫生支出在卫生总费用中的比例快速上升，由 2003 年的 16.96%增加到 2012 年的 30.40%，增加了 13.44%。

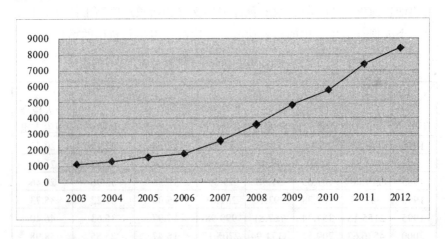

图 3-1　2003～2012 年政府预算卫生支出规模（亿元）

如图 3-1 所示，我国政府预算卫生支出的绝对规模不断扩大，2003 年突破 1000 亿元，2007 年在突破 2500 亿元后呈现跳跃式增长的态势，2008 年突破 3500 亿元（达到 3593.94 亿元），2009 年突破 4500 亿元（达到 4816.30 亿元），2011 年更是突破了 7000 亿元（达到 7378.95 亿元），2012 年达到了 8365.98 亿元。

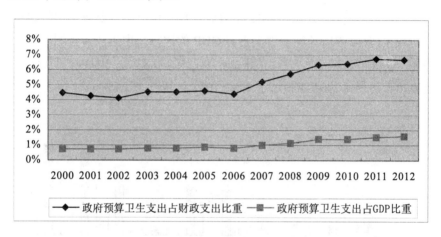

图 3-2　2000～2012 年政府预算卫生支出占财政支出、GDP 比重

表 3-2　1978～2012 年主要年份的卫生总费用及其构成（％）

| 年份 \ 指标 | 政府预算卫生支出占财政支出比重 | 政府预算卫生支出占 GDP 比重 |
|---|---|---|
| 2000 | 4.47 | 0.72 |
| 2001 | 4.24 | 0.73 |
| 2002 | 4.12 | 0.75 |
| 2003 | 4.53 | 0.82 |
| 2004 | 4.54 | 0.81 |
| 2005 | 4.58 | 0.84 |
| 2006 | 4.40 | 0.82 |
| 2007 | 5.19 | 0.97 |
| 2008 | 5.74 | 1.14 |
| 2009 | 6.31 | 1.41 |
| 2010 | 6.38 | 1.43 |
| 2011 | 6.75 | 1.56 |
| 2012 | 6.64 | 1.61 |

资料来源：根据《中国统计年鉴 2013》的有关数据计算而得。

如图 3-2 所示，我国政府预算卫生支出占财政支出的比重由 1978 年的 3.16%上升到 2012 年的 6.64%，占 GDP 比重由 1978 年的 0.98%上升到 2012 年的 1.61%。从表 3-2 和图 3-2 可以看出，政府预算卫生支出占财政支出的比重呈现出先下降后上升的趋势，由 2000 年的 4.47%下降到 2002 年的 4.12%，随后开始上升，经过 2006 年的波动后（下降为 4.40），呈现快速上升趋势，2007～2012 年政府预算卫生支出占财政支出的比重平均为 6.17%。政府预算卫生支出占 GDP 的比重呈现出较为平缓的上升趋势，2000～2007 年这一比重徘徊在 0.72%～0.82%，2008 年开始上升趋势比较明显，2008 年超过了 1%，2012 年超过了 1.6%。

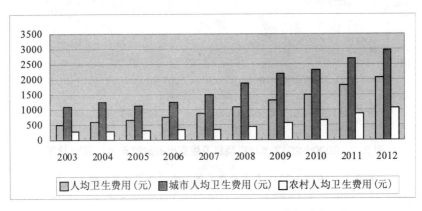

图 3-3　2003～2012 年我国人均卫生费用对比图

表 3-3　2003～2012 年我国人均卫生费用情况表

| 年份 | 人均卫生费用（元） | 城市人均卫生费用（元） | 农村人均卫生费用（元） |
|---|---|---|---|
| 2003 | 509.50 | 1108.91 | 274.67 |
| 2004 | 583.92 | 1261.93 | 301.61 |
| 2005 | 662.30 | 1126.36 | 315.83 |
| 2006 | 748.84 | 1248.30 | 361.89 |
| 2007 | 875.96 | 1516.29 | 358.11 |
| 2008 | 1094.52 | 1861.76 | 455.19 |
| 2009 | 1314.26 | 2176.63 | 561.99 |
| 2010 | 1490.06 | 2315.48 | 666.30 |
| 2011 | 1806.95 | 2697.48 | 879.44 |
| 2012 | 2056.57 | 2969.01 | 1055.89 |

资料来源：根据《中国卫生统计年鉴》2008～2013 年的有关数据整理而得。

从表 3-3 和图 3-3 可以看出，2003 年以来城市人均卫生费用、农村人均卫生费用和我国人均卫生费用的绝对规模不断扩大。我国人均卫生费用由 2003 年的 509.50 元增加到 2012 年的 2056.57 元，2012 年的人均卫生费用是 2003 的 4.04 倍，2003～2012 年人均卫生费用的平均增长速度为 16.84%。城市人均卫生费用由 2003 年的 1108.91 元增加到 2012 年的 2969.01 元，2012 年的城市人均卫生费用是 2003 的 2.68 倍，2003～2012 年城市人均卫生费用的平均增长速度为 12%。农村人均卫生费用由 2003 年的 274.67 元增加到 2012 年的 1055.89 元，2012 年的农村人均卫生费用是 2003 的 2.68 倍，2003～2012 年农村人均卫生费用的平均增长速度为 16.58%。

尽管如此，城市人均卫生费用、农村人均卫生费用和我国人均卫生费用之间绝对规模和增长速度存在较大差距。2003～2012 年间，城市人均卫生费用的绝对规模远高于农村人均卫生费用和全国人均卫生费用的绝对规模，农村人均卫生费用的绝对规模还低于我国人均卫生费用的绝对规模。2003 年，城市人均卫生费用为 1108.91 元，农村人均卫生费用为 274.67 元，全国人均卫生费用为 509.50 元，城市人均卫生费用分别是农村人均卫生费用、全国人均卫生费用的 4.04 倍和 2.18 倍，全国人均卫生费用是农村人均卫生费用的 1.85 倍。2012 年，城市人均卫生费用为 2969.01 元，农村人均卫生费用 1055.89 元，全国人均卫生费用为 2056.57 元，城市人均卫生费用分别是是农村人均卫生费用、全国人均卫生费用的 2.81 倍和 1.44 倍，全国人均卫生费用是农村人均卫生费用的 1.95 倍。从人均卫生费用平均增长速度来看，目前增长最快的是全国人均卫生费用（16.84%），其次是农村人均卫生费用（16.58%），最低的是城市人均卫生费用（12%）。从人均卫生费用的差距来看，城乡间人均卫生费用的差距呈现缩小的趋势,城乡比由 2003 年的 4.04:1 下降到 2012 年的 2.81:1；农村人均卫生费用与全国人均卫生费用间的差距呈现扩大的趋势，农村人口与总人口的人均卫生费用之比由 2003 年的 1:1.85 上升到 2012 年的 1:1.95；城市人均卫生费用与总人均卫生费用间的差距呈现下降的趋势，城市人口与总人口的人均卫生费用之比由 2003 年的 2.18:1 下降到 2012 年的 2.44:1。

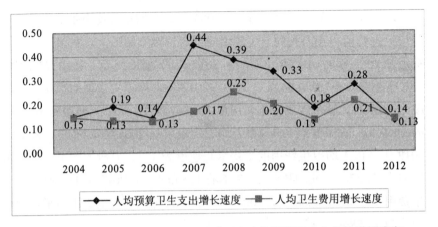

**图 3-4　2004～2012 年人均卫生费用和人均预算卫生支出的增长速度**

从图 3-4 来看，我国人均预算卫生支出的增长速度要高于人均卫生费用的增长速度。尽管二者总的增长速度趋势基本一致，但人均预算卫生支出增长速度的波动幅度要远大于人均卫生费用增长速度的波动幅度。如图 3-4 所示，2004 年，人均预算卫生支出的增长速度为 15%，经过 2006 年的短暂下降（14%）后快速上升到 44% 的增长速度，2011 年虽曾达到 28% 的增长速度，但仍呈现快速下降趋势，2012 年的增长速度仅为 14%，甚至低于 2004 年 15% 的增长速度。2006 年以前的人均卫生费用增长趋势与人均预算卫生支出的增长趋势并不相同，在经过 2005 年、2006 年的徘徊后，开始呈现与人均预算卫生支出基本一致的增长趋势，2008 年达到 25% 的增长速度，此后呈现下降趋势，2012 年的增长速度仅为 13%，也低于 2004 年 15% 的增长速度。

2. 医疗卫生的政府支出水平依然偏低

尽管政府对医疗卫生的支出不断加大，但是政府预算卫生支出占卫生总费用的比重、政府预算卫生支出占财政支出的比重、政府预算卫生支出占 GDP 的比重仍然偏低。

由表 3-1 可以看出，2012 年政府预算卫生支出占卫生总费用的比重 30.40% 低于 1985 年医疗卫生体制改革以前的 38.58%，也低于 1978 年的 32.16%。1990～2012 年，政府预算卫生支出占卫生总费用的比重一直低于社会卫生支出、个人现金卫生支出占卫生总费用的比重。与之相对应，个人现金卫生支出占卫生总费用的比重仍然很高，虽然 2003 年以来这一比重不断下降，但目前仍然高达 34.35%左右。

目前，政府预算卫生支出占财政支出的比重低于 7%，政府预算卫生支出占 GDP 的比重低于 2%，我国对医疗卫生的投入水平还相对较低。我国医疗卫生政府支出的增长并未与财政收入的增长速度保持一致，而是低于财政收入和财政支出的增长速度。医疗卫生领域仍然存在政府"缺位"和市场化"过度"的问题。政府对基本医疗服务、外部性极强的疾病控制、环境卫生等公共卫生服务的投入仍然不足。

从政府预算卫生支出的内部结构来看，医疗卫生支出的总体使用结构不合理，主要表现为公共卫生服务经费占政府预算卫生支出的比重基本呈下降的趋势，而行政事业单位的医疗经费占政府预算卫生支出的比重基本呈上升趋势。尽管 2000 年以后公共卫生服务经费占政府预算卫生支出的比重有所上升，但仍然徘徊在 77%以下。公共卫生服务经费相对规模的减少意味着政府有限的预算卫生支出用于临床服务方面的越来越多，而用于使全民受益的基本公共卫生服务方面的相对减少。

### 3.1.2　医疗卫生服务政府供给规模的国际比较

从国际上看，不论是发达国家，还是中等收入水平国家，甚至很多低收入国家，人均医疗卫生财政支出水平都较高，而我国恰恰相反。根据《世界卫生统计 2013》的最新数据显示：我国按照美元平均汇率、购买力平价分别计算的人均医疗卫生财政支出水平为 119 美元和 203 美元，在 195 个成员国中均排名 115 位。如果仅从购买力平价计算的人均医疗卫生财政支出水平来看，我国人均医疗卫生财政支出水平不仅远低于发达经济体的加拿大（3157 美元）、法国（3075 美元）、日本（2506 美元）、瑞典（3047 美元）、美国（3454 美元）等国，也低于发展中国家的阿根廷（851 美元）、智利（562 美元）等国。

表 3-4　医疗卫生财政支出占 GDP 比重的国际比较（%）

| 国家和地区 ＼ 年份 | 2005 | 2007 | 2009 | 2010 |
|---|---|---|---|---|
| 世界平均水平 | 9.72 | 9.70 | 10.04 | 10.60 |
| 高收入国家 | 10.90 | 11.20 | 11.84 | 12.55 |
| 中等收入国家 | 5.43 | 5.30 | 5.60 | 5.83 |
| 低收入国家 | 4.82 | 5.10 | 5.13 | 5.28 |
| 中国 | 4.73 | 4.30 | 4.57 | 5.15 |

资料来源：2005～2010 年的数据来源于《国际统计年鉴》（2011～2013）。

由表 3-4 可以看出，2005～2010 年，我国医疗卫生财政支出占 GDP 的比重，不仅低于高收入国家的比重，而且还低于中等收入国家的比重，更是低于世界平均水平。2005 年我国医疗卫生财政支出占 GDP 的比重为 4.73%，而同期低收入国家医疗卫生财政支出占 GDP 的比重为 4.82%，比我国高 0.09%；中等收入国家医疗卫生财政支出占 GDP 的比重为 5.43%，比我国高 0.7%；高收入国家医疗卫生财政支出占 GDP 的比重为 10.90%，比我国高 6.17%；医疗卫生财政支出占 GDP 比重的世界平均水平为 9.72%，比我国高 4.99%。2010 年我国医疗卫生财政支出占 GDP 的比重为 5.15%，比 2005 年增加 0.42%，而同期低收入国家医疗卫生财政支出占 GDP 的比重为 5.28%，比我国高 0.13%；中等收入国家医疗卫生财政支出占 GDP 的比重为 5.83%，比我国高 0.68%；高收入国家医疗卫生财政支出占 GDP 的比重为 12.55%，比我国高 7.4%；医疗卫生财政支出占 GDP 比重的世界平均水平为 10.60%，比我国高 5.45%。

表 3-5　各国医疗卫生财政支出占 GDP 的比例（%）

| 国家 ＼ 年份 | 2005 | 2007 | 2009 | 2010 |
|---|---|---|---|---|
| 中国 | 4.5 | 4.3 | 4.57 | 5.15 |
| 印度 | 4.2 | 4.1 | 4.17 | 4.16 |
| 巴基斯坦 | 2.8 | 2.7 | 2.62 | 2.19 |
| 泰国 | 3.6 | 3.7 | 4.31 | 4.17 |
| 越南 | 6 | 7.1 | 7.21 | 6.90 |
| 南非 | 9.1 | 8.6 | 8.51 | 9.16 |
| 波兰 | 6.2 | 6.4 | 7.13 | 7.35 |
| 俄罗斯联邦 | 5.2 | 5.4 | 5.44 | 5.57 |
| 加拿大 | 9.9 | 10.1 | 10.91 | 11.40 |
| 阿根廷 | 10.4 | 10 | 9.53 | 9.53 |
| 巴西 | 8.2 | 8.4 | 9.05 | 8.75 |
| 法国 | 11.1 | 11 | 11.72 | 11.89 |
| 德国 | 10.7 | 10.4 | 11.33 | 11.72 |
| 意大利 | 8.9 | 8.7 | 9.51 | 9.43 |
| 西班牙 | 8.3 | 8.5 | 9.69 | 9.57 |
| 英国 | 8.2 | 8.4 | 9.34 | 9.79 |
| 澳大利亚 | 8.7 | 8.9 | 8.51 | 8.73 |
| 以色列 | 8 | 8 | 7.56 | 7.63 |
| 日本 | 8.2 | 8 | 8.35 | 9.51 |
| 美国 | 15.4 | 15.7 | 16.21 | 17.61 |

资料来源：《国际统计年鉴》（2011～2013）、世界银行 WDI 数据库。

由表 3-5 可以看出，2005 年医疗卫生财政支出占 GDP 的比重为 4.5%，仅高于印度的 4.2%、巴基斯坦的 2.8%、泰国的 3.6%，低于越南的 6%、南非的 9.1%、波兰的 6.2%、俄罗斯联邦的 5.2%、阿根廷的 10.4%、巴西的 8.2%，远低于发达经济体中加拿大的 9.9%、美国的 15.4%、法国的 11.1%、德国的 10.7%、意大利的 8.9%、西班牙的 8.3%、英国的 8.2%、澳大利亚的 8.7%、以色列的 8%、日本的 8.2%。2005 年以来，除印度、巴基斯坦、阿根廷、以色列等少部分国家医疗卫生财政支出占 GDP 的比重稍有下降外，绝大部分发展中国家和经济发达国家医疗卫生财政支出占 GDP 的比重呈现出不断上升趋势，其中波兰、德国、西班牙、英国、日本、美国的上升幅度较大，都超过了 1%，上升幅度最大的是美国（上升幅度为 2.21%）。根据表 3-5 的数据，2010 年我国医疗卫生财政支出占 GDP 的比重为 5.15%，仅高于印度的 4.16%、巴基斯坦的 2.19%、泰国的 4.17%，低于越南的 6.90%、南非的 9.16%、波兰的 7.35%、俄罗斯联邦的 5.57%、阿根廷的 9.53%、巴西的 8.75%，远低于发达经济体中加拿大的 11.40%、美国的 17.61%、法国的 11.89%、德国的 11.72%、意大利的 9.43%、西班牙的 9.57%、英国的 9.79%、澳大利亚的 8.73%、以色列的 7.63% 和日本的 9.51%。通过国际比较，可以得出一个结论：我国政府对医疗卫生的财政投入不足，投入规模明显偏低。

### 3.1.3　医疗卫生政府供给规模影响因素的灰色关联分析

1. 指标的选取与数据说明

由于医疗卫生服务具有明显的外部效应和公共物品属性，政府需要按照其事权承担一定的医疗卫生支出责任。医疗卫生财政支出规模的大小，不仅受医疗卫生服务的财政供给能力的制约，还受医疗卫生服务需求扩张的影响。从供给能力影响因素来看，人均地区生产总值、财政支出总水平、财政收入水平、财政分权水平是重要的影响因素。人均地区生产总值、财政收入水平是医疗卫生服务财政供给能力的增函数，而财政支出总水平、财政分权水平对医疗卫生服务财政供给能力的影响程度分别与财政支出的目标、政府间的财权划分密切相关。从需求扩张因素来看，老年人口抚养比、城镇居民可支配收入、农村居民人均纯收入是影响医疗卫生服务需求的重要因素。老年人口抚养比反映了人口老龄化的社会后果，它对医疗卫生服务需求具有较强的扩张作用；城镇居民可支配收入、农村居民人均纯收入反映了城乡居民收入水平的高低，而城乡居民收入水平的变化对医疗卫生服务的消费需求具有深刻影响。

在灰色关联度分析中，至关重要的是合理选取参考序列指标和比较序列指标。本书以我国医疗卫生财政支出为参考序列，用 $Y_0$ 表示；选取人均地区生产总值、财政支出总水平、老年人口抚养比、财政收入水平、城镇居民可支配收入、农村居民人均纯收入、财政分权水平的相应指标作为比较序列，分别用 $X_1$、$X_2$、$X_3$、$X_4$、$X_5$、$X_6$、$X_7$ 表示，具体有关数据见表 3-6。

表 3-6　2003～2012 年灰色关联度分析的有关数据

| 指标<br>年份 | $Y_0$<br>（亿元） | $X_1$<br>（元） | $X_2$<br>（%） | $X_3$<br>（%） | $X_4$<br>（%） | $X_5$<br>（元） | $X_6$<br>（元） | $X_7$<br>（%） |
|---|---|---|---|---|---|---|---|---|
| 2003 | 1116.94 | 10541.97 | 18.15 | 10.7 | 15.99 | 8472.2 | 2622.2 | 69.90 |
| 2004 | 1293.58 | 12335.58 | 17.82 | 10.7 | 16.51 | 9421.6 | 2936.4 | 72.29 |
| 2005 | 1552.50 | 14185.36 | 18.35 | 10.7 | 17.11 | 10493.0 | 3254.9 | 74.14 |
| 2006 | 1778.86 | 16499.70 | 18.69 | 11.0 | 17.92 | 11759.5 | 3587.0 | 75.28 |
| 2007 | 2581.58 | 20169.46 | 18.73 | 11.1 | 19.31 | 13785.8 | 4140.4 | 77.02 |
| 2008 | 3593.94 | 23707.71 | 19.93 | 11.3 | 19.53 | 15780.8 | 4760.6 | 78.68 |
| 2009 | 4816.30 | 25607.53 | 22.38 | 11.6 | 20.10 | 17174.7 | 5153.2 | 80.01 |
| 2010 | 5732.49 | 30015.05 | 22.40 | 11.9 | 20.71 | 19109.4 | 5919.0 | 82.21 |
| 2011 | 7464.18 | 35197.79 | 23.14 | 12.3 | 22.00 | 21809.8 | 6977.3 | 84.90 |
| 2012 | 8365.98 | 38459.47 | 24.25 | 12.7 | 22.57 | 24564.7 | 7916.6 | 85.10 |

灰色关联分析所选取数据的样本期为 2003～2012 年，医疗卫生财政支出规模、人均地区生产总值、老年人口抚养比、城镇居民可支配收入、农村居民人均纯收入的数据直接来源于 2007～2013 年的《中国统计年鉴》，2010 年老年人口抚养比的数据来源于第六次全国人口普查数据；财政支出总水平的数据用财政支出占 GDP 的比重来衡量，其数据根据《中国统计年鉴 2013》中财政支出和 GDP 的有关数据计算而得；财政收入水平的数据依据财政收入占 GDP 的比重来衡量，其数据是根据《中国统计年鉴 2013》中财政收入和 GDP 的有关数据计算而得；财政分权水平的数据以地方财政支出占财政总支出的比重来衡量，其数据根据《中国

统计年鉴 2013》中地方财政支出和全国财政支出的有关数据计算而得。

2. 参考序列 $Y_0$ 和比较序列 $X_i$ 数据的初值化处理

为消除量纲，使各项指标具有可比性，对 $X_1$、$X_2$、$X_3$、$X_4$、$X_5$、$X_6$、$X_7$ 的序列数据做初值化处理，初值化变换后的结果见表 3-7。

表 3-7　2003～2012 年灰色关联度分析有关数据的初值化处理

| 指标＼年份 | 2003 | 2004 | 2005 | 2006 | 2007 |
|---|---|---|---|---|---|
| $Y_0$ | 1.0000 | 1.1581 | 1.3900 | 1.5926 | 2.3113 |
| $X_1$ | 1.0000 | 1.1702 | 1.3456 | 1.5652 | 1.9132 |
| $X_2$ | 1.0000 | 0.9818 | 1.0110 | 1.0298 | 1.0320 |
| $X_3$ | 1.0000 | 1.0000 | 1.0000 | 1.0280 | 1.0374 |
| $X_4$ | 1.0000 | 1.0325 | 1.0700 | 1.1207 | 1.2076 |
| $X_5$ | 1.0000 | 1.1121 | 1.2385 | 1.3880 | 1.6272 |
| $X_6$ | 1.0000 | 1.1198 | 1.2413 | 1.3679 | 1.5790 |
| $X_7$ | 1.0000 | 1.0342 | 1.0607 | 1.0770 | 1.1019 |
| 指标＼年份 | 2008 | 2009 | 2010 | 2011 | 2012 |
| $Y_0$ | 3.2177 | 4.3120 | 5.1323 | 6.6827 | 7.4901 |
| $X_1$ | 2.2489 | 2.4291 | 2.8472 | 3.3388 | 3.6482 |
| $X_2$ | 1.0981 | 1.2331 | 1.2342 | 1.2749 | 1.3361 |
| $X_3$ | 1.0561 | 1.0841 | 1.1121 | 1.1495 | 1.1869 |
| $X_4$ | 1.2214 | 1.2570 | 1.2952 | 1.3759 | 1.4115 |
| $X_5$ | 1.8627 | 2.0272 | 2.2555 | 2.5743 | 2.8994 |
| $X_6$ | 1.8155 | 1.9652 | 2.2573 | 2.6609 | 3.0191 |
| $X_7$ | 1.1256 | 1.1446 | 1.1761 | 1.2146 | 1.2175 |

3. 差异信息序列和极差值的计算

灰色关联分析时，需要求出参考序列 $y_0$ 和比较序列 $x_i$ 的差异信息序列，从中找出最大值与最小值。差异信息序列计算的公式如下：

$\Delta_{0i}(k) = |Y_0(k) - X_i(k)|$，k 表示时间，k=1,2,…,n。

根据表 3-7 的数据，差异信息序列的计算结果如下：

$\Delta_{01}$=(0, 0.012, 0.044, 0.028, 0.398, 0.969, 1.883, 2.285, 3.344, 3.842)

$\Delta_{02}$=(0, 0.176, 0.379, 0.563, 1.279, 2.120, 3.079, 3.898, 5.408, 6.154)

$\Delta_{03}$=(0, 0.158, 0.390, 0.565, 1.274, 2.162, 3.228, 4.020, 5.332, 6.303)

$\Delta_{04}$=(0, 0.126, 0.320, 0.472, 1.104, 1.996, 3.055, 3.837, 5.307, 6.079)

$\Delta_{05}$=(0, 0.046, 0.151, 0.205, 0.684, 1.355, 2.285, 2.877, 4.108, 4.591)

$\Delta_{06}$=(0, 0.038, 0.149, 0.225, 0.732, 1.402, 2.347, 2.875, 4.022, 4.471)

$\Delta_{07}$=(0, 0.124, 0.329, 0.516, 1.209, 2.092, 3.167, 3.956, 5.468, 6.273)

求得各差异信息序列后，可以根据极差公式计算出极差。

极差最小值公式：$\Delta_{min} = \min_t \min_k |Y_0(k) - X_i(k)|$。

极差最大值公式：$\Delta_{max} = \max_t \max_k |Y_0(k) - X_i(k)|$。

依照差异信息序列数据计算出极差最小值$\triangle_{min}$=0，极差最大值$\triangle_{max}$=6.6032。

表 3-8　灰色关联系数计算结果

| i | γ 值的计算 | | | | |
|---|---|---|---|---|---|
| i=1 | γ01(1)=1.0000 | γ01(2)=0.9956 | γ01(3)=0.9840 | γ01(4)=0.9900 | γ01(5)=0.8727 |
| | γ01(6)=0.7380 | γ01(7)=0.5917 | γ01(8)=0.5442 | γ01(9)=0.4549 | γ01(10)=0.4506 |
| i=2 | γ02(1)=1.0000 | γ02(2)=0.9393 | γ02(3)=0.8781 | γ02(4)=0.8290 | γ02(5)=0.6808 |
| | γ02(6)=0.5628 | γ02(7)=0.4698 | γ02(8)=0.4117 | γ02(9)=0.3385 | γ02(10)=0.3387 |
| i=3 | γ03(1)=1.0000 | γ03(2)=0.9452 | γ03(3)=0.8749 | γ03(4)=0.8286 | γ03(5)=0.6817 |
| | γ03(6)=0.5580 | γ03(7)=0.4581 | γ03(8)=0.4043 | γ03(9)=0.3333 | γ03(10)=0.3333 |
| i=4 | γ04(1)=1.0000 | γ04(2)=0.9560 | γ04(3)=0.8951 | γ04(4)=0.8525 | γ04(5)=0.7120 |
| | γ04(6)=0.5775 | γ04(7)=0.4718 | γ04(8)=0.4156 | γ04(9)=0.3428 | γ04(10)=0.3414 |
| i=5 | γ05(1)=1.0000 | γ05(2)=0.9834 | γ05(3)=0.9474 | γ05(4)=0.9302 | γ05(5)=0.7995 |
| | γ05(6)=0.6682 | γ05(7)=0.5442 | γ05(8)=0.4868 | γ05(9)=0.4036 | γ05(10)=0.4071 |
| i=6 | γ06(1)=1.0000 | γ06(2)=0.9861 | γ06(3)=0.9483 | γ06(4)=0.9239 | γ06(5)=0.7884 |
| | γ06(6)=0.6605 | γ06(7)=0.5376 | γ06(8)=0.4869 | γ06(9)=0.4088 | γ06(10)=0.4135 |
| i=7 | γ07(1)=1.0000 | γ07(2)=0.9565 | γ07(3)=0.8923 | γ07(4)=0.8410 | γ07(5)=0.6929 |
| | γ07(6)=0.5660 | γ07(7)=0.4628 | γ07(8)=0.4082 | γ07(9)=0.3360 | γ07(10)=0.3344 |

4. 关联系数的计算

关联系数计算公式为：

$$\gamma(Y_0(k), X_i(k)) = \frac{\Delta_{min} + \rho \cdot \Delta_{max}}{\Delta_{0i}(k) + \rho \cdot \Delta_{max}}$$

其中$\rho$为分辨系数。由于通常$\rho$取 0.5，故$\frac{1}{3} \leqslant \gamma(Y_0(k), X_i(k)) \leqslant 1$。

根据上述公式计算灰色关联系数，具体结果见表 3-8。

5. 计算灰色关联度并排序

本书主要计算灰色关联度中的邓氏关联度，以此比较各项指标的影响程度。邓氏关联度的计算公式为 $\gamma(Y_0, X_i) = \dfrac{1}{n}\sum\limits_{k=1}^{n}\gamma(Y_0(k), X_i(k))$。

邓氏关联度的计算结果为：

$\gamma_{01} = 0.7768$，$\gamma_{02} = 0.6657$，$\gamma_{03} = 0.6625$，$\gamma_{04} = 0.6765$，$\gamma_{05} = 0.7343$，$\gamma_{06} = 0.7329$，$\gamma_{07} = 0.6693$

关联度排序结果为：

$\gamma_{01} \rangle \gamma_{05} \rangle \gamma_{06} \rangle \gamma_{04} \rangle \gamma_{07} \rangle \gamma_{02} \rangle \gamma_{03}$

6. 结论

灰色关联分析模型的分析结果证明人均地区生产总值（$X_1$）、城镇居民可支配收入（$X_5$）、农村居民人均纯收入（$X_6$）、财政收入水平（$X_4$）、财政分权水平（$X_7$）、财政支出总水平（$X_2$）、老年人口抚养比（$X_3$）依次对医疗卫生财政支出规模（$Y_0$）产生重要影响。

从灰色关联度的排序结果来看，人均地区生产总值（$X_1$）对医疗卫生财政支出规模的影响最大，灰色关联度系数达到 0.7968，说明经济发展水平提升后财政供给能力增长，则医疗卫生财政支出规模显著增加。城镇居民可支配收入（$X_5$）、农村居民人均纯收入（$X_6$）对医疗卫生财政支出规模的影响较大，灰色关联度系数分别达到 0.7515 和 0.7490。城乡居民收入水平的变化会对医疗卫生服务需求产生影响，从而导致医疗卫生财政支出规模的扩大，原因在于：一方面，城乡居民收入水平的提高会导致医疗服务消费增加，需要政府优化配置卫生资源和完善医疗卫生服务体系，提供更高质量和水平的医疗卫生服务，从而导致医疗卫生财政支出规模的扩大；另一方面，一些低收入群体对基本医疗卫生服务的需求较为强烈，需要政府不断加大医疗补助或救助力度，在一定程度上也会影响医疗卫生财政支出规模。财政收入水平（$X_4$）、财政分权水平（$X_7$）对医疗卫生财政支出规模的影响比较大，但影响程度稍低于人均地区生产总值（$X_1$）、城镇居民可支配收入（$X_5$）、农村居民人均纯收入（$X_6$）对医疗卫生财政支出规模的影响。财政收入水平直接影响着医疗卫生服务的财政供给能力，在事权明确的情况下，财政分权水平的提高也意味着地方财政供给能力的增加，这两个因素从财政供给能力角度影响了医疗卫生财政支出规模。财政支出总水平（$X_2$）、老年人口抚养比（$X_3$）对医疗卫生财政支出规模的影响程度相对较小，财政支出总水平是否影响医疗卫生财政支出规模往往与财政支出的投入方向、结构有关，而老年人口抚养比是否必然影响医疗卫生财政支出规模也与政府解决老龄人口社会保障问题所采取的财政支出对策有关。

# 3.2    医疗卫生政府供给规模的差异程度分析

## 3.2.1    我国人均医疗卫生财政支出的变异系数

变异系数，又称离散系数，是标准差与均值的比值，反映样本在均值上的离散程度。本节利用这一统计量研究我国 31 个省份的人均医疗卫生财政支出的离散状况。

表 3-9    我国人均医疗卫生财政支出的统计描述

| 年份 \ 指标 | 平均值（元） | 标准差（元） | 变异系数 |
|---|---|---|---|
| 2003 | 78.8242 | 65.9922 | 0.8372 |
| 2004 | 87.2311 | 74.3807 | 0.8527 |
| 2005 | 104.5011 | 83.8551 | 0.8024 |
| 2006 | 130.1599 | 102.3959 | 0.7867 |
| 2007 | 199.6945 | 148.7672 | 0.7450 |
| 2008 | 260.4781 | 160.7960 | 0.6173 |
| 2009 | 363.3344 | 168.6859 | 0.4643 |
| 2010 | 429.2433 | 188.7384 | 0.4397 |
| 2011 | 553.1528 | 193.7578 | 0.3503 |
| 2012 | 614.6767 | 205.7307 | 0.3347 |

注：人均医疗卫生财政支出的平均值、标准差是依据 2004～2013 年《中国统计年鉴》31 个省份的年末人口数据、医疗卫生财政支出的数据计算而得；变异系数是标准差与平均值的比值。

从表 3-9 的数据可以看出，2003～2012 年间，我国 31 个省份人均医疗卫生财政支出的均值呈现出快速上升的趋势，有明显的"跳跃式"

特征。31 个省份的人均医疗卫生财政支出均值经历了 2003～2005 年的缓慢上升后，从 2006 年开始快速增加，2012 年达到了 614.68 元，是 2003 年的 7.8 倍。从标准差来看，31 个省份人均医疗卫生财政支出的标准差呈现出不断加大的趋势，由 2003 年的 65.99 上升到 2012 年的 205.73，2012 年的标准差是 2003 年的 3.12。这说明我国 31 个省份人均医疗卫生财政支出的差异较大，这与各地区的医疗卫生财政支出的规模和人口状况密切相关。从变异系数来看，31 个省份人均医疗卫生财政支出的变异系数呈现出不断变小的趋势，由 2003 年的 0.8372 下降到 2012 年的 0.3347，下降了 0.5025。

2003 年～2012 年，尽管我国 31 个省份人均医疗卫生财政支出的标准差不断扩大，但由于各地区人均医疗卫生财政支出的均值呈现快速上升趋势，且均值上升的趋势超过了标准差扩大的趋势，最终的结果是：31 个省份人均医疗卫生财政支出的地区差异出现不断缩小的趋势，出现这种情况主要与国家医药卫生体制改革的目标和各地区扩大医疗卫生投入的政策有关。随着 2006 年新的医药卫生体制改革的推进，国家逐步强化了政府的责任，加大了对医疗卫生事业的投入。各地区相继出台了医药卫生体制改革的具体实施办法，强化了政府在医药卫生领域的投入责任。当然，各地区的人口状况、财政收入能力和公共卫生重大事件处置状况也是影响人均医疗卫生政府投入差异性变动的重要原因。

需要说明的是，变异程度仅对数据离散程度加以度量，不一定能够充分说明 31 个省份间的人均医疗卫生财政支出的差异程度。本书借助洛伦茨曲线，通过计算基尼系数进行深入分析。

## 3.2.2 我国医疗卫生财政支出的洛伦茨曲线和基尼系数

### 1. 洛伦茨曲线

洛伦茨曲线原本是研究国民收入分配不平等程度的曲线，将一国或地区的人口按照收入状况由低到高进行分组后排序，且分别计算不同组别人群的收入百分比，根据各组别的人口累计百分比与收入累计百分比的对应关系画出洛伦茨曲线。后来，洛伦茨曲线被广泛用来分析各种经济问题。

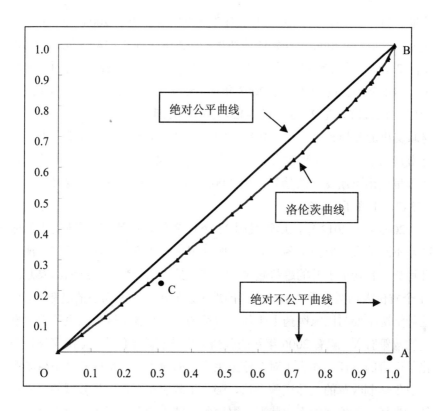

**图 3-5　我国医疗卫生政府投入的洛伦茨曲线**

本节利用洛伦茨曲线分析我国 31 个省份医疗卫生财政支出的差异程度。根据研究的需要，将全国 31 个省份分为 31 个组，横坐标轴表示各组别人口比例的累计百分比，纵坐标轴表示各组别医疗卫生财政支出的累计百分比，依据分组后的人口累计百分比和医疗卫生财政支出累计百分比画出洛伦茨曲线图。如图 3-5 所示，曲线 OCB 就是我国医疗卫生财政支出的洛伦茨曲线。我国医疗卫生财政支出虽然存在一定的差距，但这种差距比较小，处于较为公平的区间。

依照洛伦茨曲线的含义，如果医疗卫生财政支出是绝对均等的，则累计的医疗卫生财政支出曲线就是图 3-5 中的对角线 OB（即绝对公平曲线）。如果医疗卫生财政支出是绝对不均等，则累计的医疗卫生财政支出曲线就是图 3-5 中由横坐标轴和右边垂线所形成的折线 OAB（即绝对不公平曲线）。

一般而言，一国医疗卫生的财政支出不可能完全平等，也不可能完全不平等，往往介于两种状态之间，相应的洛伦茨曲线既不是对角线 OB，也不是折线 OAB，而是中间向横坐标轴突出的曲线 OCB。洛伦茨曲线的弯曲程度反映了医疗卫生财政支出的不平等状况，弯曲程度越大，医疗卫生财政支出就越不公平。当然，也可以用洛伦茨曲线 OCB 与对角线 OB 围成的面积来分析医疗卫生财政支出的不平等状况。如果洛伦茨曲线离对角线越近，这部分面积就越小，说明医疗卫生财政支出的差距就越小。从图 3-5 来看，我国医疗卫生财政支出的洛伦茨曲线相对平缓，离绝对公平曲线较近，由洛伦茨曲线与绝对公平曲线所围成的面积较小。

### 2. 基尼系数

基尼系数是反映不平等状况的重要指标，在洛伦茨曲线分析的基础上通过测算基尼系数可以分析我国医疗卫生财政支出的不平等状况。

将全国 31 个省份分为 31 组，设 $X_i$、$Y_i$、$M_i$ 分别代表第 i 组人口比例、医疗卫生财政支出比例、人均医疗卫生财政支出，对样本数据按照人均医疗卫生财政支出（$M_i$）排序后，按照国家统计局城市调查总队的龚红娥（2002）所设计的公式计算基尼系数。具体公式如下：

$$G = 1 - \sum_{i=1}^{31} X_i \left( 2 \sum_{k=1}^{i} Y_k - Y_i \right)$$

其中：$\sum_{i=1}^{31} X_i = 1, \sum_{i=1}^{31} Y_i = 1$ 。

如图 3-6 所示，2003～2012 年，我国医疗卫生财政支出的基尼系数呈现不断下降的趋势，由 2003 年的 0.30 下降到 2011 年的 0.10，下降了 0.2 个百分点。从下降幅度看，2003～2012 年基尼系数的下降幅度相对较小，下降趋势比较平缓。从总体来看，我国医疗卫生财政支出的基尼系数处于较为公平的区间。这表明我国医疗卫生财政支出的地区差距较小，地区间的不平等程度较小。这与我国积极推进医疗卫生体制改革和各地区加快医疗卫生服务体系建设的政策有关。自 2006 年以来，我国各级政府积极制定了医疗卫生事业发展的目标和任务，不断加大公共卫生建设、医疗服务体系建设等方面的投入。这不仅有助于解决各地区医疗资源配置中"散、低、偏"的问题，还提高了医疗卫生服务财政支出的均等化程度。

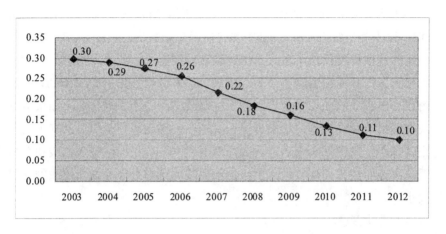

图 3-6    2003～2012 年我国医疗卫生财政支出的基尼系数

# 3.3    部分省市医疗卫生服务政府供给规模的差异程度

### 3.3.1    天津市医疗卫生服务政府供给规模的差异程度

1. 天津市医疗卫生服务政府供给规模

由表 3-10 的数据可以看出，2004 年以来，天津市医疗卫生财政支出呈快速增长态势，由 2004 年的 18.34 亿元增加到 2012 年的 105.91 亿元，增长了 4.77 倍。特别是 2006 年以来，随着医疗卫生体制建设的推进，天津市医疗卫生财政支出的规模呈现了跳跃式增长的趋势，2006～2012 年医疗卫生财政支出的平均增长速度为 27.98%，而 2004～2012 年医疗卫生财政支出的平均增长速度为 24.92%。从医疗卫生支出占财政支出的比重来看，天津市医疗卫生支出占财政支出的比重由 2004 年的 4.89% 上升到 2012 年的 4.94%，上升了 0.05%，2004～2012 年医疗卫生支出占财政支出的比重平均为 4.80%。从医疗卫生财政支出占地区生产总值的比重来看，天津市医疗卫生财政支出占地区生产总值的比重由 2004 年的 0.59% 上升到 2012 年的 0.82%，上升了 0.23%，2004～2012

年医疗卫生财政支出占地区生产总值的比重平均为 0.66%。从人均医疗卫生财政支出来看，天津市人均医疗卫生财政支出由 2004 年的 179.14元增加到 2012 年的 749.46 元，增加了 570.32 元，2004～2012 年天津市人均医疗卫生财政支出的平均增速为 19.94%。

表 3-10  天津市医疗卫生财政支出状况表

| 指标 年份 | 医疗卫生财政支出（万元） | 医疗支出占财政支出比重（%） | 医疗卫生财政支出占地区生产总值比重（%） | 人均医疗卫生财政支出（元） |
|---|---|---|---|---|
| 2004 | 18.34 | 4.89 | 0.59 | 179.14 |
| 2005 | 18.98 | 4.29 | 0.49 | 181.98 |
| 2006 | 23.78 | 4.38 | 0.53 | 221.19 |
| 2007 | 33.10 | 4.91 | 0.63 | 296.86 |
| 2008 | 41.92 | 4.83 | 0.62 | 356.46 |
| 2009 | 54.22 | 4.82 | 0.72 | 441.47 |
| 2010 | 70.07 | 5.09 | 0.76 | 539.29 |
| 2011 | 90.53 | 5.04 | 0.80 | 668.33 |
| 2012 | 105.91 | 4.94 | 0.82 | 749.46 |

数据来源：《天津市统计年鉴 2013》。

表 3-11  天津市卫生总费用状况表

| 指标 年份 | 卫生总费用（亿元） | 人均卫生费用（元） | 卫生总费用占GDP比例（%） | 卫生总费用筹资构成（%） | | |
|---|---|---|---|---|---|---|
| | | | | 政府卫生支出 | 社会卫生支出 | 居民个人现金卫生支出 |
| 2004 | 129.94 | 1269.38 | 4.2 | 18.8 | 37.1 | 44.1 |
| 2005 | 152.24 | 1459.63 | 4.1 | 16.9 | 36.7 | 46.3 |
| 2006 | 171.73 | 1597.45 | 3.9 | 19.1 | 36.2 | 44.8 |
| 2007 | 225.88 | 2025.8 | 4.5 | 19.7 | 37.4 | 43.0 |
| 2008 | 264.13 | 2246.02 | 4.2 | 20.3 | 37.3 | 42.4 |
| 2009 | 315.45 | 2568.46 | 4.2 | 20.6 | 41.0 | 38.3 |
| 2010 | 355.65 | 2737.28 | 3.9 | 23.3 | 41.0 | 35.7 |
| 2011 | 411.10 | 3034.87 | 3.7 | 25.4 | 37.8 | 36.8 |
| 2012 | 479.75 | 3394.90 | 3.7 | 25.2 | 38.4 | 36.4 |

数据来源：《天津市统计年鉴 2013》。

如表 3-11 所示，2004 年以来，天津市卫生总费用和人均卫生费用呈现快速增长态势。卫生总费用由 2004 年的 129.94 亿元增加到 2012 年的 479.75 亿元，2012 年卫生总费用是 2004 年的 3.69 倍，2004～2012年天津市卫生总费用的平均增长率为 17.86%。人均卫生费用由 2004 年的 1269.38 元增加到 2012 年的 3394.90 元,2012 年人均卫生费用是 2004 年的 2.67 倍,2004～2012 年天津市人均卫生费用的平均增长率为 13.22%。从卫生总费用占 GDP 的比重来看,天津市卫生总费用占 GDP 的比重由 2004 年的 4.2%下降到 2012 年的 3.7%,下降了 0.5 个百分点。从卫生总费用的筹资构成来看,政府卫生支出份额和社会卫生支出份额总体上是上升的,而居民个人现金卫生支出呈现下降趋势。政府卫生支出份额由 2004 年的 18.80%上升到 2012 年的 25.20%,上升了 6.4 个百分点;社会卫生支出份额由 2004 年的 37.10%上升到 2012 年的 38.40%,上升了 1.3 个百分点;居民个人现金卫生支出份额由 2004 年的 44.10%下降到 2012 年的 36.40%,下降了 7.7 个百分点。

2. 天津市医疗卫生财政支出规模的差异程度分析

(1) 天津市各区县医疗卫生支出占财政支出比重的比较

表 3-12　天津市各区县医疗卫生支出状况表

| 年份 指标 区县 | 2012 | | | 2007 | | |
|---|---|---|---|---|---|---|
| | 财政支出（万元） | 医疗卫生财政支出（万元） | 医疗卫生支出占财政支出比重（%） | 财政支出（万元） | 医疗卫生财政支出（万元） | 医疗卫生支出占财政支出比重（%） |
| 和平区 | 472115 | 31264 | 6.62 | 160938 | 10711 | 6.66 |
| 河东区 | 376108 | 26026 | 6.92 | 129997 | 9590 | 7.38 |
| 河西区 | 419969 | 27859 | 6.63 | 155824 | 10937 | 7.02 |
| 南开区 | 404913 | 34249 | 8.46 | 184630 | 11899 | 6.44 |
| 河北区 | 382651 | 32393 | 8.47 | 115333 | 9949 | 8.63 |
| 红桥区 | 261398 | 20417 | 7.81 | 96540 | 9570 | 9.91 |
| 东丽区 | 623845 | 36737 | 5.89 | 193983 | 13390 | 6.90 |
| 西青区 | 599931 | 35699 | 5.95 | 219247 | 12508 | 5.70 |
| 津南区 | 433128 | 27119 | 6.26 | 170413 | 8808 | 5.17 |
| 北辰区 | 375199 | 34967 | 9.32 | 152322 | 10362 | 6.80 |
| 武清区 | 768822 | 47275 | 6.15 | 242107 | 12027 | 4.97 |
| 宝坻区 | 540545 | 29371 | 5.43 | 130714 | 7628 | 5.84 |
| 滨海新区 | 5308023 | 158742 | 2.99 | 1341542 | 63504 | 4.73 |
| 宁河县 | 319066 | 22672 | 7.11 | 68756 | 4718 | 6.86 |
| 静海县 | 491751 | 34951 | 7.11 | 112257 | 8332 | 7.42 |
| 蓟　县 | 339403 | 37277 | 10.98 | 114546 | 10978 | 9.58 |

数据来源:《天津市统计年鉴 2008》、《天津市统计年鉴 2013》。

由表 3-12 天津市各区县 2007 年的数据来看,医疗卫生财政支出绝对规模最低的是宁河县,为 4718 万元;绝对规模最高的是滨海新区,为

63504 万元。从医疗卫生支出占财政支出的比重来看，天津市 16 个区县中，所占比重最低的是滨海新区（所占比例为 4.73%），所占比重最高的是红桥区（所占比例为 9.91%）。滨海新区、武清区、津南区、西青区、宝坻区、南开区、和平、北辰区、宁河县等 9 个区县医疗卫生支出占财政支出的比重低于区县平均比重（6.88%），而东丽区、河西区、河东区、静海县、河北区、蓟县、红桥区等 7 个区县医疗卫生支出占财政支出的比重高于区县平均比重。如图 3-7 所示，在 16 个区县中，津南区、武清区、宝坻区、滨海新区、西青区医疗卫生支出占财政支出的比重处于相对较低水平，静海县、河北区、红桥区、蓟县医疗卫生支出占财政支出的比重处于较高水平。

　　由表 3-12 天津市各区县 2012 年的数据来看，医疗卫生支出绝对规模最低的是红桥区，为 20417 万元，绝对规模最高的是滨海新区，为 158742 万元。从医疗卫生支出占财政支出的比重来看，天津市 16 个区县中，所占比重最低的仍然是滨海新区（所占比例为 2.99%），所占比重最高的是蓟县（所占比例为 10.98%）。滨海新区、宝坻区、东丽区、西青区、武清区、津南区、和平区、河西区、河东区等 9 个区县医疗卫生支出占财政支出比重低于区县的平均比重（7.01%），而宁河县、静海县、红桥区、南开区、河北区、北辰区、蓟县等 7 个区县医疗卫生支出占财政支出比重高于区县的平均比重。

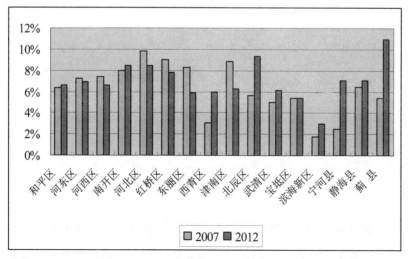

**图 3-7　2007 年和 2012 年天津市各区县医疗卫生支出占财政支出的比重**

如图 3-7 所示，在 16 个区县中，滨海新区、宝坻区、东丽区、西青区医疗卫生支出占财政支出的比重处于相对较低水平，南开区、河北区、北辰区、蓟县医疗卫生支出占财政支出的比重处于较高水平。

2012 年与 2007 年相比，河东区、宝坻区、河西区、静海县、河北区、和平区六个区县医疗卫生支出占财政支出的比重略有下降，红桥区、滨海新区和东丽区三个区下降幅度较大，其中下降幅度最大的是红桥区（达到 2.10%），下降幅度最小的是和平区（仅是 0.04%）；西青区、宁河县两个区县医疗卫生支出占财政支出的比重略有上升，津南区、武清区、蓟县、南开区、北辰区五个区县的医疗卫生支出占财政支出的比重上升幅度较大，其中上升幅度最大的是北辰区（达到 2.52%），上升幅度最小的是西青区和宁河县（仅是 0.25%）；滨海新区始终处于最低水平，由 2007 年的 4.73%下降到 2012 年的 2.99%，下降 1.74 个百分点。

（2）天津市人均医疗卫生财政支出的变异系数

本节利用变异系数这一统计量研究天津市 16 个区县的人均医疗卫生财政支出的离散状况。从图 3-8 可以看出，天津市人均医疗卫生财政支出的变异系数在 2003～2012 年间波动较大，先由 2003 年的 0.48 下降到 2006 年的 0.37，2007 年有较大幅度的上升（达到 0.60），经过 2008 年短暂的下降（0.49），2009 年、2010 年两年连续上升，2010 年达到最高值 0.7 后开始回落，2011 年、2012 年降至 0.45。

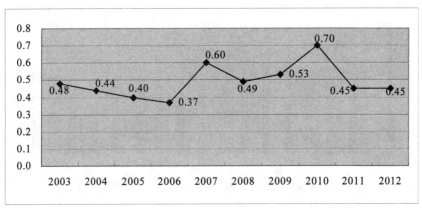

**图 3-8　2003～2012 年天津市人均医疗卫生财政支出的变异系数**

总体看来，2003～2012 年天津市人均医疗卫生财政支出的地区差异程度一直围绕 0.5 上下波动，2012 年与 2003 年的水平基本持平，说明存在收敛的问题。出现这种现象主要是与天津市各区县医疗卫生事业发展的目标和投入政策有关。2003 年人均医疗卫生财政支出受抗击"非典"政策的影响较大，2009 年以来受天津市医疗卫生体制改革实施目标任务、各级政府注重扩大民生支出的政策影响很大。此外，各区人口状况及构成、财政投入能力等因素也是影响人均医疗卫生财政支出的重要因素。可见，人均医疗卫生财政支出差异性的变动是人口状况、医疗卫生事业目标任务、财政投入能力、公共卫生重大事件处置等因素综合作用的结果。当然，变异程度仅是对数据离散程度的度量，并不一定能够充分说明天津市各区县间的人均医疗卫生财政支出的差异程度。本节采用基尼系数做进一步分析。

（3）天津市医疗卫生财政支出的基尼系数

将天津市 16 个区县分为 16 组，设 $X_i$、$Y_i$、$M_i$ 分别表示第 i 组人口比例、医疗卫生财政支出比例、人均医疗卫生财政支出，对样本数据按照人均医疗卫生财政支出（$M_i$）排序后，按照如下公式计算基尼系数。

$$G = 1 - \sum_{i=1}^{16} X_i \left( 2\sum_{k=1}^{i} Y_k - Y_i \right) \qquad 其中：\sum_{i=1}^{16} X_i = 1, \sum_{i=1}^{16} Y_i = 1$$

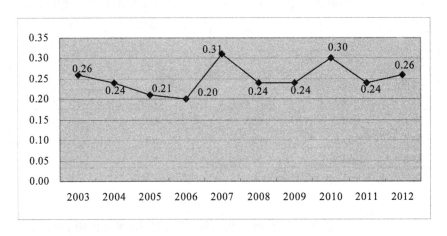

图 3-9　2003～2012 年天津市医疗卫生财政支出的基尼系数

从图 3-9 可以看出，2003～2012 年间，天津市医疗卫生财政支出的基尼系数始终在 0.2～0.31 间徘徊，2006 年的基尼系数最低（降到 0.20），

2007 年的基尼系数最高（达到 0.31），2004 年、2008 年、2009 年和 2011 年都是 0.24。2003～2006 年，天津市医疗卫生财政支出的基尼系数呈现下降趋势，除 2007 年和 2010 年两年有较大幅度的上升，2008 年、2009 年和 2011 年都维持在 0.24。从总体来看，天津市医疗卫生财政支出的基尼系数处于相对公平的区间，且基尼系数有收敛于 0.24 的趋势。这表明天津市医疗卫生财政支出的地区差距较小，地区间的不平等程度较小。这与天津市各区县的医疗卫生体制改革和医疗卫生服务体系建设政策有关。自 2003 年抗击"非典"以来，天津市各级政府积极制定了区域卫生规划和医疗卫生事业发展的阶段性目标，以结构、功能、布局调整为主线，不断加大了公共卫生建设、医疗卫生服务体系建设、人力卫生资源培养等方面的投入。这不仅有助于解决各区县医疗资源"散、低、偏"的问题，还提高了天津市医疗卫生服务财政支出的均等化程度。

### 3.3.2 北京市医疗卫生服务政府供给规模的差异程度

1. 北京市医疗卫生服务的政府供给规模

表 3-13 北京市医疗卫生财政支出状况

| 指标\年份 | 医疗卫生财政支出（亿元） | 医疗卫生支出占财政支出比重（%） | 医疗卫生财政支出占地区生产总值比重（%） | 人均医疗卫生财政支出（元） |
|---|---|---|---|---|
| 2006 | 100.95 | 7.15 | 1.24 | 630.56 |
| 2007 | 118.95 | 5.75 | 1.21 | 709.74 |
| 2008 | 145.05 | 6.04 | 1.31 | 819.04 |
| 2009 | 166.63 | 5.91 | 1.37 | 895.84 |
| 2010 | 186.82 | 4.60 | 1.32 | 952.26 |
| 2011 | 225.49 | 4.93 | 1.39 | 1117.04 |
| 2012 | 256.06 | 5.33 | 1.43 | 1237.44 |

数据来源：《北京市统计年鉴 2008》、《北京市统计年鉴 2013》。

由表 3-13 的数据可以看出，北京市医疗卫生财政支出由 2006 年的 100.95 亿元增加到 2012 年的 256.06 亿元，增长了 1.54 倍，2006～2012 年医疗卫生支出的平均增长速度为 27.98%，而 2004～2012 年医疗卫生支出的平均增长速度为 16.84%。从医疗卫生支出占财政支出的比重来看，北京市医疗卫生支出占财政支出比重由 2006 年的 7.15% 下降到 2012

年的 5.33%，下降了 1.82%；2006～2012 年医疗卫生支出占财政支出的平均比重为 5.67%。从医疗卫生支出占地区生产总值的比重来看，北京市医疗卫生支出占地区生产总值的比重由 2006 年的 1.24%上升到 2012年的 1.32%，上升了 0.19%，2006～2012 年医疗卫生支出占地区生产总值的平均比重为 1.32%。从人均财政医疗支出来看，北京市人均财政医疗支出由 2006 年的 630.56 元增加到 2012 年的 1237.44 元，增加了 606.88元，2006～2012 年北京市人均财政医疗支出的平均增速为 11.95%。

表 3-14　北京市卫生总费用状况

| 指标<br>年份 | 卫生总费用<br>（亿元） | 卫生总费用占<br>GDP 比例（%） | 卫生总费用筹资构成（%） | | |
|---|---|---|---|---|---|
| | | | 政府卫生支出 | 社会卫生支出 | 居民个人现金卫生支出 |
| 2004 | 357.19 | 5.92 | 19.41 | 42.20 | 38.39 |
| 2005 | 432.80 | 6.21 | 19.81 | 43.40 | 36.79 |
| 2006 | 497.41 | 6.13 | 23.30 | 41.82 | 34.88 |
| 2007 | 523.20 | 5.31 | 27.15 | 40.52 | 32.33 |
| 2008 | 668.52 | 6.01 | 26.93 | 40.58 | 32.50 |
| 2009 | 689.60 | 5.67 | 29.17 | 42.96 | 27.87 |
| 2010 | 814.74 | 5.77 | 27.84 | 47.27 | 24.89 |
| 2011 | 977.26 | 6.01 | 28.19 | 46.37 | 25.44 |
| 2012 | 1190.01 | 6.67 | 26.92 | 50.50 | 22.58 |

数据来源：《北京市统计年鉴 2008》、《北京市统计年鉴 2013》。

如表 3-14 所示，北京市卫生总费用由 2004 年的 357.19 亿元增加到2012 年的 1190.01 亿元，2012 年卫生总费用是 2004 年的 3.33 倍，2004～2012 年北京市卫生总费用的平均增长率为 16.51%。从卫生总费用占 GDP 的比重来看，北京市由 2004 年的 5.92%上升到 2012 年的6.67%，上升了 0.75 个百分点。从卫生总费用的筹资构成来看，政府卫生支出份额和社会卫生支出份额呈上升趋势，而居民个人现金卫生支出呈现下降趋势。政府卫生支出份额由 2004 年的 19.41%上升到 2012 年的26.92%，上升了 7.51 个百分点；社会卫生支出份额由 2004 年的 42.20%上升到 2012 年的 50.50%，上升了 8.3 个百分点；居民个人现金卫生支出份额由 2004 年的 38.39%下降到 2012 年的 22.58%，下降了 15.81 个百分点。

2. 北京市医疗卫生财政支出规模的差异程度分析

（1）北京市各区县医疗卫生支出占财政支出比重的比较

表 3-15　北京市各区县医疗卫生支出状况

| 年份 指标 区县 | 2012 | | | 2009 | | |
|---|---|---|---|---|---|---|
| | 财政支出（万元） | 医疗卫生财政支出（万元） | 医疗卫生支出占财政支出比重（%） | 财政支出（万元） | 医疗卫生财政支出（万元） | 医疗卫生支出占财政支出比重（%） |
| 东城区 | 1674369 | 94975 | 5.67 | 1244688 | 96335 | 7.74 |
| 西城区 | 3135524 | 165890 | 5.29 | 1732289 | 128928 | 7.44 |
| 朝阳区 | 3914738 | 238981 | 6.10 | 1686595 | 116392 | 6.90 |
| 丰台区 | 2189080 | 82922 | 3.79 | 898375 | 58453 | 6.51 |
| 石景山区 | 574844 | 32495 | 5.65 | 366622 | 34010 | 9.28 |
| 海淀区 | 3242736 | 158276 | 4.88 | 2018414 | 106669 | 5.28 |
| 房山区 | 1523860 | 81717 | 5.36 | 1004617 | 64889 | 6.46 |
| 通州区 | 1912161 | 93688 | 4.90 | 895808 | 47901 | 5.35 |
| 顺义区 | 1967068 | 93276 | 4.74 | 1239401 | 61934 | 5.00 |
| 昌平区 | 1530202 | 69146 | 4.52 | 932539 | 45349 | 4.86 |
| 大兴区 | 2340422 | 78225 | 3.34 | 1370844 | 55353 | 4.04 |
| 门头沟区 | 807936 | 28467 | 3.52 | 451986 | 24622 | 5.45 |
| 怀柔区 | 914133 | 87606 | 9.58 | 546490 | 35918 | 6.57 |
| 平谷区 | 901763 | 50080 | 5.55 | 534268 | 30069 | 5.63 |
| 密云县 | 976499 | 75303 | 7.71 | 646725 | 45191 | 6.99 |
| 延庆县 | 719772 | 44464 | 6.18 | 479291 | 28240 | 5.89 |

数据来源：《北京市统计年鉴 2008》、《北京市统计年鉴 2013》。

由表 3-15 中 2009 年的数据来看，医疗卫生财政支出绝对规模最低的是门头沟区 24622 万元，绝对规模最高的是西城区 128928 万元。从医疗卫生支出占财政支出的比重来看，北京市 16 个区县中，所占比重最低的是大兴区（所占比例为 4.04%），所占比重最高的是石景山区（所占比例为 9.28%）。大兴区、昌平区、顺义区、海淀区、通州区、门头沟区、平谷区、延庆县等 8 个区县医疗卫生支出占财政支出的比重低于区县平均比重（6.21%），而房山区、丰台区、怀柔区、朝阳区、密云县、西城区、东城区、石景山区等 8 个区县医疗卫生支出占财政支出的比重高于区县平均比重。如图 3-10 所示，在 16 个区县中，大兴区、昌平区、顺义区医疗卫生支出占财政支出的比重处于相对较低水平，西城区、东城区、石景山区医疗卫生支出占财政支出的比重处于较高水平。

由表 3-15 中 2012 年的数据来看，医疗卫生财政支出绝对规模最低的仍然是门头沟区 28467 万元，绝对规模最高的是朝阳区 238981 万元。从医疗卫生支出占财政支出的比重来看，北京市 16 个区县中，所占比重最低的是大兴区（所占比例为 3.34%），所占比重最高的是怀柔区（所占比例为 9.58%）。大兴区、门头沟区、丰台区、昌平区、顺义区、海淀区、通州区、西城区、房山区等 9 个区县医疗卫生支出占财政支出的比重低于区县平均比重（5.42%），而平谷区、石景山区、东城区、朝阳区、延庆县、密云县、怀柔区等 7 个区县医疗卫生支出占财政支出的比重高于区县平均比重。如图 3-10 所示，在 16 个区县中，大兴区、门头沟区、丰台区、昌平区的医疗卫生支出占财政支出的比重处于相对较低水平，延庆县、密云县、怀柔区的医疗卫生支出占财政支出的比重处于较高水平。

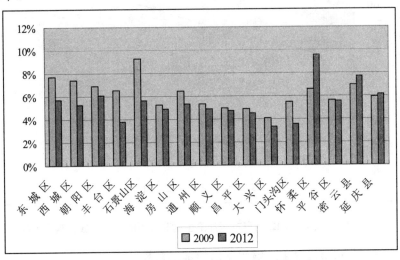

**图 3-10　2009 年和 2012 年北京市各区县医疗卫生支出占财政支出的比重**

2012 年与 2009 年相比，通州区、海淀区、昌平区、顺义区、平谷区等 5 个区县医疗卫生支出占财政支出的比重略有下降，石景山区、丰台区、西城区、东城区、门头沟区、房山区、朝阳区、大兴区等 8 个区下降幅度较大，其中下降幅度最大的是石景山区（达到3.63%），下降幅度最小的是平谷区（仅是0.08%）；延庆县、密云县两个区县医疗卫生支出占财政支出的比重略有上升，怀柔区医疗卫生支出占财政支出的比重上升幅度较大（达到3.01%），上升幅度最小的是延庆县（仅是0.29%）；大兴区始终处于最低水平，由2007年的4.04%下降到2012年的3.34%，下降0.70个百分点。

（2）北京市人均医疗卫生财政支出的变异系数

本节利用变异系数研究北京市16个区县的人均医疗卫生财政支出的离散状况。从图3-11可以看出，北京市人均医疗卫生财政支出的变异系数在2009～2012年间呈现先升后降的趋势，先由2009年的0.40上升到2011年的0.61，后到2012年下降至0.55。2009～2011年间北京市人均医疗卫生财政支出的变异系数上升主要与各区县医疗卫生财政支出规模的差异较大有关。

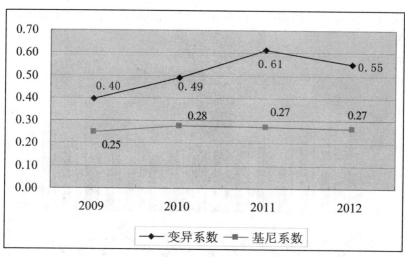

**图3-11　2009～2012北京市医疗卫生财政支出的变异系数和基尼系数**

（3）北京市医疗卫生财政支出的基尼系数

将北京市16个区县分为16组，依据样本数据计算基尼系数。从图3-11可以看出，2009～2012年间，北京市医疗卫生财政支出的基尼系数在0.25～0.27间变动，呈现先上升（2010年达到0.28）后下降的趋势（2011年、2012年为0.27）。总的来看，北京市医疗卫生财政支出的基尼系数变动幅度不大，总体处于相对公平的区间，表明北京市医疗卫生财政支出的地区差距较小，这与北京市各区县政府的医疗卫生投入政策和医疗卫生体制改革政策有关。自 2007 年以来，北京市各区县政府加大了对基层和农村地区的医疗卫生财政投入。2010 年北京市正式公布了《北京市2010～2011 年深化医药卫生体制改革实施方案》，提出要提高政府医疗卫生投入占经常性财政支出、卫生总费用的比重。2012 年北京市积极推进公立医院改革，并进一步加大了对城镇医疗保障和新型农村合作医疗基金的补助力度。这些措施有助于提高北京市医疗卫生服务财政投入的均等化程度。

### 3.3.3 河南省医疗卫生服务政府供给规模的差异程度

1. 河南省医疗卫生服务的政府供给规模

表 3-16 河南省医疗卫生财政支出状况

| 指标\年份 | 医疗卫生财政支出（亿元） | 医疗支出占财政支出比重（%） | 医疗卫生支出占地区生产总值比重（%） | 人均医疗卫生财政支出（元） |
|---|---|---|---|---|
| 2007 | 98.78 | 5.28 | 0.66 | 100.09 |
| 2008 | 145.47 | 6.38 | 0.81 | 146.68 |
| 2009 | 223.15 | 7.68 | 1.15 | 223.89 |
| 2010 | 270.21 | 7.91 | 1.17 | 258.89 |
| 2011 | 361.48 | 8.51 | 1.34 | 344.63 |
| 2012 | 425.99 | 8.51 | 1.44 | 404.05 |

数据来源：《河南省统计年鉴 2013》。

由表 3-16 的数据可以看出，2007 年以来，河南省医疗卫生财政支出呈快速增长的态势，由 2007 年的 98.78 亿元增加到 2012 年的 425.99 亿元，增长了 3.31 倍，2007～2012 年医疗卫生财政支出的平均增长速度为 34.68%。从医疗卫生支出占财政支出的比重来看，河南省医疗卫生支出占财政支出比重由 2007 年的 5.28%上升到 2012 年的 8.51%，上升了 3.23%，2007～2012 年医疗卫生支出占财政支出的平均比重为 7.38%。从医疗卫生财政支出占地区生产总值的比重来看，河南省医疗卫生财政支出占地区生产总值的比重由 2007 年的 0.66%上升到 2012 年的 1.44%，上升了 0.78%，2007～2012 年医疗卫生财政支出占地区生产总值的平均比重为 1.10%。从人均医疗卫生财政支出来看，河南省人均医疗卫生财政支出由 2007 年的 100.09 元增加到 2012 年的 404.05 元,增加了 303.96元,2007～2012 年河南省人均医疗卫生财政支出的平均增速为 33.04%。

2. 河南省医疗卫生财政支出规模的差异程度分析

（1）河南省各市医疗卫生支出占财政支出比重的比较

表 3-17　河南省各市医疗支出占财政支出比重（%）

| 年份<br>地方 | 2009 | 2012 |
|---|---|---|
| 郑州市 | 6.14 | 6.57 |
| 开封市 | 8.51 | 11.06 |
| 洛阳市 | 7.93 | 7.54 |
| 平顶山市 | 9.10 | 9.32 |
| 安阳市 | 8.92 | 10.84 |
| 鹤壁市 | 7.91 | 7.84 |
| 新乡市 | 8.85 | 9.01 |
| 焦作市 | 8.16 | 9.10 |
| 濮阳市 | 9.42 | 9.67 |
| 许昌市 | 7.57 | 8.94 |
| 漯河市 | 9.17 | 9.84 |
| 三门峡市 | 8.04 | 7.07 |
| 南阳市 | 8.98 | 10.07 |
| 商丘市 | 8.54 | 10.37 |
| 信阳市 | 8.99 | 8.75 |
| 周口市 | 9.48 | 12.64 |
| 驻马店市 | 9.73 | 11.34 |
| 济源市 | 6.49 | 8.31 |

数据来源：《河南省统计年鉴 2010》、《河南省统计年鉴 2013》。

由表 3-17 中 2009 年的数据来看，医疗卫生支出占财政支出的比重最低的是郑州市（所占比例为 6.14%），所占比重最高的是驻马店市（所占比例为 9.73%）。郑州市、济源市、许昌市、鹤壁市、洛阳市、三门峡市、焦作市等七个市医疗卫生支出占财政支出的比重低于各市的平均比重（8.44%），而开封市、商丘市、新乡市、安阳市、南阳市、信阳市、平顶山市、漯河市、濮阳市、周口市、驻马店市等十一个市医疗卫生支出占财政支出的比重高于各市的平均比重。

如图 3-12 所示，在 18 个市中，郑州市、济源市、许昌市、鹤壁市、洛阳市医疗卫生支出占财政支出的比重处于相对较低水平，平顶山市、漯河市、濮阳市、周口市、驻马店市医疗卫生支出占财政支出的比重处于较高水平。

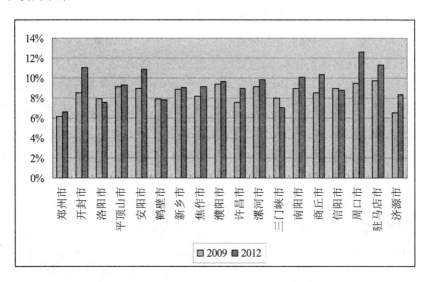

**图 3-12　2009 年和 2012 年河南省各市医疗卫生支出占财政支出比重**

由表 3-17 中 2012 年的数据来看，医疗卫生支出占财政支出的比重最低的是郑州市（所占比例为 6.57%），所占比重最高的是周口市（所占比例为 12.64%）。郑州市、三门峡市、洛阳市、鹤壁市、济源市、信阳市、许昌市、新乡市、焦作市、平顶山市十个市医疗卫生支出占财政支出的比重低于各市的平均比重（9.38%），而濮阳市、漯河市、南阳市、商丘市、安阳市、开封市、驻马店市、周口市等八个市医疗卫生支出占财政支出的比重高于各市的平均比重。

如图 3-12 所示，在 18 个市中，郑州市、三门峡市、洛阳市、鹤壁市医疗卫生支出占财政支出的比重处于相对较低水平，安阳市、开封市、驻马店市、周口市医疗卫生支出占财政支出的比重处于较高水平。

2012 年与 2009 年相比，洛阳市、信阳市、鹤壁市三个市医疗卫生支出占财政支出的比重略有下降，三门峡市下降幅度最大（达到0.97%），下降幅度最小的是鹤壁市（仅0.07%）；新乡市、平顶山市、濮阳市、郑州市、漯河市等五个市医疗卫生支出占财政支出的比重略有上升，焦作市、南阳市、许昌市、驻马店市、济源市、商丘市、安阳市、开封市、周口市等九个市的医疗卫生支出占财政支出的比重上升幅度较大，其中上升幅度最大的是周口市（达到3.16%），上升幅度最小的是新乡市（仅是0.16%）；郑州市始终处于最低水平，由2009年的6.14%上升到2012年的6.57%，上升0.43个百分点。

（2）河南省人均医疗卫生财政支出的变异系数

本节利用变异系数研究河南省18个市的人均医疗卫生财政支出的离散状况。从图3-13可以看出，河南省人均医疗卫生财政支出的变异程度在2009～2012年间波动较大，呈现出先下降后上升的趋势，先由2009年的0.25下降到2010年的0.10，后在2011年、2012年连续上升，2012年达到0.21。

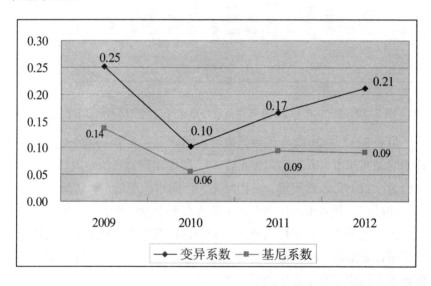

**图3-13　2009～2012年河南省医疗卫生财政支出的变异系数和基尼系数**

总体看来，2009～2012年河南省人均医疗卫生财政支出的地区差异程度相对较小，这与河南省各级政府医疗卫生投入政策有关。2009年河南省出台《河南省2009年医药卫生体制改革实施方案》，提出三年内投入 479 亿元用于医疗卫生体制改革。2013 年河南省持续增加医疗卫生经费投入，医疗卫生支出达到 492.7 亿元，比 2012 年增长 15.7%[①]。为进一步说明河南省各市间医疗卫生财政支出的差异程度，本节还采用基尼系数进行分析。

（3）河南省医疗卫生财政支出的基尼系数

将河南省 18 个市分为 18 组，依据样本数据计算河南省医疗卫生财政支出的基尼系数。从图 3-13 可以看出，2009～2012 年间，河南省医疗卫生财政支出的基尼系数始终在 0.06～0.14 间波动，也是呈现出先降后升的趋势，2010 年的基尼系数最低（降到 0.06），2011 年、2012 年都是 0.09。总体来看，河南省医疗卫生财政支出的基尼系数处于相对公平的区间，表明河南省医疗卫生财政支出的地区差距较小，地区间的不平等程度较小。

## 3.3.4　山东省医疗卫生服务政府供给规模的差异程度

1. 山东省医疗卫生服务的政府供给规模

表 3-18　山东省医疗卫生财政支出状况

| 指标<br>年份 | 医疗卫生财政支出（亿元） | 医疗卫生支出占财政支出比重（%） | 医疗卫生财政支出占地区生产总值比重（%） | 人均医疗卫生财政支出（元） |
|---|---|---|---|---|
| 2003 | 39.61 | 3.92 | 0.33 | 43.49 |
| 2004 | 45.22 | 3.80 | 0.30 | 49.35 |
| 2005 | 54.41 | 3.71 | 0.30 | 59.06 |
| 2006 | 73.32 | 4.00 | 0.33 | 78.99 |
| 2007 | 99.65 | 4.41 | 0.39 | 106.62 |
| 2008 | 140.42 | 5.19 | 0.45 | 149.51 |
| 2009 | 189.24 | 5.79 | 0.56 | 200.28 |
| 2010 | 250.77 | 6.05 | 0.64 | 262.98 |
| 2011 | 360.36 | 7.20 | 0.79 | 375.72 |
| 2012 | 422.91 | 7.16 | 0.85 | 441.45 |

数据来源：《山东省统计年鉴 2007》、《山东省统计年鉴 2013》。

---

①《关于河南省 2013 年财政预算执行情况和 2014 年预算（草案）的报告》，2014 年部分省（区、市）财政预算报告汇编，财政部网站。

由表 3-18 的数据可以看出，2003 年以来，山东省医疗卫生财政支出呈快速增长的态势，由 2003 年的 39.61 亿元增加到 2012 年的 422.91 亿元，增长了 9.68 倍，2003～2012 年医疗卫生财政支出的平均增长速度为 30.49%。从医疗卫生支出占财政支出的比重来看，山东省医疗卫生支出占财政支出比重由 2003 年的 3.92%上升到 2012 年的 7.16%，上升了 3.24%，2003～2012 年医疗卫生支出占财政支出的平均比重为 5.12%。从医疗卫生财政支出占地区生产总值的比重来看，山东省医疗卫生财政支出占地区生产总值的比重由 2003 年的 0.33%上升到 2012 年的 0.85%，上升了 0.52%，2003～2012 年医疗卫生财政支出占地区生产总值的平均比重为 0.49%。从人均医疗卫生财政支出来看，山东省人均医疗卫生财政支出由 2003 年的 43.49 元增加到 2012 年的 441.45 元，增加了 397.96 元，2003～2012 年山东省人均医疗卫生财政支出的平均增速为 29.74%。

表 3-19    山东省卫生总费用状况

| 指标 年份 | 卫生总费用（亿元） | 人均卫生费用（元） | 卫生总费用占GDP 比例（%） | 卫生总费用筹资构成（%） | | |
|---|---|---|---|---|---|---|
| | | | | 政府卫生支出 | 社会卫生支出 | 居民个人现金卫生支出 |
| 2004 | 399.68 | 438.82 | 3.31 | 14.79 | 29.50 | 55.70 |
| 2005 | 448.60 | 489.57 | 2.99 | 15.53 | 30.39 | 54.08 |
| 2006 | 542.13 | 588.51 | 2.93 | 15.46 | 31.13 | 53.41 |
| 2007 | 650.10 | 700.39 | 2.94 | 16.75 | 33.83 | 49.42 |
| 2008 | 801.02 | 857.07 | 3.08 | 18.48 | 34.07 | 47.45 |
| 2009 | 987.17 | 1051.07 | 3.18 | 19.57 | 36.44 | 43.99 |
| 2010 | 1163.20 | 1231.03 | 3.43 | 21.84 | 36.85 | 41.31 |
| 2011 | 1345.30 | 1410.76 | 3.43 | 24.34 | 36.95 | 38.72 |
| 2012 | 1648.65 | 1718.95 | 3.63 | 25.78 | 37.37 | 36.85 |

数据来源：《山东省统计年鉴 2007》、《山东省统计年鉴 2013》。

如表 3-19 所示，2004 年以来，山东省卫生总费用和人均卫生费用呈现出增长态势。卫生总费用由 2004 年的 399.68 亿元增加到 2012 年的 1648.65 亿元，2012 年卫生总费用是 2004 年的 4.12 倍，2004～2012 年山东省卫生总费用的平均增长率为 19.44%。人均卫生费用由 2004 年的 438.82 元增加到 2012 年的 1718.95 元，2012 年人均卫生费用是 2004 年的 3.92 倍,2004～2012 年山东省人均卫生费用的平均增长率为 18.67%。从卫生总费用占 GDP 的比重来看,山东省由 2004 年的 3.31%上升到 2012 年的 3.63%,上升了 0.32 个百分点。从卫生总费用的筹资构成来看,政府卫生支出份额和社会卫生支出份额总体上是上升的,而居民个人现金卫生支出呈现下降趋势。政府卫生支出份额由 2004 年的 14.79%上升到 2012 年的 25.78%,上升了 10.99 个百分点;社会卫生支出份额由 2004 年的 29.50%上升到 2012 年的 37.37%,上升了 7.87 个百分点;居民个人现金卫生支出份额由 2004 年的 55.70%下降到 2012 年的 36.85%,下降了 18.85 个百分点。

2. 山东省医疗卫生财政支出规模的差异程度分析

(1) 山东省各市医疗卫生支出占财政支出比重的比较

表 3-20　山东省各市医疗卫生支出状况

| 年份<br>指标<br>各地 | 2012 | | | 2009 | | |
|---|---|---|---|---|---|---|
| | 财政支出<br>(万元) | 医疗卫生<br>财政支出<br>(万元) | 医疗卫生支<br>出占财政支<br>出比重(%) | 财政支出<br>(万元) | 医疗卫生<br>财政支出<br>(万元) | 医疗卫生<br>出占财政支<br>出比重(%) |
| 济南市 | 4656731 | 333150 | 7.15 | 2599178 | 159209 | 6.13 |
| 青岛市 | 7659801 | 338630 | 4.42 | 4335754 | 135035 | 3.11 |
| 淄博市 | 2908832 | 199781 | 6.87 | 1619741 | 97942 | 6.05 |
| 枣庄市 | 1871868 | 151354 | 8.09 | 1010421 | 75532 | 7.48 |
| 东营市 | 2083973 | 123090 | 5.91 | 1052619 | 58268 | 5.54 |
| 烟台市 | 4768714 | 375522 | 7.87 | 2480328 | 140722 | 5.67 |
| 潍坊市 | 4255938 | 324287 | 7.62 | 2277162 | 111074 | 4.88 |
| 济宁市 | 3624886 | 338518 | 9.34 | 1984911 | 131676 | 6.63 |
| 泰安市 | 2426677 | 224703 | 9.26 | 1344699 | 101897 | 7.58 |
| 威海市 | 2443651 | 130854 | 5.35 | 1369102 | 62669 | 4.58 |
| 日照市 | 1380239 | 115180 | 8.34 | 728517 | 50312 | 6.91 |
| 莱芜市 | 667256 | 45911 | 6.88 | 446068 | 26085 | 5.85 |
| 临沂市 | 3489792 | 389669 | 11.17 | 1873418 | 157623 | 8.41 |
| 德州市 | 2419126 | 219254 | 9.06 | 1148099 | 94512 | 8.23 |
| 聊城市 | 2169992 | 226502 | 10.44 | 1072570 | 96356 | 8.98 |
| 滨州市 | 2265906 | 171219 | 7.56 | 1248044 | 83465 | 6.69 |
| 菏泽市 | 2802786 | 338874 | 12.09 | 1411712 | 131301 | 9.30 |

数据来源:《山东省统计年鉴 2010》、《山东省统计年鉴 2013》。

从表 3-20 中 2009 年的数据来看，医疗卫生财政支出绝对规模最低的是莱芜市，为 26085 万元；绝对规模最高的是济南市，为 159209 万元。从医疗卫生支出占财政支出的比重来看，山东省 17 个市中，所占比重最低的是青岛市（所占比例为 3.11%），所占比重最高的是菏泽市（所占比例为 9.30%）。青岛市、威海市、潍坊市、东营市、烟台市、莱芜市、淄博市、济南市等八个市医疗卫生支出占财政支出的比重低于各市的平均比重（6.59%），而济宁市、滨州市、日照市、枣庄市、泰安市、德州市、临沂市、聊城市、菏泽市等九个市医疗卫生支出占财政支出的比重高于各市的平均比重。如图 3-14 所示，在 17 个市中，青岛市、威海市、潍坊市医疗卫生支出占财政支出的比重处于相对较低水平，德州市、临沂市、聊城市、菏泽市医疗卫生支出占财政支出的比重处于较高水平。

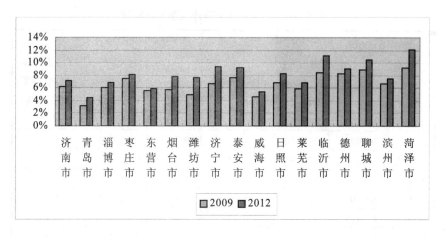

**图 3-14　2009 年和 2012 年山东省各市医疗卫生支出占财政支出的比重**

从表 3-20 中 2012 年的数据来看，医疗卫生财政支出绝对规模最低的是青岛市，为 45911 万元；绝对规模最高的是临沂市，为 389669 万元。从医疗卫生支出占财政支出的比重来看，山东省 17 个市中，所占比重最低的是青岛市（所占比例为 4.42%），所占比重最高的是菏泽市（所占比例为 12.09%）。青岛市、威海市、东营市、淄博市、莱芜市、济南市、滨州市、潍坊市、烟台市等九个市医疗卫生支出占财政支出的比重低于各市的平均比重（8.08%），而枣庄市、日照市、德州市、泰安市、济宁市、聊城市、临沂市、菏泽市等八个市医疗卫生支出占财政支出的比重高于各市的平均比重。如图 3-14 所示，在 17 个市中，青岛市、威海市、东营市、淄博市、莱芜市医疗卫生支出占财政支出的比重处于相对较低水平，德州市、泰安市、济宁市、聊城市、临沂市、菏泽市医疗卫生支出占财政支出的比重处于较高水平。

2012 年与 2009 年相比，山东省 17 个市均呈现上升趋势。东营市、枣庄市、威海市、淄博市、德州市、滨州市六个市医疗卫生支出占财政支出比重略有上升，济南市、莱芜市、青岛市、日照市、聊城市、泰安市等六市医疗卫生支出占财政支出比重的上升幅度在 1%～2% 之间，烟台市、济宁市、潍坊市、临沂市、菏泽市等五市医疗卫生支出占财政支出比重的上升幅度超过 2%。在 17 个市中，上升幅度最大的是菏泽市（达到 2.79%），上升幅度最小的是东营市（仅是 0.37%）；青岛市始终处于最低水平，由 2009 年的 3.31% 上升到 2012 年的 4.42%，上升 1.31 个百分点。

（2）山东省人均医疗卫生财政支出的变异系数

本节利用变异系数研究山东省 17 个市的人均医疗卫生财政支出的离散状况。从图 3-15 可以看出，山东省人均医疗卫生财政支出的变异系数在 2008～2012 年间呈现出先下降后上升的趋势，先由 2008 年的 0.27 下降到 2011 年的 0.18，到 2012 年又上升为 0.20。总体看来，2008～2012 年山东省人均医疗卫生财政支出的地区差异程度相对较小，这与山东省政府不断强化医疗卫生投入责任有关。2009 年山东省制定了《医药卫生体制改革近期重点实施方案（2009～2011）》，财政投入 417.77 亿元支持基本医疗保障制度建设、完善国家基本药物制度、健全基层医疗卫生服务体系、推进基本公共卫生服务均等化和实施公立医院改革试点[1]。根据新华网的数据，自 2009 年启动医疗卫生体制改革以来，山东省用于医疗卫生体制五项重点改革的财政支出达到 461 元，年均增长 30%[2]。为进一步说明山东省各市间医疗卫生财政支出的差异程度，本节还采用基尼系数进行分析。

---

[1] 李攻.山东将投入 418 亿元进行医疗改革[N]. 第一财经日报，2009-08-06.
[2] 田珊.山东省医疗改革四年　财政累计投入 460 多亿元［N].济南时报，2013-05-11.

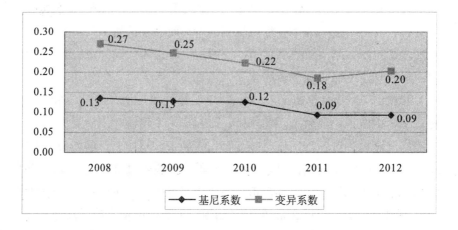

图 3-15    2008～2012 年山东省医疗卫生财政支出的变异系数和基尼系数

（3）山东省医疗卫生财政支出的基尼系数

将山东省 17 个市分为 17 组，依据样本数据计算山东省医疗卫生财政支出的基尼系数。从图 3-15 可以看出，2008～2012 年间，山东省医疗卫生财政支出的基尼系数始终在 0.09～0.13 间波动，呈现出不断下降的趋势，由 2008 年的 0.13 下降到 2012 年的 0.09。总体来看，山东省医疗卫生财政支出的基尼系数也是处于相对公平的区间，各市间的不平等程度相对较小。

### 3.3.5    江西省医疗卫生服务政府供给规模的差异程度

1. 江西省医疗卫生服务的政府供给规模

表 3-21    江西省医疗卫生财政支出状况

| 指标<br>年份 | 医疗卫生财政<br>支出（亿元） | 医疗卫生支出占财<br>政支出比重（%） | 医疗卫生财政支出占地<br>区生产总值比重（%） | 人均医疗卫生<br>财政支出（元） |
|---|---|---|---|---|
| 2006 | 28.82 | 4.14 | 0.60 | 66.41 |
| 2007 | 58.07 | 6.42 | 1.00 | 132.94 |
| 2008 | 79.62 | 6.58 | 1.14 | 180.95 |
| 2009 | 120.55 | 7.72 | 1.57 | 271.98 |
| 2010 | 150.02 | 7.80 | 1.59 | 336.19 |
| 2011 | 196.32 | 7.75 | 1.68 | 437.39 |
| 2012 | 219.15 | 7.26 | 1.69 | 486.58 |

数据来源：《江西省统计年鉴 2009》、《江西省统计年鉴 2013》。

由表 3-21 的数据可以看出，2006 年以来，江西省医疗卫生财政支出快速增长，由 2006 年的 28.82 亿元增加到 2012 年的 219.15 亿元，增长了 6.60 倍，2006～2012 年医疗卫生财政支出的平均增长速度为42.83%。从医疗卫生支出占财政支出的比重来看，江西省医疗卫生支出占财政支出比重由 2006 年的 4.14%上升到 2012 年的 7.26%，上升了3.12%，2006～2012 年医疗卫生支出占财政支出的平均比重为 6.81%。从医疗卫生财政支出占地区生产总值的比重来看，江西省医疗卫生财政支出占地区生产总值的比重由 2006 年的 0.60%上升到 2012 年的 1.69%，上升了 1.09%，2006～2012 年医疗卫生财政支出占地区生产总值的平均比重为 1.32%。从人均医疗卫生财政支出来看，山东省人均医疗卫生财政支出由 2006 年的 66.41 元增加到 2012 年的 486.53 元，增加了 420.17元，2006～2012 年江西省人均医疗卫生财政支出的平均增速为41.93%。

2. 江西省医疗卫生财政支出规模的差异程度分析

（1）江西省各市医疗卫生支出占财政支出比重的比较

表 3-22　江西省各市医疗卫生支出状况

| 年份\指标\地区 | 2012 | | | 2009 | | |
|---|---|---|---|---|---|---|
| | 财政支出（万元） | 医疗卫生财政支出（万元） | 医疗卫生支出占财政支出比重（%） | 财政支出（万元） | 医疗卫生财政支出（万元） | 医疗卫生支出占财政支出比重（%） |
| 南昌市 | 3459909 | 309684 | 8.95 | 1817014 | 144527 | 7.95 |
| 景德镇市 | 1213534 | 82318 | 6.78 | 579303 | 42440 | 7.33 |
| 萍乡市 | 1343449 | 90581 | 6.74 | 696353 | 53326 | 7.66 |
| 九江市 | 2980139 | 230619 | 7.74 | 1346264 | 142216 | 10.56 |
| 新余市 | 1261187 | 60300 | 4.78 | 587110 | 35379 | 6.03 |
| 鹰潭市 | 879700 | 71577 | 8.14 | 408107 | 32192 | 7.89 |
| 赣州市 | 4041635 | 345246 | 8.54 | 2083492 | 205685 | 9.87 |
| 吉安市 | 2469444 | 214334 | 8.68 | 1280670 | 117974 | 9.21 |
| 宜春市 | 2692561 | 229938 | 8.54 | 1385270 | 129126 | 9.32 |
| 抚州市 | 2022092 | 174787 | 8.64 | 1051513 | 86954 | 8.27 |
| 上饶市 | 3042588 | 305710 | 10.05 | 1538949 | 144921 | 9.42 |

数据来源：《江西省统计年鉴 2009》、《江西省统计年鉴 2013》。

由表 3-22 中 2009 年的数据来看，医疗卫生财政支出绝对规模最低的是鹰潭市（32192 万元），绝对规模最高的是赣州市（205685 万元）。从医疗卫生支出占财政支出的比重来看，江西省 11 个市中，所占比重最低的是新余市（所占比例为 6.03%），所占比重最高的是九江市（所占比例为 10.56%）。新余市、景德镇市、萍乡市、鹰潭市、南昌市、抚州市等六个市医疗卫生支出占财政支出的比重低于各市的平均比重（8.50%），而吉安市、宜春市、上饶市、赣州市、九江市等五个市医疗卫生支出占财政支出的比重高于各市的平均比重。如图 3-16 所示，在 11 个市中，新余市、景德镇市、萍乡市医疗卫生支出占财政支出的比重处于相对较低水平，赣州市、九江市医疗卫生支出占财政支出的比重处于较高水平。

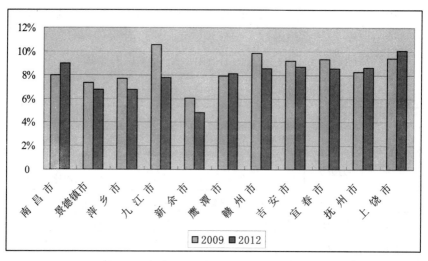

**图 3-16    2009 年和 2012 年江西省各市医疗卫生支出占财政支出的比重**

由表 3-22 中 2012 年的数据来看，医疗卫生财政支出绝对规模最低的是新余市（60300 万元），绝对规模最高的是赣州市（345246 万元）。从医疗卫生支出占财政支出的比重来看，江西省十一个市中，所占比重最低的是新余市（所占比例为 4.78%），所占比重最高的是上饶市（所占比例为 10.05%）。新余市、萍乡市、景德镇市、九江市第四个市医疗卫生支出占财政支出的比重低于各市的平均比重（7.96%），而鹰潭市、宜春市、赣州市、抚州市、吉安市、南昌市、上饶市第七个市医疗卫生支出占财政支出的比重高于各市的平均比重。如图 3-16 所示，在十一个市中，新余市、萍乡市、景德镇市医疗卫生支出占财政支出的比重处于相对较低水平，南昌市、上饶市医疗卫生支出占财政支出的比重处于较高水平。

2012 年与 2009 年相比，萍乡市、宜春市、景德镇市、吉安市等四个市医疗卫生支出占财政支出比重的下降幅度在 1%以下（下降幅度最小的是吉安市，下降 0.53%），赣州市、新余市两个市医疗卫生支出占财政支出比重的下降幅度在 1%～2%，九江市医疗卫生支出占财政支出比重的下降幅度超过了 2%（下降幅度达到 2.82%）；鹰潭市、抚州市、上饶市等三个市医疗卫生支出占财政支出比重的上升幅度在 1%以下（上升幅度最小的是鹰潭市，上升 0.25%），南昌市医疗卫生支出占财政支出比重上升幅度最大（达到 1%）。

（2）江西省人均医疗卫生财政支出的变异系数

本节利用变异系数研究江西省十一个市的人均医疗卫生财政支出的离散状况。从图 3-17 可以看出，江西省人均医疗卫生财政支出的变异系数在 2006～2012 年间大体呈现出先下降后上升的趋势，先由 2006 年的 0.25 下降到 2011 年的 0.10，2012 年又上升为 0.15。总体看来，2006～2012 年江西省人均医疗卫生财政支出的地区差异程度也较小，这与江西省在基层医疗卫生体制综合改革和三级医疗机构服务能力建设项目方面加大财政投入力度有关。

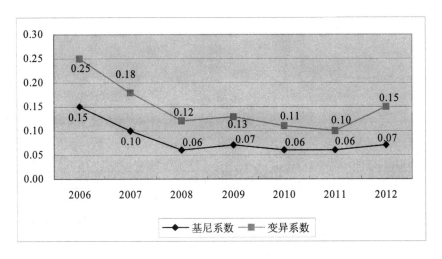

图 3-17　2006～2012 年江西省医疗卫生财政支出的变异系数和基尼系数

（3）江西省医疗卫生财政支出的基尼系数

将江西省十一个市分为十一组，依据样本数据计算江西省医疗卫生财政支出的基尼系数。从图 3-17 可以看出，2006～2012 年间，江西省医疗卫生财政支出的基尼系数始终在 0.06～0.15 间波动，呈现出先下降后徘徊的趋势，由 2006 年的 0.15 下降到 2008 年的 0.06，2008～2009 年间一直徘徊在 0.06～0.07。总体来看，江西省医疗卫生财政支出的基尼系数处于相对公平的区间，各市间的不平等程度较小。

## 3.3.6    省际间医疗卫生服务政府供给规模的差异程度分析

### 1. 省际间医疗卫生财政支出状况比较

如表 3-23 所示，从 2012 年医疗卫生财政支出的绝对规模来看，天津市医疗卫生财政支出远低于北京市、河南省、山东省和江西省，而河南省、山东省则远高于其他三个省份，北京市和江西省医疗卫生财政支出的绝对规模相差不大。从医疗卫生支出占财政支出的比重来看，天津市、北京市所占比重较低（天津市不足 5%），河南省、山东省、江西省的这一比重处于相对较高的水平（均超过了 7%），河南省更是超过了8.5%。从医疗卫生财政支出占地区生产总值的比重来看，天津市、山东省所占比重较低（都低于 1%），北京市、河南省、江西省的这一比重均超过了 1%，江西省最高（达到 1.69%）。从人均医疗卫生财政支出水平来看，北京市的人均水平最高（超过了 1200 元），其次是天津市，天津市和北京市的人均水平远高于其他三个省份，河南省、山东省和江西省的人均水平相差不大。

表 3-23    2012 年省际间医疗卫生财政支出状况比较

| 指标＼地区 | | 天津 | 北京 | 河南 | 山东 | 江西 |
|---|---|---|---|---|---|---|
| 绝对规模（亿元） | | 105.91 | 256.06 | 425.99 | 422.91 | 219.15 |
| 占财政总支出比重（%） | | 4.94 | 5.33 | 8.51 | 7.16 | 7.26 |
| 占地区生产总值比重（%） | | 0.82 | 1.43 | 1.44 | 0.85 | 1.69 |
| 人均医疗卫生财政支出（元） | | 749.46 | 1237.44 | 404.05 | 441.45 | 486.58 |
| 市、区（县）医疗卫生支出占财政支出比重（%） | 最高 | 10.98 | 9.58 | 12.64 | 12.09 | 10.05 |
| | 最低 | 2.99 | 3.34 | 6.57 | 4.42 | 4.78 |
| | 平均 | 7.01 | 5.42 | 9.38 | 8.08 | 7.96 |
| | 极差 | 7.99 | 6.24 | 6.07 | 7.67 | 5.27 |

　　总的来看，天津市医疗卫生财政支出的绝对规模以及其占财政总支出、地区生产总值的比重低于其他省份，但是人均医疗卫生财政支出水平还是处于较高的水平（仅低于北京市）；北京市医疗卫生财政支出的绝对规模以及其占财政总支出比重低于河南省、山东省和江西省（医疗卫生财政支出占地区生产总值的比重高于山东省），但是人均医疗卫生财政支出水平在五个省份中处于最高的水平；河南省、山东省医疗卫生财政支出的绝对规模以及其占财政总支出比重相对较高，但其人均医疗卫生财政支出处于较低水平；河南省医疗卫生财政支出的绝对规模以及其占财政总支出、地区生产总值的比重高于山东省（在五个省份中最高），但是其人均医疗卫生财政支出水平却不如山东省（在五个省份中最低）；江西省医疗卫生财政总支出的绝对规模与北京市相差不大，但医疗卫生财政支出的绝对规模以及其占财政总支出、地区生产总值的比重有一定的差异，人均医疗卫生财政支出水平更是远低于北京市。

　　从市、区（县）医疗支出占财政支出比重来看，五个省份间的差异还是较大的（如表3-23所示）。就最高值而言，山东省、河南省都超过了12%，天津市、江西省超过了10%，而北京市稍低于10%；就最低值而言，天津市低于3%，北京市在3.3%附近，山东省、江西省在4.4%～4.8%，而河南省超过了6.5%；就平均水平而言，北京市低于5.5%，天津市、江西省在7%～8%，山东省刚过8%，而河南省处于最高水平（超过了9%）；从极差水平来看，五个省份的极差水平都相对较大，天津的极差水平最高（接近8%），山东省超过了7.5%，北京市、河南省在6%～6.3%，江西省的极差水平最低（达到5.27%）。

　　2. 省际间医疗卫生财政支出差异程度比较

表3-24　2009～2012年省际间医疗卫生财政支出差异程度比较

| 指标 \ 地区 | | 天津 | 北京 | 河南 | 山东 | 江西 |
|---|---|---|---|---|---|---|
| 人均医疗卫生财政支出变异系数 | 波动范围 | 0.45～0.70 | 0.40～0.55 | 0.10～0.25 | 0.18～0.25 | 0.10～0.15 |
| | 2012年值 | 0.45 | 0.55 | 0.21 | 0.20 | 0.15 |
| | 趋势 | 升-降 | 升-降 | 降-升 | 降-升 | 降-升 |
| | 极差 | 0.25 | 0.15 | 0.15 | 0.07 | 0.05 |
| 医疗卫生财政支出基尼系数 | 波动范围 | 0.24～0.30 | 0.25～0.27 | 0.06～0.14 | 0.09～0.13 | 0.06～0.07 |
| | 2012年值 | 0.26 | 0.27 | 0.09 | 0.09 | 0.07 |
| | 趋势 | 升-降-升 | 升-降 | 升-降-升 | 降 | 降-平-升 |
| | 极差 | 0.06 | 0.02 | 0.08 | 0.04 | 0.01 |

如表 3-24 所示，从人均医疗卫生财政支出变异系数来看，天津市、北京市的波动范围远高于河南省、山东省和江西省，说明天津市、北京市人均医疗卫生财政支出的差异程度要远大于河南省、山东省和江西省；仅从 2012 年的变异系数来看，北京市的变异系数水平最高（超过 0.5），天津市次之（超过 0.4），河南省、山东省的变异系数在 0.2 左右，江西省低于 0.2，表明北京市、天津市人均医疗卫生财政支出的差异程度要大于河南省、山东省和江西省，河南省、山东省的水平比较接近，江西省人均医疗卫生财政支出的差异程度最小；从波动趋势来看，天津市、北京市呈现的趋势都是先升后降的趋势，而河南省、山东省和江西省呈现的是先降后升的趋势；从极差水平来看，天津市、北京市、河南省的极差水平相对较高，而山东省、江西省的极差水平相对较低，表明天津市、北京市、河南省的波动程度要远大于山东省、江西省。

从医疗卫生财政支出的基尼系数来看，天津市、北京市、河南省、山东省和江西省五个省份的基尼系数都小于 0.3（如表 3-24 所示），表明这些省份医疗卫生财政支出的差异程度都不是很大；天津市、北京市医疗卫生财政支出基尼系数的波动范围要高于河南省、山东省和江西省（其中天津市的波动范围在五个省份中最大），表明天津市医疗卫生财政支出的差异程度最大，天津市、北京市医疗卫生财政支出的差异程度要远大于河南省、山东省和江西省，江西省的差异程度最小；从 2012 年的医疗卫生财政支出的基尼系数来看，北京市的基尼系数水平最高（0.27），天津市次之（0.26），河南省、山东省、江西省的基尼系数在 0.07～0.09，江西省低至 0.07，表明北京市、天津市医疗卫生财政支出的差异程度要大于河南省、山东省和江西省，河南省、山东省、江西省的差异程度都很小（尤其是江西省）；从波动趋势来看，天津市、河南省呈现了"升—降—升"的趋势，山东呈现了下降的趋势，总体来看天津市、河南省、江西省后期都表现为上升趋势，而北京市、山东省后期都表现为下降的趋势；从极差水平来看，五个省份的极差水平都比较低，江西省低至 0.01，最高的也不过 0.08，天津市、河南省的极差水平稍大于北京市、山东省和江西省，表明五个省份医疗卫生财政支出的差异程度都比较小，只是天津市、河南省的差异程度稍大于北京市、山东省和江西省。

# 3.4　我国医疗卫生政府供给规模的优化

## 3.4.1　我国医疗卫生服务的政府供给努力度

1. 医疗卫生服务政府供给努力度指数的计算公式

本节采用医疗卫生服务的政府供给努力度指数来考察医疗卫生服务的政府实际供给规模和应供给规模的差异。医疗卫生服务政府供给努力度指数的计算公式为：

医疗卫生服务政府供给努力度指数=实际供给规模÷应供给规模

从上述公式可以看出，在已知医疗卫生服务的政府实际供给规模的情况下，计算医疗卫生服务政府供给努力度指数的关键就是确定医疗卫生服务的政府应供给规模。为了计算的方便，通常用回归法计算的估计值来替代医疗卫生服务的政府应供给规模。因此，计算医疗卫生服务政府供给努力度指数的公式可以改写为：

医疗卫生服务政府供给努力度指数=实际供给规模÷回归法计算的估计值

因此，问题的关键就转为如何利用回归法计算估计值。只要确定了医疗卫生政府供给规模的影响因素，并基于这些样本数据构建相应的多元回归方程，利用这个方程拟合值和实际值之间的关系就可以计算出所需要的医疗卫生服务政府供给努力度指数。

表 3-25　1978～2012 年我国医疗卫生政府供给努力度指数（%）

| 指标<br>年份 | 医疗卫生财政支出占GDP 比重 | 回归估计值 | 医疗卫生服务政府供给努力度指数 | 时间 | 医疗卫生财政支出占GDP 比重 | 回归估计值 | 医疗卫生服务政府供给努力度指数 |
|---|---|---|---|---|---|---|---|
| 1978 | 0.97 | 1.25 | 78.00 | 1996 | 0.65 | 0.73 | 88.47 |
| 1979 | 1.00 | 1.22 | 81.94 | 1997 | 0.66 | 0.72 | 91.45 |
| 1980 | 1.14 | 1.20 | 95.53 | 1998 | 0.70 | 0.72 | 97.73 |
| 1981 | 1.22 | 1.17 | 104.14 | 1999 | 0.71 | 0.69 | 103.86 |
| 1982 | 1.30 | 1.14 | 113.61 | 2000 | 0.72 | 0.71 | 100.19 |

| 指标 年份 | 医疗卫生财政支出占 GDP 比重 | 回归估计值 | 医疗卫生服务政府供给努力度指数 | 时间 | 医疗卫生财政支出占 GDP 比重 | 回归估计值 | 医疗卫生服务政府供给努力度指数 |
|---|---|---|---|---|---|---|---|
| 1983 | 1.30 | 1.12 | 116.42 | 2001 | 0.73 | 0.71 | 102.12 |
| 1984 | 1.24 | 1.10 | 113.29 | 2002 | 0.75 | 0.68 | 110.32 |
| 1985 | 1.19 | 1.08 | 110.65 | 2003 | 0.82 | 0.71 | 115.58 |
| 1986 | 1.19 | 1.05 | 113.82 | 2004 | 0.81 | 0.78 | 104.15 |
| 1987 | 1.06 | 1.02 | 103.34 | 2005 | 0.84 | 0.83 | 100.73 |
| 1988 | 0.97 | 0.99 | 97.16 | 2006 | 0.82 | 0.93 | 88.28 |
| 1989 | 0.99 | 0.96 | 103.18 | 2007 | 0.97 | 1.08 | 89.53 |
| 1990 | 1.00 | 0.92 | 109.30 | 2008 | 1.14 | 1.21 | 94.68 |
| 1991 | 0.94 | 0.90 | 103.56 | 2009 | 1.41 | 1.22 | 116.20 |
| 1992 | 0.85 | 0.89 | 95.46 | 2010 | 1.43 | 1.45 | 98.62 |
| 1993 | 0.77 | 0.87 | 88.33 | 2011 | 1.58 | 1.63 | 96.65 |
| 1994 | 0.71 | 0.82 | 86.11 | 2012 | 1.61 | 1.55 | 104.10 |
| 1995 | 0.64 | 0.78 | 81.93 | | | | |

2. 医疗卫生服务政府供给努力度指数的计算与分析

为了分析的方便,本节主要是通过医疗卫生财政支出占 GDP 比重这个指标来表述医疗卫生服务的政府供给规模。医疗卫生财政支出占 GDP 比重的影响因素包括人均国内生产总值、年末人口数、城镇居民可支配收入水平、农村居民人均纯收入水平、医疗价格指数、财政收入、时间变化等。经过对计量结果的筛选和影响因素重要性程度的考虑,本节主要选取了 1978~2012 年的人均国内生产总值、年末人口数、财政收入、时间变化作为解释变量,医疗卫生财政支出占 GDP 比重作为被解释变量,构建了多元回归模型。借助于此多元回归模型计算的医疗卫生服务政府供给努力度指数如表 3-24 所示。

依据表 3-24 的计算结果,在 1978~2012 年的 35 年间,16 年的医疗卫生服务政府供给努力度指数小于 100%,19 年医疗卫生服务政府供给努力度指数大于 100%。这表明 35 年中有 16 年的医疗卫生服务政府实际供给规模小于应供给规模(即供给不足),19 年的医疗卫生服务政府实际供给规模大于应供给规模(即供给过度)。

结合我国医疗卫生体制改革的特点,本节将 1978～2012 年分为五个时期来分析不同时期的医疗卫生服务政府供给努力度指数。

在 1978～1984 年医疗卫生体制改革的孕育期,政府强调加强医院管理、医疗机构内部的调整并注重加大医疗卫生的财政投入力度,1978～1980 年医疗卫生服务政府供给努力度指数虽然小于 100%,但呈现不断上升趋势,1981～1984 年医疗卫生服务政府供给努力度指数不仅超过 100%且指数值较大(在 1983 年达到了 116.42%的最高值)。

在 1985～1992 年医疗卫生体制市场化改革初期,政府开始鼓励医疗机构转型,市场化的运作机制逐步引入医疗机构,这一阶段医疗卫生服务政府供给努力度指数波动较大,除 1988 年、1992 年低于 100%外,其他六年都大于 100%,表明在市场化改革的初期,政府对医疗卫生服务的供给规模存在过度的问题。

在 1993～2000 年医疗卫生体制市场化改革的探索时期,政府一方面鼓励扩大医疗机构自主权、刺激医院创收以减少政府投入,另一方面又积极主导城镇职工医疗保险制度改革和社区卫生服务发展。这一期间医疗卫生服务政府供给努力度指数基本呈现了先下降(1993～1995 年)后上升(1999～2000 年)的趋势,这与政府推进医疗卫生体制改革的步伐基本吻合。1995 年医疗卫生服务政府供给努力度指数曾降到 81.93%的低水平,其后呈恢复性上升,2000 年达到了 100.19%的水平。

在 2001～2005 年医疗卫生体制市场化改革不断深化时期,政府积极推进城镇医药卫生体制改革,重视发展城市社区卫生服务,特别是 SARS 事件的爆发促使政府开始加大公共卫生领域的财政投入。这一期间,医疗卫生服务政府供给努力度指数虽然呈现了先上升(2001～2003 年)后下降(2004～2005)的趋势,但都大于 100%,表明医疗卫生服务可能存在着政府供给过度的问题。

在 2006 年至今的新一轮医疗卫生体制改革时期,政府积极推进公立医院改革,加快建设覆盖城乡居民的基本卫生保健制度,结果是政府的投入责任得到强化。2010 年国家出台颁布《国务院关于鼓励和引导民间投资健康发展的若干意见》,鼓励社会资本进入医疗卫生领域,引导社会资本举办医疗机构。2006～2009 年医疗卫生服务政府供给努力度指数基本呈现不断上升的趋势,主要与政府强化医疗卫生投入责任有关;2010

年以后总体呈现下降的趋势，主要与政府优化财政投入结构和引导社会资本举办医疗机构有关。不过，2006 年以后的大多数年份的医疗卫生服务处于政府供给不足的境况。

## 3.4.2 我国医疗卫生服务政府供给规模的优化政策

从财政供给能力影响因素看，随着人均地区生产总值的增加、财政收入水平的提高、财政分权化程度的扩大、财政支出总量的增加，医疗卫生财政支出规模快速增长。从医疗卫生服务需求影响因素看，城乡居民收入水平的提高加速了医疗卫生服务公共需求的分化与扩张，促使代表公共利益的政府扩大医疗卫生服务领域的支出规模。由于医疗卫生服务需求过快扩张，而财政供给能力毕竟有限，加之医疗卫生资源的配置不合理，导致医疗卫生服务供需矛盾凸显，"看病难"问题也日益成为社会所关注的焦点问题之一。因此，政府应采取措施优化医疗卫生财政支出规模，保障医疗卫生服务的公平性。

1. 加大政府卫生支出力度，扩大医疗卫生财政支出总量规模

为促进医疗卫生事业的均衡发展和实现医疗体制改革的各项目标，政府应加大对医疗卫生的财政投入，完善并创新投入保障机制，扩大政府对医疗卫生的供给规模。

首先，随着经济发展水平和财政收入水平的提高、财政支出总量的增加，政府应根据医疗卫生事业均衡发展和医疗卫生体制改革的目标，加大对基本医疗服务的经费投入，提高医疗卫生财政支出在财政总支出、卫生总费用和 GDP 的比重，逐步降低个人医疗卫生支出在卫生总费用的比例。

其次，健全医疗卫生财政支出的增长机制，确保医疗卫生财政支出规模以较快的速度增长，医疗卫生财政支出的增长速度应与财政收入的增长速度相一致，不低于同期财政经常性支出和卫生总费用的增长幅度。

2. 优化医疗卫生财政支出的结构和方向

医疗卫生财政支出应围绕满足城乡居民的医疗卫生服务需求，不断优化财政支出的结构和方向，推进城乡基本公共服务体系、医疗保障体系和药品供应保障体系的建设。

首先，要逐步增加对纯公共物品性质的基本公共卫生服务的支出，

政府应全额保障公共卫生服务的经费投入，特别是要增加基层公共卫生体系建设、基层公共卫生服务机构综合改革、适宜技术推广与应用方面的财政投入。

其次，逐步明确对准公共物品性质的基本医疗卫生服务的投入方向，政府应全额预算保障公立医院机构日常运转和基本医疗服务业务支出的需要，通过政府购买、医疗保险支付补偿、投入补助、税收优惠等形式加大对市场化供给基本医疗卫生服务的支持力度。

最后，政府卫生支出应向经济落后地区、偏远地区、少数民族地区、农村地区适当倾斜，增加对困难群体、弱势群体的医疗救助支出，提高医疗卫生服务的均等化水平。

3. 完善中央对地方的医疗卫生转移支付制度

在现行分税制财政体制下，存在着事权与财权不相对称的情况，有些地区财政能力较弱，财政支出无力覆盖全部基本医疗卫生服务。在这种情况下，中央政府应进一步完善财政转移支付制度，增加对地方的医疗卫生专项转移支付，提高地方政府医疗卫生服务的供给能力。

首先，建立合理的转移支付补助办法。依据医疗卫生事业发展目标，按照影响地方基本医疗服务的主要因素核定基本医疗服务支出，并将医疗卫生专项补助列入中央财政的年度预算。

其次，提高转移支付补助资金的利用效率。按照医疗卫生转移支付的政策目标，建立以补助效果为目标导向的转移支付机制，明确按资金利用效率进行补助的政策，不断提高转移支付补助资金的利用效率。

最后，编制医疗卫生的转移支付预算，完善预算的司法程序，辅之以必要的审计措施，保证转移支付预算制度运行的实效。

# 第4章 医疗卫生服务政府供给的微观效率

## 4.1 医疗卫生服务政府供给的满意度评价——以天津为例

### 4.1.1 满意度评价的基本情况

本节以天津市 16 个区县为调研区域,向天津市城乡居民随机发放了 719 份调查问卷,就医疗卫生服务的政府供给状况进行满意度调查。为了研究的方便,将城乡居民对医疗卫生服务政府供给的满意度评价分为满意和不满意两类。调研样本的数据主要涵盖了年龄、户籍状况、收入状况、月平均医疗支出、月平均就诊次数、医疗收费状况和医护人员服务表现等信息。

这次问卷涉及 719 人,其中,男性居民 419 人,女性居民 300 人,分别占问卷调查人口的比例为 58.28%和 41.72%;农村居民 295 人,城市居民 424 人,分别占问卷调查人口的比例为 41.03%和 58.97%;56.61%的人认为医疗收费不合理,43.39%的人认为医疗收费合理;32.55%的人认为医护人员服务不到位,67.45%的人认为医护人员服务很好。

就医疗卫生服务政府供给满意度而言,521 人对医疗卫生服务的政府供给状况表示满意,占到总调查人口的 72.46%;198 人对医疗卫生服务的政府供给状况表示不满意,占到总调查人口的 27.54%。

从年龄来看,30 岁以下的城乡居民中,54.81%的人对医疗卫生服务的政府供给状况表示满意;31~40 岁城乡居民中,71.20%的人对医疗卫生服务的政府供给状况表示满意；41～50 岁城乡居民中，85.93%的人对医疗卫生服务的政府供给状况表示满意；51～60 岁城乡居民中，76.05%的人对医疗卫生服务的政府供给状况表示满意；60 岁以上的城乡居民中，74.49%的人对医疗卫生服务的政府供给状况表示满意。

从户籍状况来看，农村居民中 63.05%的人对医疗卫生服务的政府供给状况表示满意，城市居民中 79.01%的人对医疗卫生服务的政府供给状况表示满意。

从性别来看，女性居民中 73.67%的人对医疗卫生服务的政府供给状况表示满意，男性居民中 71.60%的人对医疗卫生服务的政府供给状况表示满意。

从收入水平来看，1000 元以下收入的城乡居民中 66.67%的人对医疗卫生服务的政府供给状况表示满意，1001～2000 元收入的城乡居民中 72.89%的人对医疗卫生服务的政府供给状况表示满意，2001～3000 元收入的城乡居民中 73.71%的人对医疗卫生服务的政府供给状况表示满意，3001～4000 元收入的城乡居民中 74.02%的人对医疗卫生服务的政府供给状况表示满意，4000 元以上收入的城乡居民中 75.27%的人对医疗卫生服务的政府供给状况表示满意。

从月平均医疗支出来看，50 元以下医疗支出的城乡居民中 93.75%的人对医疗卫生服务的政府供给状况表示满意，51～100 元医疗支出的城乡居民中 73.51%的人对医疗卫生服务的政府供给状况表示满意，101～200 元医疗支出的城乡居民中 63.97%的人对医疗卫生服务的政府供给状况表示满意，200 元以上医疗支出的城乡居民中 58.82%的人对医疗卫生服务的政府供给状况表示满意。

从月平均就诊次数来看，平均就诊次数少于一次的城乡居民中 96.55%的人对医疗卫生服务的政府供给状况表示满意，平均就诊次数为一次的城乡居民中 52.93%的人对医疗卫生服务的政府供给状况表示满意，平均就诊次数为两次的城乡居民中 76.92%的人对医疗卫生服务的政府供给状况表示满意，平均就诊次数为三次及以上的城乡居民中 97.01%的人对医疗卫生服务的政府供给状况表示满意。

从医疗收费状况来看，认为医疗收费不合理的城乡居民中有 51.60%的人对医疗卫生服务的政府供给状况表示满意，认为医疗收费合理的城乡居民中有99.68%的人对医疗卫生服务的政府供给状况表示满意。

从医护人员的服务表现来看，认为医护人员服务表现不好的城乡居民中有29.91%的人对医疗卫生服务的政府供给状况表示满意，认为医护人员服务表现好的城乡居民中有 92.99%的人对医疗卫生服务的政府供给状况表示满意。

总的来看，41～50 岁的中年人对医疗卫生服务政府供给的满意度比较高，城市居民比农村居民更认可政府在医疗卫生服务供给中的表现，女性居民比男性居民更认可政府对医疗卫生服务的供给表现，收入水平越高的城乡居民对政府在医疗卫生服务供给中的表现越满意，月平均医疗支出越低的城乡居民对政府在医疗卫生服务供给中的表现越满意，就诊次数最少或较高的城乡居民越认可政府在医疗卫生服务供给中的表现，认为医疗收费合理和医护人员服务表现好的城乡居民对政府在医疗卫生服务供给中的表现表示满意。

### 4.1.2　医疗卫生服务政府供给满意度评价的影响因素分析

1. 模型的设定

考虑到城乡居民对医疗卫生服务政府供给的满意度评价是二元离散变量，本节采用 probit 模型研究影响城乡居民对医疗卫生服务政府供给满意度评价的因素。

医疗卫生服务政府供给满意度评价的基本决策模型如下：

$$S^* = x'\beta + \mu \tag{4-1}$$

其中 $S^*$ 是决策变量，如果 $S_i^* > 0$，城乡居民对政府在医疗卫生服务供给中的表现评价为满意（即 $S_i = 1$）；如果 $S_i^* \leq 0$，城乡居民对政府在医疗卫生服务供给中的表现评价为不满意（即 $S_i = 0$）。$x$ 是关于城乡居民基本情况的一个列向量，包括各种可能影响城乡居民对医疗卫生服务政府供给满意度评价决策的各种因素。$\beta$ 是待估参数的行向量，$\mu$ 是服从标准正态分布的随机变量。

在考虑城乡居民对医疗卫生服务政府供给满意度评价的各种因素的前提下，有关满意度评价模型的指标函数形式为：

$$P(S_i = 1 | x_i) = P(S_i^* = 1 | x_i) = P(S_i^* > 0 | x_i) = P(\varepsilon_i > -\beta'x_i | x_i)$$
$$= 1 - F_\varepsilon(-\beta'x_i | x_i) \tag{4-2}$$

其中 $F(\cdot)$ 为 $\varepsilon$ 的累积分布函数,令 $F(\cdot) = \Phi(\cdot)$ 为标准正态的累积分布函数,则有:

$$P(S_i = 1|x_i) = 1 - [1 - \Phi(\beta'x_i)] = \Phi(\beta'x_i) \qquad (4\text{-}3)$$

2. 实证分析

在分析城乡居民对医疗卫生服务政府供给满意度评价问题时,probit 模型分析过程选取了年龄( $age$ )、户籍状况( $city$ )、收入状况( $inco$ )、月平均医疗支出( $med$ )、月平均就诊次数( $mov$ )、医疗收费状况( $feer$ )和医护人员服务表现( $serv$ )等七个指标对对城乡居民评价满意与否( $satis$ )的作用。因此,要估计的方程可以是:

$$satis = 1\ [\delta_0 + \delta_1 age + \delta_2 city + \delta_3 inco + \delta_4 med + \delta_5 mov + \delta_6 feer$$
$$+ \delta_7 serv + u > 0] \qquad (4\text{-}4)$$

在本模型的调查数据中,年龄变量 $age$ 的数值范围从 25 岁到 89 岁;户籍状况变量 $city$ 为虚拟变量,0 代表农村户籍,1 代表城镇户籍;收入变量 $inco$ 的数值范围从 300 到 9000;月平均医疗支出 $med$ 的数值范围从 0 到 800,月平均就诊次数 $mov$ 的数值范围从 0 到 5;医疗收费状况 $feer$ 为虚拟变量,0 代表医疗收费不合理,1 代表医疗收费合理;医护人员服务表现 $serv$ 为虚拟变量,0 代表医护人员服务表现令人不满意,1 代表医护人员服务表现令人满意。

probit 模型的具体分析结果如表 4-1 所示。分析结果可以得出如下结论:

(1)除年龄变量 $age$ 外,各个变量对城乡居民评价满意的概率具有很显著的影响。

(2)模型中 Iteration 最大似然估计量仅五步迭代表明了高速收敛,模型不存在多重共线性。

(3)医疗收费状况 $feer$ 的系数为 3.7603,在所有变量的系数中最大,表明医疗收费状况 $feer$ 是影响城乡居民医疗卫生服务满意度评价的最重要因素,这也说明"看病贵"成为城乡居民最为关注的问题,医疗收费的合理性与否是城乡居民评价政府供给医疗卫生服务状况好坏的重要尺度。

表 4-1    医疗卫生服务政府供给满意度评价的 probit 模型分析结果

| satis | Coef. | Robust Std. Err. | z | P>z | [95% Conf. | Interval] |
|---|---|---|---|---|---|---|
| age | 0.0083343 | 0.0081237 | 1.03 | 0.305 | −0.0075878 | 0.0242565 |
| city | 0.4666695 | 0.2364249 | 1.97 | 0.048 | 0.0032852 | 0.9300538 |
| inco | 0.0003347 | 0.0001172 | 2.86 | 0.004 | 0.000105 | 0.0005644 |
| med | −0.0107633 | 0.0019132 | −5.63 | 0.000 | −0.0145131 | −0.0070135 |
| mov | 0.7674091 | 0.160523 | 4.78 | 0.000 | 0.4527898 | 1.082028 |
| feer | 3.760267 | 0.5876891 | 6.40 | 0.000 | 2.608417 | 4.912116 |
| serv | 2.616141 | 0.2398692 | 10.91 | 0.000 | 2.146006 | 3.086276 |
| _cons | −2.938998 | 0.5295031 | −5.55 | 0.000 | −3.976805 | −1.901191 |
| Wald chi2(7) = 144.58    Prob > chi2 = 0.0000    Pseudo R2 = 0.7481 | | | | | | |
| Log pseudolikelihood = −106.60948 | | | | | | |
| Iteration 0: log pseudolikelihood=−423.15967    Iteration 1: log pseudolikelihood=−137.53982 | | | | | | |
| Iteration 2: log pseudolikelihood=−107.64565    Iteration 3: log pseudolikelihood=−106.61408 | | | | | | |
| Iteration 4: log pseudolikelihood=−106.60948    Iteration 5: log pseudolikelihood=−106.60948 | | | | | | |

（4）医护人员服务表现 $serv$ 的系数为 2.6161，在所有变量的系数中仅次于医疗收费状况 $feer$，表明医护人员服务表现是影响城乡居民医疗卫生服务满意度评价的很重要的因素。随着城乡居民收入水平和生活水平的提高，居民不仅关注疾病的治愈情况，也更关注医疗服务的质量，因而公立医院医护人员的服务质量和态度也成为城乡居民评价政府医疗卫生服务供给状况好坏的重要考虑因素。

（5）月平均就诊次数 $mov$ 的系数为 0.7674，表明就诊次数越多的城乡居民对政府供给医疗卫生服务的评价越好，这是因为存在医保报销起付金额（门槛费）的情况下，患者就诊次数越多，在报销限额内的后期报销金额就越多（自付比例相对较少），因而患者评价政府对医疗卫生服务供给状况满意的概率就越大。

（6）户籍状况变量 $city$ 的系数为 0.4667，表明户籍状况在一定程度上影响着城乡居民对政府供给医疗卫生服务状况的满意度评价，城镇居民评价政府对医疗卫生服务供给状况满意的概率较大，这是因为在医疗卫生供给体制二元结构的深刻影响下，城镇居民比农村居民获得更多的医疗卫生服务资源。

（7）收入变量 inco 的系数为 0.0003，表明收入状况在影响居民对政府供给医疗卫生服务状况的满意度评价方面有一定的影响，但这种影响较小，总的来看，收入较高的群体评价医疗卫生服务政府供给状况满意的概率相对大些。

（8）月平均医疗支出 med 的系数为-0.0107，表明月平均医疗支出的增加在影响居民对政府供给医疗卫生服务状况的满意度评价方面有一定的负面影响，但这种影响相对较小。在居民收入增长水平有限的情况下，月平均医疗支出越多对城乡居民的生活水平影响越大，因而月平均医疗支出越大的城乡居民评价政府对医疗卫生服务供给状况不满意的概率相对大些。

# 4.2　对城乡居民医疗消费支出的影响

## 4.2.1　对城镇居民医疗消费支出影响的回归分析

### 1. 模型的构建

本节采用多元回归模型研究 1990～2012 年我国医疗卫生服务政府供给对城镇居民医疗消费支出的影响。所选择的模型为：

$$LUHC = \beta_0 + \beta_1 LUHI + \beta_2 LUPC + \beta_3 LPGH + \beta_4 UPES + \beta_5 FIR + u_t \quad （4-5）$$

在方程 4-5 中，$\beta$ 为各解释变量的系数；$UHC$ 表示城镇居民家庭实际人均医疗消费水平，$UHI$ 表示城镇居民家庭实际人均收入水平，$UPC$ 表示城镇居民实际消费水平，$PGH$ 表示实际人均政府卫生支出。由于数据的自然对数变换不改变原来的协整关系，并能使其趋势线性化，消除时间序列中存在的异方差现象，故对 $UHC$、$UHI$、$UPC$、$PGH$ 进行自然对数变换，分别用 $LUHC$、$LUHI$、$LUPC$、$LPGH$ 表示。$UPES$、$FIR$ 分别代表 1998 年、2009 年所实施的影响城镇居民医疗消费的医疗卫生政策。$\mu_t$ 是随机扰动项。

2. 数据说明

（1）城镇居民家庭实际人均医疗消费水平（ $UHC$ ）。本指标是对 1991～2013 年《中国统计年鉴》中城镇居民家庭人均医疗保健消费支出的有关数据进行分析计算而得。其中 1990～1992 年城镇居民家庭人均医疗保健消费支出数据是由"购买商品支出"中的"药及医疗用品"和"非商品支出"中的"医疗保健费"相加而得。医疗保健和个人用品类居民消费价格指数 1994 年才开始编制，但因为要消除价格的影响，故对城镇居民家庭人均医疗保健消费支出的样本数据是经过 1990 年为基期的城镇居民消费价格指数平减以获得城镇居民家庭实际人均医疗消费水平（ $UHC$ ）。

（2）城镇居民家庭实际人均收入水平（ $UHI$ ）。本指标是对 1991～2013 年《中国统计年鉴》中城镇居民家庭人均可支配收入的有关数据进行分析计算而得。为消除价格的影响，对城镇居民家庭人均可支配收入的样本数据经过 1990 年为基期的城镇居民消费价格指数平减以获得城镇居民家庭实际人均收入水平（ $UHI$ ）。

（3）城镇居民实际消费水平（ $UPC$ ）。本指标是对 1991～2013 年《中国统计年鉴》中城镇居民消费水平的有关数据进行分析计算而得。为消除价格的影响，对城镇居民消费水平的样本数据经过 1990 年为基期的城镇居民消费价格指数平减以获得城镇居民实际消费水平（ $UPC$ ）。

（4）医疗卫生服务的政府供给水平（ $PGH$ ）。该指标用实际人均医疗卫生财政支出来反映。人均医疗卫生财政支出=医疗卫生财政支出÷年末常住人口。人均医疗卫生财政支出是根据 1991～2013 年《中国统计年鉴》年末常住人口和 1991～2013 年《中国卫生统计年鉴》医疗卫生财政支出的有关数据计算而得。为消除价格的影响，对人均医疗卫生财政支出的样本数据经过 1990 年为基期的居民消费水平指数平减以获得实际人均医疗卫生财政支出（ $PGH$ ）。

（5）城镇职工医疗消费的政策调整变量（ $UPES$ 和 $FIR$ ）。1998 年全国开始建立城镇职工基本医疗保险制度，$UPES$ 表示 1998 年以来城镇职工基本医疗保险制度实施的政策变量。2009 年我国提出重点抓好基本医疗保障制度建设、国家基本药物制度建设、基层医疗卫生服务体系建设、促进基本公共卫生服务逐步均等化和公立医院改革五项改革，$FIR$ 表示

2009 年以来实施五项重点改革的政策变量。

3. 实证分析过程

（1）相关性分析

由表 4-2 的分析结果可以看出，城镇居民家庭实际人均收入水平 *LUHI* 、城镇居民实际消费水平 *LUPC* 、实际人均医疗卫生财政支出 *LPGH* 、体现 1998 年以来实施城镇职工基本医疗保险制度的政策变量 *UPES* 、体现 2009 年以来实施五项重点改革的政策变量 *FIR* 与城镇居民家庭实际人均医疗消费水平 *LUHC* 存在较强的正相关性。

表 4-2　城镇居民医疗消费支出影响因素的相关性分析

|  | *LUHC* | *LUHI* | *LUPC* | *LPGH* | *UPES* | *FIR* |
|---|---|---|---|---|---|---|
| *LUHC* | 1.0000 |  |  |  |  |  |
| *LUHI* | 0.9629 | 1.0000 |  |  |  |  |
| *LUPC* | 0.9404 | 0.9736 | 1.0000 |  |  |  |
| *LPGH* | 0.8054 | 0.9061 | 0.8151 | 1.0000 |  |  |
| *UPES* | 0.8848 | 0.7952 | 0.7413 | 0.6967 | 1.0000 |  |
| *FIR* | 0.4025 | 0.5623 | 0.4873 | 0.7994 | 0.3351 | 1.0000 |

在五个变量中，*LUHI* 、*LUPC* 、*LPGH* 、*UPES* 、*FIR* 与 *LUHC* 相关性分别为 0.9629、0.9404、0.8054、0.8848、0.4025。其中，城镇居民家庭实际人均收入水平 *LUHI* 与城镇居民家庭实际人均医疗消费水平 *LUHC* 的相关性最大，2009 年以来实施五项重点改革的政策变量 *FIR* 与城镇居民家庭实际人均医疗消费水平 *LUHC* 的相关性最小。

总体来看，政策变量 *UPES* 、*FIR* 与城镇居民家庭实际人均医疗消费水平 *LUHC* 的相关性较高，特别是体现 1998 年以来实施城镇职工基本医疗保险制度的政策变量 *UPES* 与城镇居民家庭实际人均医疗消费水平 *LUHC* 的相关性明显高于 2009 年以来实施五项重点改革的政策变量 *FIR* 与城镇居民家庭实际人均医疗消费水平 *LUHC* 的相关性。

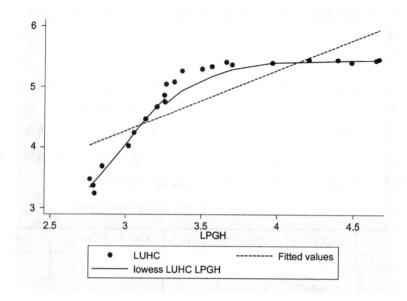

**图 4-1　LUHC 与 LPGH 的散点图**

从图 4-1 来看，城镇居民家庭实际人均医疗消费水平 *LUHC* 受到实际人均医疗卫生财政支出 *LPGH* 的明显影响。从 *LUHC* 和 *LPGH* 两者的散点图、拟合回归曲线或局部加权回归修匀散点图来看，随着实际人均医疗卫生财政支出 *LPGH* 的增加，城镇居民家庭实际人均医疗消费水平 *LUHC* 总体呈现增加趋势。

（2）分析过程与结论

从表 4-3 中的估计结果可以得出如下结论：

*LUHI*、*LUPC*、*LPGH*、*UPES* 和 *FIR* 对 *LUHC* 都存在重要影响，其中 *LUPC*、*LPGH* 对 *LUHC* 是负向影响（*LUPC* 的负向影响程度最大），而 *LUHI*、*UPES* 和 *FIR* 对 *LUHC* 是正向影响（*LUHI* 的正向影响程度最大）。

*LUHI* 的系数为 3.67432，表明城镇居民家庭的实际人均收入水平每增加 1%，城镇居民家庭实际人均医疗消费增加 3.67%。在我国城镇医疗保险制度尚不完善和公立医院改革不到位的情况下，对于绝大部分城镇居民而言，其医疗服务需求的满足程度主要取决于城镇居民家庭的经济能力。随着实际人均收入水平的提高，城镇居民的消费结构发生明显变

化，他们对医疗卫生服务的需求快速增长且日趋多样化，因而城镇居民家庭实际人均医疗消费呈现快速增长的趋势。

表 4-3 对城镇居民医疗消费支出影响的回归估计

| 变量 | 系数 | 标准差 | $t$ 值 | $P>t$ | 95%置信区间 | |
|------|------|--------|--------|-------|-------------|--|
| LUHI | 3.67432 | 0.66960 | 5.49 | 0.000 | 2.26158 | 5.08706 |
| LUPC | -1.38788 | 0.55680 | -2.49 | 0.023 | -2.56262 | -0.21314 |
| LPGH | -0.83027 | 0.16157 | -5.14 | 0.000 | -1.17115 | -0.48939 |
| UPES | 0.38968 | 0.09364 | 4.16 | 0.001 | 0.19212 | 0.58724 |
| FIR | 0.13920 | 0.07850 | 1.77 | 0.094 | -0.02642 | 0.30482 |
| _cons | -10.99782 | 1.05528 | -10.42 | 0.000 | -13.22428 | -8.77137 |

$F(5,17)=398.05$　　$Prob>F=0.0000$　　$R_2=0.9903$

LUPC 的系数为-1.38788，表明城镇居民实际消费水平每增加 1%，城镇居民家庭实际人均医疗消费下降 1.39%。根据国家统计局《居民消费支出分类（2013）》，居民消费支出包括食品烟酒支出、衣着支出、居住支出、生活用品及服务支出、交通和通信支出、教育支出、文化和娱乐支出、医疗保健支出、其他用品和服务的支出等。目前，城镇居民家庭的消费需求呈现了多样化增长的趋势，随着城镇居民家庭实际收入水平的提高，用于居住、教育、交通、通信、生活用品等方面的支出快速增长。另外，随着国家对医疗卫生体制的改革和医疗保障制度改革的推进，国家对医疗支出报销比例和报销限额不断提高，城镇居民有关医疗卫生的支出比例有所下降。因此，随着实际消费支出的增加，城镇居民家庭的实际人均医疗消费却呈现了下降的趋势。

LPGH 的系数为-0.83027，表明实际人均医疗卫生财政支出每增加 1%，城镇居民家庭实际人均医疗消费下降 0.83%。在人均卫生总费用一定时，如果人均医疗卫生财政支出增加，就会减轻城镇居民家庭的医疗卫生支出负担，那么城镇居民家庭人均医疗消费支出则会相对减少。

UPES 的系数为 0.38968，表明 1998 年以来城镇职工基本医疗保险制度的实施导致城镇居民家庭实际人均医疗消费水平增加 0.38%。1998年《国务院关于建立城镇职工基本医疗保险制度的决定》决定实行统筹基金和个人账户相结合的医疗保险基金制度，对于起付标准以上、最高支付限额以下的医疗费用除从统筹基金中支付外，个人也要支付一定比例的医疗费用。在我国推行城镇职工基本医疗保险制度以来，城镇居民家庭实际人均医疗消费增加，原因主要有两个：一是随着城镇职工基本医疗保险制度的实施，城镇医疗卫生服务的可及性水平有所提高，加之家庭收入水平的提高，城镇居民增加了医疗卫生服务的消费；二是城镇职工基本医疗保险制度的实施改善了城镇居民的医疗卫生福利水平，日益关注自己身体健康的城镇居民在参保后按时到医院进行常规性检查的次数有所增加，因而城镇家庭用于医疗卫生方面的支出显著增加。

*FIR* 系数为 0.13920，表明 2009 年以来实施五项重点改革的措施导致城镇居民家庭实际人均医疗消费增加 0.14%。2009 年，按照《中共中央国务院关于深化医药卫生体制改革的意见》和《国务院关于印发医药卫生体制改革近期重点实施方案（2009～2011 年）的通知》，我国开始推进基本医疗保障制度建设、基层医疗卫生服务体系、公立医院改革等五项重点改革。五项重点改革在一定程度上提高了医疗卫生的福利水平，控制了医疗费用的过度增加，由此引致了参保的城镇居民在医疗卫生服务方面的消费也有所增加。

## 4.2.2　对农村居民医疗消费支出影响的回归分析

1. 模型的构建

本节同样采用多元回归模型研究 1990～2012 年我国医疗卫生服务政府供给对农村居民医疗消费支出的影响。所选择的模型为：

$$LRHC = \beta_0 + \beta_1 LRHI + \beta_2 LPGH + \beta_3 RHRS + u_t \tag{4-6}$$

在方程 4-6 中，$\beta$ 为各解释变量的系数；$RHC$ 表示农村居民家庭实际人均医疗消费水平，$RHI$ 表示农村居民家庭实际人均收入水平，$PGH$ 表示实际人均医疗卫生财政支出。为消除时间序列中存在的异方差现象，对 $RHC$、$RHI$、$PGH$ 进行自然对数变换，分别用 $LRHC$、$LRHI$、$LPGH$ 表示。$RHRS$ 代表 2003 年所实施的影响农村居民医疗消费的医疗卫生政策。$\mu_t$ 是随机扰动项。

2. 数据说明

（1）农村居民家庭实际人均医疗消费水平（$RHC$）。本指标是对 1991～2013 年《中国统计年鉴》中农村居民家庭人均医疗保健消费支出的有关数据进行分析计算而得。其中 1990～1992 年农村居民家庭人均医疗保健消费支出数据是由"购买商品支出"中的"药及医疗用品"和"非商品支出"中的"医疗保健费"相加而得。医疗保健和个人用品类居民消费价格指数 1994 年才开始编制，但因为要消除价格的影响，故对农村居民家庭人均医疗保健消费支出的样本数据是经过 1990 年为基期的农村居民消费价格指数平减以获得农村居民家庭实际人均医疗消费水平（ *RHC* ）。

（2）农村居民家庭实际人均收入水平（ *RHI* ）。本指标是对 1991～2013 年《中国统计年鉴》中农村居民家庭人均纯收入的有关数据进行分析计算而得。为消除价格的影响，对农村居民家庭人均纯收入的样本数据经过 1990 年为基期的农村居民消费价格指数平减以获得农村居民家庭实际人均收入水平（ *RHI* ）。

（3）医疗卫生服务的政府供给水平（ *PGH* ）。该指标用实际人均财政医疗卫生支出来反映。数据来源具体见医疗卫生服务政府供给对城镇居民医疗消费支出影响分析中有关实际人均政府卫生支出（ *PGH* ）的数据说明。

（4）农村居民医疗消费的政策调整变量（ *RHRS* ）。2003 年我国在全国范围推行新型农村合作医疗制度，*RHRS* 表示 2003 年以来农村新型合作医疗制度实施的政策变量。

3. 实证分析过程

（1）相关性分析

表 4-4　农村居民医疗消费支出影响因素的相关性分析

| | *LRHC* | *LRHI* | *LPGH* | *RHRS* |
|---|---|---|---|---|
| *LRHC* | 1.0000 | — | — | — |
| *LRHI* | 0.9502 | 1.0000 | — | — |
| *LPGH* | 0.9464 | 0.8734 | 1.0000 | — |
| *RHRS* | 0.8333 | 0.6999 | 0.8347 | 1.0000 |

由表 4-4 的分析结果可以看出，农村居民家庭实际人均收入水平 *LRHI*、实际人均医疗卫生财政支出 *LPGH*、体现 2003 年以来实施农村新型合作医疗制度的政策变量 *RHRS* 与农村居民家庭实际人均医疗消费水平 *LRHC* 存在很强的正相关性。在三个变量中，*LRHI*、*LPGH*、*RHRS*

与 *LRHC* 相关性分别为 0.9502、0.9464、0.8333。其中，农村居民家庭实际人均收入水平 *LRHI* 与农村居民家庭实际人均医疗消费水平 *LRHC* 的相关性最大，2003 年以来农村新型合作医疗制度实施的政策变量与农村居民家庭实际人均医疗消费水平 *LRHC* 的相关性最小。

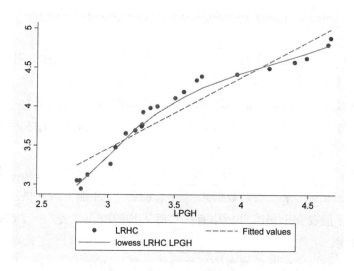

**图 4-2　*LRHC* 与 *LPGH* 的散点图**

从图 4-2 来看，农村居民家庭实际人均医疗消费水平 *LRHC* 受到实际人均医疗卫生财政支出 *LPGH* 的显著影响。从 *LRHC* 和 *LPGH* 两者的散点图、拟合回归曲线或局部加权回归修匀散点图来看，随着实际人均医疗卫生财政支出 *LPGH* 的增加，农村居民家庭实际人均医疗消费水平 *LRHC* 总体呈现不断增加趋势。

（2）分析过程与结论

**表 4-5　对农村居民医疗消费支出影响的估计**

| 变量 | 系数 | 标准差 | *t* 值 | *P>t* | 95%置信区间 | |
| --- | --- | --- | --- | --- | --- | --- |
| *LRHI* | 0.97678 | 0.11051 | 8.84 | 0.000 | 0.74548 | 1.20809 |
| *LPGH* | 0.29762 | 0.06370 | 4.67 | 0.000 | 0.16428 | 0.43095 |
| *RHRS* | 0.22634 | 0.07697 | 2.94 | 0.008 | 0.06525 | 0.38743 |
| _*cons* | -4.20409 | 0.64183 | -6.55 | 0.000 | -5.54746 | -2.86073 |

注：$F(3,19)=532.43$，*Prob>F*$=0.0000$，$R^2=0.9716$。

从表 4-5 的估计结果可以得出如下结论：

除常数项外，$LRHI$、$LPGH$、$RHRS$ 对 $LRHC$ 都是正向影响，其中 $LRHI$ 对 $LRHC$ 的正向影响程度最大，而 $RHRS$ 对 $LRHC$ 的正向影响程度最小。

$LRHI$ 的系数为 0.97678，表明农村居民家庭实际人均收入水平每增加 1%，农村居民家庭实际人均医疗消费增加 0.98%。在我国农村合作医疗制度尚不完善和国家对农村医疗卫生服务投入有限的情况下，农村居民的医疗服务需求的被满足程度仍然依赖于农村居民家庭的经济能力。农村居民家庭实际人均收入的增加，意味着农村居民支付医疗卫生费用的能力也有所增加。随着家庭收入水平的提高和个人消费理念的不断更新，农村居民对医疗卫生服务的需求快速增长，结果是农村家庭用于医疗消费的支出显著增加。

$LPGH$ 的系数为 0.29762，表明实际人均医疗卫生财政支出每增加 1%，农村居民家庭实际人均医疗消费水平上升 0.30%。与人均医疗卫生财政支出对城镇居民实际人均医疗消费的负向影响有所不同，人均医疗卫生财政支出对农村居民实际人均医疗消费的影响却是正向影响。如果人均医疗卫生财政支出有所增加，则农村居民实际人均医疗消费就会增加。这是因为在我国目前医疗费用水平仍然较高的情况下，农村居民家庭的收入水平却较低，农村居民家庭对于政府医疗卫生补助的依赖程度较大。在政府对农村合作医疗制度、农村公共卫生体系建设的财政补助不断加大的情况下，农村居民家庭对于医疗卫生服务的消费将会有所增加。

$RHRS$ 的系数为 0.22634，表明 2003 年以来农村新型合作医疗制度的实施导致农村居民家庭实际人均医疗消费增加 0.22%。随着农村新型合作医疗制度的进一步实施，政府加大了对参保农民大额医疗费用、住院费用的补助，在一定程度上缓解了农村家庭"看病贵"的问题，改善了农村居民的医疗卫生福利水平，从而刺激了农村居民对医疗卫生服务的消费。

# 4.3　对城乡居民医疗消费支出影响的面板数据分析

## 4.3.1　对城镇居民医疗消费支出影响的面板数据分析

1. 面板数据模型的建立

基于各因素影响程度的考虑和计量分析结果的筛选，针对医疗卫生服务政府供给对城镇居民医疗消费支出的影响分析，本节所构建的面板数据模型为：

$$UHC_{it} = \beta_0 + \beta_1 PGH_{it} + \beta_2 UHI_{it} + \beta_3 PHP_{it} + u_{it} \tag{4-7}$$

在方程 4-7 中，$i$ 为 31 个省份（包括省、自治区、直辖市）；$t$ 为时期，代表 2008～2012 年；$\beta$ 为各解释变量的系数；$PGH$ 为医疗卫生服务的政府供给水平，$UHI$ 为城镇居民家庭人均收入水平，$PHP$ 为医疗服务价格水平，$u_{it}$ 为随机扰动项。

2. 数据说明

（1）城镇居民医疗消费水平（$UHC$）。用各省份城镇居民家庭实际人均医疗保健消费支出来反映。该指标数据是对 2009～2013 年《中国统计年鉴》中城镇居民家庭人均医疗保健消费支出的有关数据经过居民消费水平指数平减后获得的。

（2）医疗卫生服务的政府供给水平（$PGH$）。用各省份的实际人均医疗卫生财政支出来反映。各省份的实际人均医疗卫生财政支出是对各省份人均医疗卫生财政支出的样本数据经过居民消费水平指数平减后获得的。各省份人均医疗卫生财政支出=医疗卫生财政支出÷年末常住人口。

（3）城镇居民家庭人均收入水平（$UHI$）。用各省份城镇居民家庭实际人均可支配收入来反映。该指标数据是对 2009～2013 年《中国统计年鉴》中城镇居民家庭人均可支配收入的有关数据经过居民消费水平指数平减后获得的。

（4）医疗服务价格水平（$PHP$）。该指标由 2009～2013 年《中国统计年鉴》各地区医疗保健服务类居民消费价格指数的有关数据获得。

3. 实证分析过程与结论

（1）相关性分析

表 4-6　对城镇居民医疗消费支出影响的面板数据相关性分析

|  | *UHC* | *PGH* | *UHI* | *RHP* |
|---|---|---|---|---|
| *UHC* | 1.0000 |  |  |  |
| *PGH* | 0.3698 | 1.0000 |  |  |
| *UHI* | 0.6111 | 0.5125 | 1.0000 |  |
| *PHP* | 0.0924 | 0.1071 | -0.0318 | 1.0000 |

由表 4-6 的分析结果可以看出，各省份医疗卫生服务的政府供给水平 *PGH*、城镇居民家庭人均收入水平 *UHI*、医疗服务价格水平 *PHP* 与城镇居民医疗消费水平 *UHC* 存在一定的正相关性。在三个变量中，*PGH*、*UHI*、*PHP* 与 *UHC* 相关性分别为 0.3698、0.6111、0.0924。其中，城镇居民家庭人均收入水平 *UHI* 与城镇居民医疗消费水平 *UHC* 的相关性最大，其次是医疗卫生服务的政府供给水平 *PGH* 与城镇居民医疗消费水平 *UHC* 的相关性，医疗服务价格水平 *PHP* 与城镇居民医疗消费水平 *UHC* 的相关性最小。

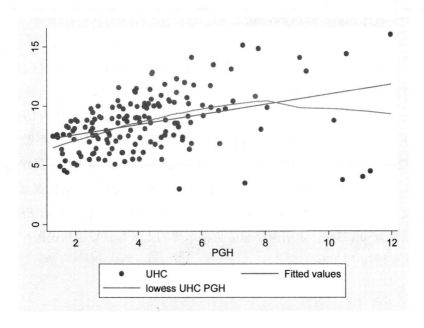

图 4-3　*UHC* 与 *PGH* 的散点图

从图 4-3 来看，各省份城镇居民医疗消费水平 *UHC* 受到医疗卫生服务政府供给水平 *PGH* 的明显影响。从 *UHC* 和 *PGH* 两者的散点图、拟合回归曲线或局部加权回归修匀散点图来看，随着各省份医疗卫生服务政府供给水平 *PGH* 的增加，各省份城镇居民医疗消费水平 *UHC* 总体呈现增加趋势。

（2）固定效应的面板数据模型

表 4-7 对城镇居民医疗消费支出影响的固定效应模型估计

| 变量 | 系数 | 标准差 | t 值 | P>t | 95%的置信区间 | |
|---|---|---|---|---|---|---|
| *PGH* | 0.07289 | 0.10899 | 0.67 | 0.091 | −0.14289 | 0.28867 |
| *UHI* | 0.02593 | 0.00392 | 6.61 | 0.000 | 0.01817 | 0.03369 |
| *PHP* | 0.17366 | 0.15579 | 1.11 | 0.107 | −0.13478 | 0.48209 |
| *_cons* | −13.9395 | 15.76766 | −0.88 | 0.378 | −45.15574 | 17.27674 |
| *sigma_u* | 0.71270 | | | | | |
| *sigma_e* | 2.02848 | | | | | |
| *rho* | 0.10988 | | | | | |

注：$F(3,121)=16.68$，$Prob > F = 0.000$。

依据表 4-7 固定效应模型的估计结果，*PGH*、*UHI*、*PHP* 对 *UHC* 都有影响。除常数项外，*PGH*、*UHI*、*PHP* 对 *UHC* 都具有正向影响。在三个变量中，*PHP* 对 *UHC* 的正向影响程度最大，其次是 *PGH* 对 *UHC* 的正向影响，*UHI* 对 *UHC* 的正向影响程度最小。*PGH* 的系数为 0.07289，表明医疗卫生服务政府供给水平每提高 1 元，城镇居民医疗消费水平 *UHC* 增加 7.29%。*UHI* 的系数为 0.02593，表明城镇居民家庭人均收入水平每提高 1 元，城镇居民医疗消费水平 *UHC* 增加 2.59%。*PHP* 的系数为 0.17366，表明医疗服务价格水平的上升导致城镇居民医疗消费水平增加 17.37%。

（3）随机效应的面板数据模型

表 4-8　对城镇居民医疗消费支出影响的随机效应模型估计

| 变量 | 系数 | 标准差 | z 值 | P>z | 95%置信区间 | |
|---|---|---|---|---|---|---|
| *PGH* | 0.06897 | 0.08700 | 0.79 | 0.098 | −0.10155 | 0.23949 |
| *UHI* | 0.02597 | 0.00331 | 7.84 | 0.000 | 0.01948 | 0.03247 |
| *PHP* | 0.17754 | 0.10922 | 1.63 | 0.094 | −0.03652 | 0.39160 |
| *_cons* | −14.32258 | 11.03811 | −1.30 | 0.104 | −35.95689 | 7.31172 |
| *sigma_u* | 0.00000 | | | | | |
| *sigma_e* | 2.02848 | | | | | |
| *rho* | 0.00000 | | | | | |

注：*Wald chi2(3)* =95.91，*Prob > chi2* =0.0000。

依据表 4-8 随机效应模型的估计结果，除常数项外，*PGH*、*UHI*、*PHP* 对 *UHC* 都具有正向影响。同固定效应模型的估计结果一样，*PHP* 对 *UHC* 的正向影响程度最大，其次是 *PGH* 对 *UHC* 的正向影响，*UHI* 对 *UHC* 的正向影响程度最小。

*PGH* 的系数为 0.06897，低于固定效应模型的 0.07289，随机效应模型下 *PGH* 对 *UHC* 的影响程度小于固定效应 *PGH* 对 *UHC* 的影响程度。*UHI* 的系数为 0.02597，稍高于固定效应模型的 0.02593，随机效应模型下 *UHI* 对 *UHC* 的影响程度稍大于固定效应 *UHI* 对 *UHC* 的影响程度。*PHP* 的系数为 0.17754，稍高于固定效应模型的 0.17366，随机效应模型下 *PHP* 对 *UHC* 的影响程度稍大于固定效应 *PHP* 对 *UHC* 的影响程度。

（4）Hausman 检验结果

由表 4-9 的 Hausman 检验结果来看，chi2（3）的值为 0.01，接受原假设的概率为 0.9998，因此在 5%的显著水平下接受原假设，应当采用随机效应模型。

表 4-9　对城镇居民医疗消费支出影响的 Hausman 检验结果

| 变量 | 系数 | | (b-B)差 | sqrt(diag(V_b-V_B)) |
| | (b)<br>Fe | (B)<br>Re | | S.E. |
|---|---|---|---|---|
| PGH | 0.07289 | 0.06897 | 0.00392 | 0.05837 |
| UHI | 0.02593 | 0.02597 | −0.00004 | 0.00179 |
| PHP | 0.17366 | 0.17754 | −0.00388 | 0.10245 |

注：Test: $H_0$: difference in coefficients not systematic。

$chi2$（3）$= (b-B)'[(V\_b-V\_B)^{(-1)}](b-B) = 0.01$，$Prob>chi2 = 0.9998$。

在随机效应模型下，为更准确反映 *PGH* 、 *UHI* 、 *PHP* 对 *UHC* 的影响，模型采用了稳健性的估计方法，有关估计结果见表 4-10。

表 4-10　对城镇居民医疗消费支出影响的随机效应分析(稳健性估计)

| 变量 | 系数 | 标准差 | z 值 | P>z | 95%的置信区间 | |
|---|---|---|---|---|---|---|
| PGH | 0.06897 | 0.08400 | 0.51 | 0.088 | −0.19444 | 0.33238 |
| UHI | 0.02597 | 0.00329 | 7.11 | 0.000 | 0.01881 | 0.03313 |
| PHP | 0.17754 | 0.09905 | 1.79 | 0.073 | −0.01660 | 0.37168 |
| _cons | −14.32258 | 10.09702 | −1.42 | 0.102 | −34.11237 | 5.46721 |
| sigma_u | 0.00000 | | | | | |
| sigma_e | 2.02848 | | | | | |
| rho | 0.00000 | | | | | |

注：*Wald chi2(3)=147.76*，*Prob > chi2 =0.0000*。

*PGH* 的系数为 0.06897，表明医疗卫生服务政府供给水平每提高 1元，城镇居民医疗消费水平增加 6.90%。政府对医疗卫生服务机构（尤其是基层医疗服务机构）的投入不断增加，会降低医疗卫生服务机构的医疗服务成本和城镇居民家庭的就医成本。政府对于医疗保险制度建设方面的投入增加，会提高城镇居民家庭的医疗补偿待遇，降低城镇居民家庭的医疗费用负担。因此，政府提高医疗卫生服务的供给水平，反而刺激了城镇居民的就医行为，导致了城镇居民医疗消费支出的增加。

*UHI* 的系数为 0.02597，表明城镇居民家庭人均收入水平每提高 1元，城镇居民医疗消费水平增加 2.60%。在医疗卫生服务消费中，除纯

公共物品性质的公共卫生服务外，准公共物品性质的基本医疗服务和私人物品性质的非基本医疗服务需求的被满足程度主要取决于城镇居民家庭的收入水平。当城镇居民家庭的收入水平有所提高，其用于医疗消费的支出相应增加。

*PHP* 的系数为 0.17754，表明医疗服务价格水平的上升导致城镇居民医疗消费水平增加 17.75%。医疗服务价格水平是影响城镇居民医疗费用支出的重要因素，无论是常规医疗服务价格、新技术医疗服务价格、医疗用品价格的上升，还是药品价格的提高，都会加大城镇居民获得医疗服务的成本。因此，医疗服务价格上升，必然增加城镇居民医疗消费的开支水平。

### 4.3.2 对农村居民医疗消费支出影响的面板数据分析

1. 面板数据模型的建立

基于各因素影响程度的考虑和计量分析结果的筛选，本节所构建的面板数据模型为：

$$LRHC_{it} = \beta_0 + \beta_1 LPGH_{it} + \beta_2 LRHI_{it} + \beta_3 FISDEN_{it} + u_{it} \qquad (4\text{-}8)$$

在方程 4-8 中，$i$ 为 31 个省份（包括省、自治区、直辖市）；$t$ 为时期，代表 2008～2012 年；$\beta$ 为各解释变量的系数；*LRHC* 为农村居民医疗消费水平 *RHC* 的对数，*LPGH* 为医疗卫生服务政府供给水平 *PGH* 的对数，*LRHI* 为农村居民家庭人均收入水平 *RHI* 的对数，*FISDEN* 为财政分权水平，$u_{it}$ 为随机扰动项。

2. 数据说明

（1）农村居民医疗消费水平（*RHC*），用各省份农村居民家庭实际人均医疗保健消费支出来反映。该指标数据是对 2009～2013 年《中国统计年鉴》中农村居民家庭人均医疗保健消费支出的有关数据经过居民消费水平指数平减后获得。

（2）医疗卫生服务的政府供给水平（*PGH*），该指标数据来源同医疗卫生服务政府供给对城镇居民医疗消费支出影响面板数据分析中该指标的数据说明。

（3）农村居民家庭人均收入水平（*RHI*），用各省份农村居民家庭实际人均纯收入来反映。该指标数据是对 2009～2013 年《中国统计年鉴》

中农村居民家庭人均纯收入的有关数据经过居民消费水平指数平减后获得的。

（4）财政分权水平（*FISDEN*），用地方财政一般预算支出占全国一般预算支出的比重来反映。公式为：财政分权水平=地方财政一般预算支出÷（中央财政预算支出＋地方财政一般预算支出）。该指标由 2009～2013 年《中国统计年鉴》中央财政预算支出和各地区地方财政一般预算支出的有关数据计算获得。

为消除时间序列中存在的异方差现象，对农村居民医疗消费水平（*RHC*）、医疗卫生服务政府供给水平（*PGH*）、农村居民人均收入水平 *RHI* 进行自然对数变换，分别用 *LRHC*、*LRHI*、*LPGH* 表示。

3. 实证分析过程与结论

（1）相关性分析

表 4-11　对农村居民医疗消费支出影响的面板数据相关性分析

|  | *RHC* | *PGH* | *RHI* | *FISDEN* |
|---|---|---|---|---|
| *RHC* | 1.0000 |  |  |  |
| *PGH* | 0.5034 | 1.0000 |  |  |
| *RHI* | 0.8382 | 0.4687 | 1.0000 |  |
| *FISDEN* | 0.4370 | −0.0929 | 0.4955 | 1.0000 |

由表 4-11 的分析结果可以看出，各省份医疗卫生服务的政府供给水平 *PGH*、农村居民家庭人均收入水平 *RHI*、财政分权水平 *FISDEN* 与农村居民医疗消费水平 *RHC* 存在一定的正相关性。

在三个变量中，*PGH*、*RHI*、*FISDEN* 与 *RHC* 相关性分别为 0.5034、0.8382、0.4370。其中，农村居民家庭人均收入水平 *RHI* 与农村居民医疗消费水平 *RHC* 的相关性最大，其次是医疗卫生服务的政府供给水平 *PGH* 与农村居民医疗消费水平 *RHC* 的相关性，财政分权水平 *FISDEN* 与农村居民医疗消费水平 *RHC* 的相关性最小。

从图 4-4 来看，各省份农村居民医疗消费水平受到医疗卫生服务政府供给水平的明显影响。从 *LRHC* 和 *LPGH* 两者的散点图、拟合回归曲线或局部加权回归修匀散点图来看，随着各省份医疗卫生服务政府供给水平的增加，各省份农村居民医疗消费水平总体呈现增加趋势。

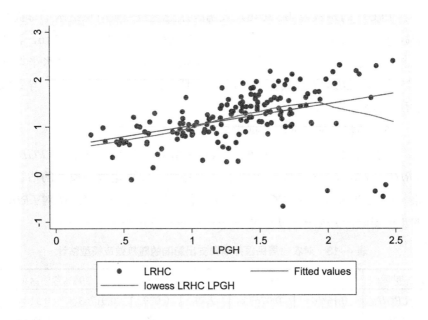

**图 4-4　*LRHC* 与 *LPGH* 的散点图**

（2）固定效应的面板数据模型

**表 4-12　对农村居民医疗消费支出影响的固定效应模型估计**

| 变量 | 系数 | 标准差 | $t$ 值 | $P > t$ | 95%的置信区间 | |
|---|---|---|---|---|---|---|
| *LPGH* | 0.12646 | 0.11283 | 1.12 | 0.265 | −0.09691 | 0.34984 |
| *LRHI* | 0.75016 | 0.10588 | 7.08 | 0.000 | 0.54054 | 0.95979 |
| *FISDEN* | 1.47798 | 0.72799 | 2.03 | 0.045 | 0.03673 | 2.91924 |
| _cons | −2.22581 | 0.34827 | −6.39 | 0.000 | −2.91531 | −1.53631 |
| sigma_u | 0.18597 | | | | | |
| sigma_e | 0.34349 | | | | | |
| rho | 0.22667 | | | | | |

注：$F(3,121)=40.48$，$Prob > F = 0.000$。

依据表 4-12 固定效应模型的估计结果，*LPGH*、*LRHI*、*FISDEN* 对 *LRHC* 都有影响。除常数项外，*LPGH*、*LRHI*、*FISDEN* 对 *LRHC* 都具有正向影响。在三个变量中，*FISDEN* 对 *LRHC* 的正向影响程度最大，其次是 *LRHI* 对 *LRHC* 的正向影响，*LPGH* 对 *LRHC* 的正向影响程度最小。*LPGH* 的系数为 0.12646，表明医疗卫生服务政府供给水平每提高 1%，农村居民医疗消费水平提高 0.13%。*LRHI* 的系数为 0.75016，表明农村居民家庭人均收入水平每提高 1%，农村居民医疗消费水平增加 0.75%。*FISDEN* 的系数为 1.47798，表明财政分权水平每上升，导致农村居民医疗消费水平增加 1.48%。

（3）随机效应的面板数据模型

依据表 4-13 随机效应模型的估计结果，除常数项外，*LPGH*、*LRHI*、*FISDEN* 对 *LRHC* 都具有正向影响。同固定效应模型的估计结果一样，*FISDEN* 对 *LRHC* 的正向影响程度最大，其次是 *LRHI* 对 *LRHC* 的正向影响，*LPGH* 对 *LRHC* 的正向影响程度最小。

**表 4-13  对农村居民医疗消费支出影响的随机效应模型估计**

| 变量 | 系数 | 标准差 | $z$ 值 | $P>z$ | 95%置信区间 | |
|------|------|--------|--------|-------|-------------|---|
| *LPGH* | 0.16801 | 0.07673 | 2.79 | 0.029 | 0.01763 | 0.31840 |
| *LRHI* | 0.76869 | 0.10015 | 7.68 | 0.000 | 0.57239 | 0.96499 |
| *FISDEN* | 1.77403 | 0.64034 | 2.77 | 0.006 | 0.51898 | 3.02908 |
| _cons | −2.39482 | 0.32099 | −7.46 | 0.000 | −3.02395 | −1.76569 |
| *sigma_u* | 0.10174 | | | | | |
| *sigma_e* | 0.34349 | | | | | |
| *rho* | 0.08066 | | | | | |

注：*Wald chi2(3) =200.57，Prob > chi2 =0.0000*。

*LPGH* 的系数为 0.16801，高于固定效应模型的 0.12646，随机效应模型下 *LPGH* 对 *LRHC* 的影响程度大于固定效应 *LPGH* 对 *LRHC* 的影响程度。*LRHI* 的系数为 0.76869，稍高于固定效应模型的 0.75016，随机效应模型下 *LRHI* 对 *LRHC* 的影响程度稍大于固定效应 *LRHI* 对 *LRHC* 的影响程度。*FISDEN* 的系数为 1.77403，高于固定效应模型的 1.47798，随机效应模型下 *FISDEN* 对 *LRHC* 的影响程度大于固定效应 *FISDEN* 对 *LRHC* 的影响程度。

（4）Hausman 检验结果

由表 4-14 的 Hausman 检验结果来看，chi2（3）的值为 2.50，接受原假设的概率为 0.4759，因此在 5%的显著水平下接受原假设，应当采用随机效应模型。

**表 4-14　对农村居民医疗消费支出影响的面板数据 Hausman 检验结果**

| 变量 | 系数 | | (b-B)差 | sqrt(diag($V\_b-V\_B$)) |
|------|-----------|-----------|---------|---------------------------|
| | (b) Fe | （B） Re | | S.E. |
| LPGH | 0.12646 | 0.16801 | -0.04155 | 0.08246 |
| LRHI | 0.75016 | 0.76869 | -0.01853 | 0.03380 |
| FISDEN | 1.47798 | 1.77403 | -0.29605 | 0.34371 |

注：Test: $H_0$: difference in coefficients not systematic。

$chi2（3）=(b-B)'[(V\_b-V\_B)^{(-1)}](b-B) = 2.50$，$Prob>chi2 = 0.4759$。

在随机效应模型下，为更准确反映 *LPGH* 、 *LRHI* 、 *FISDEN* 对 *LRHC* 的影响，模型采用了稳健性的估计方法，有关估计结果见表 4-15。

**表 4-15　对农村居民医疗消费支出影响的随机效应分析(稳健性估计)**

| 变量 | 系数 | 标准差 | z 值 | P>z | 95%的置信区间 | |
|------|------|--------|------|-----|-----------|-----------|
| LPGH | 0.16801 | 0.11662 | 1.44 | 0.048 | -0.06055 | 0.39658 |
| LRHI | 0.76869 | 0.07112 | 10.81 | 0.000 | 0.62929 | 0.90809 |
| FISDEN | 1.77403 | 0.49286 | 3.60 | 0.003 | 0.80805 | 2.74002 |
| _cons | -2.39482 | 0.23470 | -10.20 | 0.000 | -2.85482 | -1.93482 |
| sigma_u | 0.10174 | | | | | |
| sigma_e | 0.34349 | | | | | |
| rho | 0.08066 | | | | | |

注：*Wald chi2(3)=405.59*，*Prob > chi2 =0.0000*。

*LPGH* 的系数为 0.16801，表明医疗卫生服务政府供给水平每提高 1%，农村居民医疗消费水平增加 0.17%。如同政府医疗卫生支出增加对城镇居民医疗消费水平的影响一样，在农村居民家庭收入水平相对较低的情况下，政府加大对农村合作医疗制度、农村公共卫生体系建设的投入，既可降低农村医疗机构提供医疗服务的成本，也会降低农村居民家庭的医疗费用负担，在一定程度上刺激农村居民的医疗消费水平增加。

*LRHI* 的系数为 0.76869，表明农村居民家庭人均收入水平每提高

1%，农村居民医疗消费水平增加 0.77%。收入水平是决定消费能力和水平的重要因素，当家庭人均收入水平不断提高时，农村居民对医疗消费的需求和能力也会不断增加。目前，随着农村居民家庭人均收入水平的不断提高，加之农村合作医疗保险的补偿水平不断提高，我国农村居民家庭的医疗消费需求逐渐得到释放，其用于医疗消费的支出不断增长。

*FISDEN* 的系数为 1.77403，表明财政分权水平的上升导致农村居民医疗消费水平增加 17.75%。由此可以看出，财政分权水平是影响农村居民医疗消费的最重要因素。这是因为，我国地方政府尤其是基层政府对于医疗卫生服务的支出责任较大而财力不足，农村地区医疗卫生服务的供给依赖于政府的财力投入，农村居民医疗服务需求的满足也依赖于政府财力的保障。因此，地方政府的财力水平是解决农村医疗卫生服务供给和需求的基础性条件。在财政分权水平提高时，地方政府用于医疗卫生服务供给的财政能力增加，农村居民医疗保险的补偿水平和需求满足程度都会提高，最终会刺激农村居民医疗消费水平的提高。

# 第5章 医疗卫生服务政府供给的经济效率

## 5.1 简要的理论分析

### 5.1.1 医疗卫生服务政府供给与提升健康人力资本的关系

医疗卫生服务不仅具有预防控制疾病的功能，还具有改善职业卫生环境和促进公众健康的功能。良好的医疗卫生服务能够保障劳动力人群各种疾病的早期预防和诊断治疗，改善劳动力的身体健康和机能，最大程度为健康人力资本的积累提供体力和健康方面的支持，促进健康人力资本质量的提升。

在大多数情况下，人口健康水平的低下往往与较低的收入水平有关。收入水平较低时，相对于医疗服务消费的成本而言，居民的医疗服务消费支付能力明显不足。这种情况下，人们获得健康的能力和机会很可能因此丧失，并有可能陷入健康状况恶化的不利境地，使得健康人力资本的培育路径难以可持续。提高政府对医疗卫生服务的供给水平，在一定程度上可以改善健康人力资本的培育状况。

政府加大对纯公共物品性质的公共卫生服务的供给，有助于人口卫生免疫水平的提高、各种疾病的早期预防控制、职业卫生环境和生活环境的改善，使健康人力资本的培育始终处于一种良性的可持续发展路径之中。政府加大对准公共物品性质的基本医疗卫生服务的供给，有助于改善劳动力人口的就医条件，降低劳动力人口的就医成本，提高人口的医疗卫生保障水平，从而有效改善了劳动力的身体机能和健康状况，使得健康人力资本得以恢复和保护。政府在基础医疗技术方面投入的增加，降低了医疗服务的成本，提高了现有医疗技术服务的可及性，从而提高现有基础医疗技术的利用效率，最终能够有效改善健康人力资本的质量状况。

## 5.1.2 健康人力资本和促进经济增长的关系

依据内生增长理论，人力资本的积累是促进经济增长的重要动力源。当单纯依靠物质资本与劳动力投入无法刺激经济进一步增长时，通过提升人力资本可以提高劳动生产率和技术进步率，实现经济快速增长。

人力资本可以分为教育人力资本和健康人力资本。有着"人力资本之父"之称的 Schults（1961）认为人力资本是促进经济增长的主要原因，人力资本投资是一种回报率很高的投资，健康改善同教育一样都是积累人力资本的重要方式。世界银行（1993）强调健康状况的改善有助于提高劳动生产率，进而提高各国的经济增长水平。在健康改善方面的任何投资都将增强劳动力人口的身体机能、延长劳动者的预期寿命，进而提升健康人力资本的存量和质量。健康人力资本的任何提升也会促进劳动生产率的提高，最终促进经济增长。Fogel（1994，2002）估算了 1780～1980 年英国的营养和健康改善对于劳动生产率和年均经济增长率的影响，健康人力资本提高了劳动参与率 25%，提高了劳动生产率 53%，提高了总产出 198%，提高了年均经济增长率 0.58%。Sohn（2000）研究了1962～1995 年 Fogel 型健康人力资本对韩国经济增长的影响，结果表明健康人力资本的改善使得韩国经济的年均增长率提高 1%。世界卫生组织（2001）的调查表明，预期寿命提高 1%，年经济增长率会提高 0.03%～0.04%，健康改善对高收入国家经济增长率的影响程度要高于低收入国家约 1.6%。Bloom et al（2004）对 1960～1990 年 104 个国家公共卫生与经济增长的关系研究后发现，当预期寿命提高 1%，人均 GDP 的增长率提高 0.04%。

## 5.1.3 医疗卫生服务政府供给对消费、投资需求的直接影响

医疗卫生服务需求的满足程度在很大程度上依赖于政府对医疗卫生服务的供给水平和城乡居民家庭对医疗服务消费的支付能力，而政府对

医疗卫生服务的供给水平主要由政府的医疗卫生投入水平决定。因此，城乡居民获得良好医疗卫生服务的能力和机会还是取决于政府的投入水平和城乡居民家庭自身的支付能力，二者往往具有一定的替代性。

在医疗保障体系不够健全的情况下，城乡居民家庭有着很强的预防性储蓄意愿。为保障自身抵御疾病风险的能力和避免其陷入健康恶化的境地，城乡居民往往会预留部分能够满足"预防性需求"的货币资金。在个人收入增长有限的条件下，这种预防性资金的预留短期内导致了城乡居民的消费能力不足，长期内又会削弱城乡居民的储蓄投资能力，造成消费需求和投资需求难以完全释放，最终造成经济增长的动力不足。在个人支付能力不足和政府供给有限的情况下，城乡居民的健康水平下降，导致健康人力资本的培育机制难以为继，最后也会通过劳动生产率的降低影响经济增长。

政府加大对医疗卫生服务的供给，积极推进医疗保障体系的建设，可以在降低医疗费用负担的同时，提高城乡居民的医疗保障待遇。这种情况下，城乡居民的预防性储蓄动机就会减弱，即期消费和长期储蓄投资的意愿就会增强，使整个社会的消费、投资的潜力得到释放，最终增强经济增长的动力。另外，政府不断提高医疗卫生服务的投入水平，形成一种稳定的健康人力资本投资机制，通过促进城乡居民健康状况的改善提高健康人力资本对经济增长的推动作用。

## 5.2　基于 VAR 模型的经济效率分析

### 5.2.1　计量模型的构建

本节的研究主要采用 P 阶向量自回归模型:

$$Y_t = A_1 Y_{t-1} + \cdots + A_p Y_{t-p} + \varepsilon_t \tag{5-1}$$

其中: $Y_t = (PGDP, LE, II, GHE)$ ，$PGDP$ 表示人均经济产出，$LE$ 表示劳动力供给水平，$II$ 表示全社会投资水平，$GHE$ 表示医疗卫生政府供给水平，$A_1 \dots A_P$ 为待估的参数矩阵，内生变量有 $p$ 阶滞后期，$\varepsilon_t$ 是随机扰动项。

## 5.2.2    数据说明

### 1. 人均经济产出水平（*PGDP*）

人均经济产出水平用人均国内生产总值来反映，人均国内生产总值是国内生产总值 *GDP* 按人口数计算的平均值，也常用来表示一国经济产出状况和居民收入水平。该指标数据来源于国家统计局国家数据库（http://data.stats.gov.cn），查询 1980～2012 年人均国内生产总值的有关数据获得。为了消除价格的影响，通常对人均国内生产总值的数据按照人均国内生产总值指数（1980 年=100）进行指数平减后获得实际人均国内生产总值。

### 2. 劳动力供给水平（*LE*）

劳动力供给水平通过就业人数加以反映，数据来源于国家统计局国家数据库（http://data.stats.gov.cn），查询 1980～2012 年就业人数的有关数据获得。

### 3. 全社会投资水平（*II*）

全社会投资水平通过全社会固定资产投资加以反映，数据来源于国家统计局国家数据库（http://data.stats.gov.cn），查询 1980～2012 年全社会固定资产投资的有关数据获得。为了消除价格的影响，通常对全社会固定资产投资的数据按照居民消费水平指数（1980=100）进行平减后获得实际全社会固定资产投资额。

### 4. 医疗卫生政府供给水平（*GHE*）

医疗卫生政府供给水平通过政府卫生支出加以反映，数据来源于中国卫生统计年鉴 2009～2013 年政府卫生支出的有关数据。为了消除价格的影响，通常对政府卫生支出的数据按照居民消费水平指数（1980=100）进行平减后获得实际政府卫生支出。

由于数据的自然对数变换不改变原来的协整关系，并能使其趋势线性化，消除时间序列中存在的异方差现象，所以对人均国内生产总值 *PGDP*、劳动力人数 *LE*、全社会投资额 *II*、医疗卫生政府供给水平 *GHE* 进行自然对数变换，分别用 *LPGDP*、*LLE*、*LII*、*LGHE* 表示。

### 5.2.3　医疗卫生政府供给的经济效率的实证分析

1. 单位根检验

由于经济时间序列往往是非平稳的，倘若采用 OLS 方法，检验结果会出现"伪"回归问题。为消除"伪"回归问题，通常要对经济时间序列进行单位根检验。常用的单位根检验方法有 ADF 法和 PP 法。本节采用 ADF 检验法。

表 5-1　各序列的 ADF 检验结果

| 变量 | ADF统计量 | 临界值 | AIC | SC | 检验形式(C,T,K) | 结论 |
|---|---|---|---|---|---|---|
| LPGDP | −2.248675 | −4.284580* | −3.730582 | −3.545551 | (C, T, 3) | 非平稳 |
| LLE | −1.029150 | −4.273277* | −4.473086 | −4.335673 | (C, T, 3) | 非平稳 |
| LII | −3.804999 | −4.284580* | −2.126653 | −1.941623 | (C, T, 3) | 非平稳 |
| LGHE | −0.384143 | −4.273277* | −2.546242 | −2.408829 | (C, T, 3) | 非平稳 |
| △LPGDP | −2.706216 | −2.619160*** | −3.676980 | −3.584465 | (C, 0, 3) | 平稳 |
| △LLE | −4.786274 | −3.661661* | −4.241958 | −4.149443 | (C, 0, 3) | 平稳 |
| △LII | −3.494771 | −2.960411** | −1.822037 | −1.729521 | (C, 0,3) | 平稳 |
| △LGHE | −3.632246 | −2.960411** | −2.519469 | −2.426954 | (C, 0,3) | 平稳 |

注：1.其中检验形式(C,T,K)分别表示单位根检验方程包括常数项、时间趋势和滞后项的阶数；

2.△表示差分算子；

3. *、**、***分别表示在1%、5%、10%显著水平下的临界值。

利用 Eviews 8.0 软件计算，得 LPGDP、LLE、LII、LGHE 单位根检验结果，见表 5-1。由表 5-1 的检验结果可知，对于所有序列，在 1% 的显著性水平下是非平稳的，接受存在单位根的假设。对于所有序列的一阶差分序列进行平稳性检验，则显著拒绝存在单位根的原假设，说明它们的差分序列是平稳的，由此可以推断 LPGDP、LLE、LII、LGHE 为 I（1）过程，它们的差分序列为 I（0）过程。

2. 协整检验

对 VAR 模型中的各变量进行协整检验，是研究我国医疗卫生政府供给水平变化及其引致人均经济产出变化的基础。单位根检验的结果表明，VAR 模型中的所有变量序列都是 I（1），具备构造协整关系的必要条件。

本节采用 Johansen（1995）极大似然估计法对 *LPGDP*、*LLE*、*LII*、*LGHE* 进行协整检验。在进行协整检验前，必须确定 VAR 模型的结构。使用 AIC 和 SC 信息准则作为 VAR 模型选择最优滞后阶数的检验标准，并用 Q 统计量检验残差序列无自相关，JB 检验残差的正态性。检验结果表明，滞后阶数为 4 的 VAR 模型各方差拟合优度很好，残差序列具有平稳性，在 5%的显著水平上，各方程回归残差序列均满足正态性，不存在自相关和异方差。在协整检验中，选择具有协整方程有截距且不含线性趋势的模型为最合适的协整检验模型。检验的结果见表 5-2 表和表 5-3。

表 5-2　Johansen 协整检验结果

| 特征值 | 迹检验统计量 | 5%显著水平临界值 | P 值 | 协整关系的个数 |
|---|---|---|---|---|
| 0.982436 | 150.6161 | 47.85613 | 0.0000 | 0 * |
| 0.540825 | 37.44357 | 29.79707 | 0.0054 | 至多 1 个* |
| 0.387235 | 15.65051 | 15.49471 | 0.0474 | 至多 2 个* |
| 0.066834 | 1.936829 | 3.841466 | 0.1640 | 至多 3 个 |
| 特征值 | 最大特征值统计量 | 5%显著水平临界值 | P 值 | 协整关系的个数 |
| 0.982436 | 113.1725 | 27.58434 | 0.0000 | 0 * |
| 0.540825 | 21.79306 | 21.13162 | 0.0403 | 至多 1 个* |
| 0.387235 | 13.71368 | 14.26460 | 0.0609 | 至多 2 个 |
| 0.066834 | 1.936829 | 3.841466 | 0.1640 | 至多 3 个 |

注：*表示能够拒绝原假设，各值来自于软件 Eviews8.0。

表 5-3　标准化的协整系数

| *LPGDP* | *LGH* | *LII* | *LLE* | *C* |
|---|---|---|---|---|
| 1.000000 | −0.522804 | 0.293290 | −2.859353 | 24.54820 |
|  | (0.02247) | (0.01281) | (0.05691) |  |
| 对数似然函数值 | 323.5979 |  |  |  |

注：表中所列协整系数估计值下面括号内是渐进标准差。

表 5-2 迹检验结果表明在 5%的显著性水平上，变量之间存在三个协整关系；最大特征值检验结果表明在 5%的显著性水平上，变量之间

存在两个协整关系。因此，可以建立相应的 VEC 模型。为了分析方便和计量分析的需要，本模型只考虑第一个协整关系。

由表 5-3 的检验结果，将协整关系写成数学表达式，并令其等于 *vecm*，得到：

$$vecm = LGDP - 0.5228LGHE + 0.2933LII - 2.8594\text{LLE} + 24.5482 \quad （5-2）$$

该协整方程表明我国人均经济产出、医疗卫生政府供给水平、全社会投资水平、劳动力供给水平之间存在着长期稳定均衡关系。长期来看，医疗卫生政府供给水平每增加 1%，会引起人均经济产出下降 0.52%，全社会投资水平每增加 1%，会引起人均经济产出上升 0.29%，劳动力供给水平每增加 1%，会引起人均经济产出下降 2.86%。总的来看，医疗卫生政府供给水平与劳动力供给水平对人均经济产出具有反向调节的作用，而全社会投资额对人均经济产出具有正向调节的作用。

3. 向量误差修正模型（VEC）

协整检验结果表明人均经济产出、医疗卫生政府供给水平、全社会投资水平、劳动力供给水平存在着长期的均衡关系，但是要讨论变量间长短期变化的影响，必须建立向量误差修正模型（VEC）。向量误差修正模型（VEC）是包含协整约束条件的 VAR 模型，VEC 的最优滞后阶数为 4，选择具有协整方程有截距且不含线性趋势的模型为最合适模型。VEC 模型整体检验结果表明，模型整体的对数似然函数值足够大（为 323.5979），同时 AIC 和 SC 值相当小，分别为-17.6856 和-14.0696，说明模型的整体解释力比较强。

表 5-4　VEC 模型参数估计值

| Error Correction: | △LPGDP | △LGHE | △LII | △LLE |
|---|---|---|---|---|
| CointEq1 | −0.572317 | 1.330952 | 0.293516 | 0.088351 |
| | (0.26131) | (0.70240) | (0.75393) | (0.26745) |
| | [−2.19018] | [ 1.89485] | [ 0.38932] | [ 0.33035] |
| △LPGDP(−1) | 0.163280 | 1.779201 | 0.648892 | −0.078166 |
| | (0.25776) | (0.69288) | (0.74370) | (0.26382) |
| | [ 0.63345] | [ 2.56785] | [ 0.87252] | [−0.29629] |
| △LPGDP(−2) | −0.633636 | −1.377272 | −0.475815 | 0.056467 |
| | (0.18880) | (0.50751) | (0.54474) | (0.19324) |
| | [−3.35604] | [−2.71379] | [−0.87348] | [ 0.29221] |

续表

| Error Correction: | △LPGDP | △LGHE | △LII | △LLE |
|---|---|---|---|---|
| △LPGDP(-3) | 0.250132 | 2.189369 | 2.403190 | -0.172043 |
| | (0.26605) | (0.71516) | (0.76762) | (0.27230) |
| | [ 0.94015] | [ 3.06138] | [ 3.13072] | [-0.63181] |
| △LPGDP(-4) | -0.164381 | -1.326606 | -1.438918 | -0.132668 |
| | (0.16834) | (0.45250) | (0.48569) | (0.17229) |
| | [-0.97649] | [-2.93174] | [-2.96263] | [-0.77002] |
| △LGHE(-1) | 0.089081 | 0.556063 | 0.339063 | 0.153718 |
| | (0.08829) | (0.23732) | (0.25473) | (0.09036) |
| | [ 1.00898] | [ 2.34310] | [ 1.33108] | [ 1.70115] |
| △LGHE(-2) | -0.098282 | 0.204375 | 0.062993 | -0.001497 |
| | (0.08803) | (0.23661) | (0.25397) | (0.09009) |
| | [-1.11652] | [ 0.86375] | [ 0.24803] | [-0.01662] |
| △LGHE(-3) | 0.080808 | -0.034754 | -0.387989 | -0.004332 |
| | (0.10691) | (0.28737) | (0.30845) | (0.10942) |
| | [ 0.75587] | [-0.12094] | [-1.25787] | [-0.03959] |
| △LGHE(-4) | 0.061250 | -0.190655 | 0.722083 | -0.019918 |
| | (0.11695) | (0.31437) | (0.33743) | (0.11970) |
| | [ 0.52372] | [-0.60646] | [ 2.13994] | [-0.16640] |
| △LII(-1) | 0.104302 | -0.208241 | 0.593358 | -0.307846 |
| | (0.08649) | (0.23250) | (0.24955) | (0.08853) |
| | [ 1.20589] | [-0.89567] | [ 2.37769] | [-3.47748] |
| △LII(-2) | 0.094248 | -0.389439 | -0.582031 | 0.064185 |
| | (0.08214) | (0.22079) | (0.23698) | (0.08407) |
| | [ 1.14744] | [-1.76386] | [-2.45600] | [ 0.76350] |
| △LII(-3) | 0.342556 | -0.442261 | 0.281446 | 0.039268 |
| | (0.12029) | (0.32334) | (0.34705) | (0.12311) |
| | [ 2.84780] | [-1.36781] | [ 0.81096] | [ 0.31896] |
| △LII(-4) | 0.134399 | -0.481672 | -1.046360 | 0.039631 |
| | (0.17528) | (0.47116) | (0.50572) | (0.17940) |
| | [ 0.76676] | [-1.02231] | [-2.06905] | [ 0.22091] |
| △LLE(-1) | -1.813559 | 2.363765 | 0.421589 | 0.008310 |
| | (0.81039) | (2.17834) | (2.33812) | (0.82942) |
| | [-2.23788] | [ 1.08512] | [ 0.18031] | [ 0.01002] |
| △LLE(-2) | -1.074606 | 2.746116 | 2.945429 | 0.586675 |
| | (0.71664) | (1.92635) | (2.06765) | (0.73347) |
| | [-1.49950] | [ 1.42556] | [ 1.42453] | [ 0.79986] |

| Error Correction: | △LPGDP | △LGHE | △LII | △LLE |
|---|---|---|---|---|
| △LLE(-3) | −0.240500 | 2.685047 | 0.666718 | 0.848533 |
| | (0.42897) | (1.15308) | (1.23766) | (0.43904) |
| | [−0.56065] | [ 2.32859] | [ 0.53869] | [ 1.93268] |
| △LLE(-4) | 0.056989 | 1.597599 | −1.476123 | 0.772724 |
| | (0.29899) | (0.80369) | (0.86264) | (0.30601) |
| | [ 0.19060] | [ 1.98783] | [−1.71116] | [ 2.52515] |
| C | −0.018910 | 0.090649 | 0.173363 | 0.008108 |
| | (0.02408) | (0.06472) | (0.06946) | (0.02464) |
| | [−0.78544] | [ 1.40072] | [ 2.49576] | [ 0.32905] |

注：表中（ ）内是标准差，[ ]内是 t 统计量。

由表 5-4，可得如下的 VEC 模型：

$$
\begin{pmatrix} \Delta LPGDP_t \\ \Delta LGHE_t \\ \Delta LII_t \\ \Delta LLE_t \end{pmatrix} = \begin{pmatrix} 0.1633 & 0.0891 & 0.1043 & -1.8136 \\ 1.7792 & 0.5561 & -0.2082 & 2.3638 \\ 0.6489 & 0.3391 & 0.5934 & 0.4216 \\ -0.0782 & 0.1537 & -0.3078 & 0.0083 \end{pmatrix} \times \begin{pmatrix} \Delta LPGDP_{t-1} \\ \Delta LGHE_{t-1} \\ \Delta LII_{t-1} \\ \Delta LLE_{t-1} \end{pmatrix}
$$

$$
+ \begin{pmatrix} -0.6336 & -0.0983 & 0.0942 & -1.0746 \\ -1.3773 & 0.2044 & -0.3894 & 2.7461 \\ -0.4758 & 0.0630 & -0.5820 & 2.9454 \\ 0.0565 & -0.0015 & 0.0642 & 0.5867 \end{pmatrix} \times \begin{pmatrix} \Delta LPGDP_{t-2} \\ \Delta LGHE_{t-2} \\ \Delta LII_{t-2} \\ \Delta LLE_{t-2} \end{pmatrix}
$$

$$
+ \begin{pmatrix} 0.2501 & 0.0808 & 0.3426 & -0.2405 \\ 2.1894 & -0.0348 & -0.4423 & 2.6850 \\ 2.4032 & -0.3880 & 0.2814 & 0.6667 \\ -0.1720 & -0.0043 & 0.0393 & 0.8485 \end{pmatrix} \times \begin{pmatrix} \Delta LPGDP_{t-3} \\ \Delta LGHE_{t-3} \\ \Delta LII_{t-3} \\ \Delta LLE_{t-3} \end{pmatrix}
$$

$$
+ \begin{pmatrix} -0.1644 & 0.0613 & 0.1344 & 0.0570 \\ -1.3266 & -0.1907 & -0.4817 & 1.5976 \\ -1.4389 & 0.7221 & -1.0464 & -1.4761 \\ -0.1327 & -0.0199 & 0.0396 & 0.7727 \end{pmatrix} \times \begin{pmatrix} \Delta LPGDP_{t-4} \\ \Delta LGHE_{t-4} \\ \Delta LII_{t-4} \\ \Delta LLE_{t-4} \end{pmatrix}
$$

$$
+ \begin{pmatrix} -0.5723 \\ 1.3310 \\ 0.2935 \\ 0.0884 \end{pmatrix} \times vecm_{t-1} + \begin{pmatrix} -0.0189 \\ 0.0906 \\ 0.1734 \\ 0.0081 \end{pmatrix} \tag{5-3}
$$

其中：$vecm_t = \begin{pmatrix} 1 & -0.5228 & 0.2933 & -2.8594 \end{pmatrix} \times \begin{pmatrix} LPGDP_t \\ LGHE_t \\ LII_t \\ LLE_t \end{pmatrix} + 24.5482$ （5-4）

根据公式 5-3 和公式 5-5，从短期看，人均经济产出受到误差项影响的系数值达到-0.5723，说明误差项对人均经济产出的负向调节能力还是比较大的。医疗卫生政府供给水平滞后 4 期的参数估计值分别为 0.0891、-0.0983、0.0808、0.0613，说明医疗卫生政府供给水平对各期人均经济产出的影响方向存在较大差异，但是这种影响相对较小。

根据公式 5-3 和公式 5-5，从各变量滞后 4 期的参数估计值来看，人均经济产出受自身因素、劳动力供给水平的影响非常大，但是各期的影响方向和影响程度还是存在非常大的差异；全社会投资水平对各期人均经济产出的影响程度都大于医疗卫生政府供给水平对人均经济产出的影响程度。

$$
\begin{aligned}
\Delta LPGDP = &-0.5723 \times (LPGDP_{t-1} - 0.5228 \times LGHE_{t-1} + 0.2933 \times LII_{t-1} \\
&-2.8594 \times LLE_{t-1} + 24.5482) + 0.1633 \times \Delta LPGDP_{t-1} \\
&-0.6336 \times \Delta LPGDP_{t-2} + 0.2501 \times \Delta LPGDP_{t-3} - 0.1644 \times \Delta LPGDP_{t-4} \\
&+0.0891 \times \Delta LGHE_{t-1} - 0.0983 \times \Delta LGHE_{t-2} + 0.0808 \times \Delta LGHE_{t-3} \\
&+0.0613 \times \Delta LGHE_{t-4} + 0.1043 \times \Delta LII_{t-1} + 0.0942 \times \Delta LII_{t-2} \\
&+0.3426 \times \Delta LII_{t-3} + 0.1344 \times \Delta LII_{t-4} - 1.8136 \times \Delta LLE_{t-1} \\
&-1.0746 \times \Delta LLE_{t-2} - 0.2405 \times \Delta LLE_{t-3} + 0.0570 \times \Delta LLE_{t-4} \\
&-0.0189
\end{aligned}
$$

（5-5）

综合长期均衡方程和短期调整方程的估计结果，长期内医疗卫生政府供给水平对人均经济产出的负向调节作用还是比较大的，短期内（除滞后 2 期外）医疗卫生政府供给水平对人均经济产出的调节作用方向基本是正向调节，但调节幅度相对较小。

4. 脉冲响应分析

脉冲响应函数分析用于衡量来自随机扰动项的一个标准差冲击对内生变量当前和未来取值的影响。利用 Eviews8.0 软件对 VAR 模型中的变量进行脉冲响应函数分析，并得到相应的脉冲响应函数图。在图 5-1 中，横轴表示冲击作用的期间数（单位：年度），纵轴表示 *LPGDP* 的变化程度，曲线表示 *LPGDP* 对各个相应变量的脉冲响应。

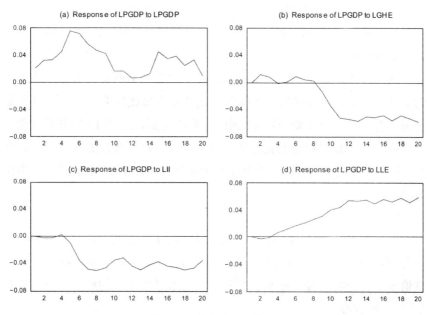

**图 5-1　脉冲响应函数图**

从图 5-1（a）可以看出，*LPGDP* 受自身冲击的影响很大，波动比较明显。当在本期给 *LPGDP* 一个冲击后，*LPGDP* 从第 1 期到第 5 期呈快速上升趋势，第 6 期开始下降，第 12～13 期相对达到稳定状态，经过第 14 期的短暂上升后呈波动式下降趋势。可以说明，通过给 *LPGDP* 一个冲击，可以立即引起 *LPGDP* 的增长，但是滞后期的冲击影响比较明显且呈现显著波动趋势，总体呈现正向冲击状态。

从图 5-1（b）可以看出，*LPGDP* 受 LGHE 的影响很大。当在本期给 LGHE 一个冲击后，*LPGDP* 在第 1 期呈现小幅上升趋势，第 2 期到第 4 期呈现小幅下降趋势，第 5 期到第 6 期又呈现小幅上升趋势，经过第 7 期和第 8 期的小幅下降后开始大幅下降，第 11 期以后 *LGDP* 稳定在一个新的均衡水平。可以说明，通过给 LGHE 一个冲击，前 8 期基本是正向冲击，第 9 期至第 10 期均为负向冲击，第 11 期后冲击作用不是很明显。

　　从图 5-1（c）可以看出，*LPGDP* 受 *LII* 的影响很大。当在本期给 *LII* 一个冲击后，*LPGDP* 在前 4 期变化趋势并不明显，从第 5 期开始显著下降，经过第 7 期至第 9 期的相对稳定状态后，从第 10 期开始呈现较大幅度升降交替的相对稳定的变化态势。可以说明，通过给 *LII* 一个冲击，前 4 期基本是正向冲击，第 9 期开始均为负向冲击，第 16 期后冲击作用相对较小。

　　从图 5-1（d）可以看出，*LPGDP* 受 *LLE* 的影响非常大。当在本期给 *LLE* 一个冲击后，*LPGDP* 在前 3 期变化力度比较微弱，第 4 期开始显著上升，经过第 4 期至第 12 期的上升态势后，从第 13 期开始呈现小幅升降交替的相对稳定变化态势。可以说明，通过给 *LLE* 一个冲击，前 3 期基本是正向冲击，第 4 期开始均为正向冲击，第 13 期后冲击作用相对较小。

　　5. 方差分解

　　利用方差分解技术，将 VAR 模型中 *LPGDP* 的波动按其成因分解为与各方程新息（Innovation）相关联的组成部分，从而分析医疗卫生政府供给水平、全社会投资水平、劳动力供给水平以及人均经济产出自身对 *LPGDP* 的贡献率。

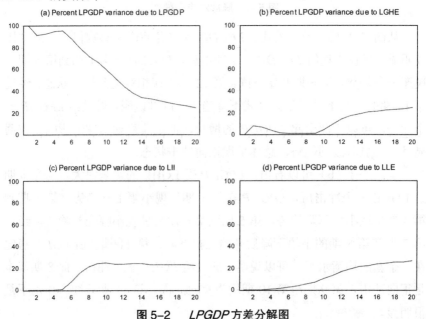

**图 5-2　*LPGDP* 方差分解图**

从图 5-2（a）可以看出，人均经济产出 *LPGDP* 自身的冲击对 *LPGDP* 的贡献率在经过前 5 期的小幅升降波动后，从第 6 期开始呈现快速下降趋势，从第 15 期后 *LPGDP* 的冲击对 *LPGDP* 的贡献率呈现相对稳定的状态。从图 5-2（b）可以看出，医疗卫生政府供给水平 LGHE 的冲击对 *LPGDP* 的贡献率在第 1 期至第 2 期呈现小幅上升趋势，在第 3 期至第 5 期呈现小幅下降趋势，第 6 期至第 9 期呈现稳定态势，第 10 期开始呈现较大幅度的上升态势，第 14 期后呈现相对稳定的水平。从图 5-2（c）可以看出，全社会投资水平 *LII* 的冲击对 *LPGDP* 的贡献率在第 1 期至第 5 期呈现稳定态势，第 6 期开始呈现较大幅度的上升态势，第 10 期后呈现相对稳定的水平。从图 5-2（d）可以看出，劳动力供给水平 *LLE* 的冲击对 *LPGDP* 的贡献率在第 1 期至第 3 期呈现相对稳定的态势，第 4 期至第 9 期呈现小幅上升的态势，经过第 10 期至第 13 期的较大幅度上升后呈现相对稳定的水平。

从表 5-5 的检验结果可知，我国 *LPGDP* 的方差分解显示，*LPGDP* 的冲击从长期来看大约能解释 *LPGDP* 变化的 25% 以上，*LPGDP* 的冲击对 *LPGDP* 的影响逐渐减少；*LGHE* 的冲击对 *LPGDP* 波动的解释在 25% 左右，并且 *LGHE* 的冲击对 *LPGDP* 的影响逐渐加大；*LII* 的冲击对 *LPGDP* 波动的解释在 23% 左右，*LII* 的冲击对 *LPGDP* 影响的波动幅度较小；*LLE* 的冲击对 *LPGDP* 波动的解释在 27% 左右，*LLE* 的冲击对 *LPGDP* 的影响逐渐加大。由此可见，*LPGDP*、*LGHE*、*LII*、*LLE* 直接对 *LPGDP* 的冲击影响都比较大，不过 *LGHE*、*LLE* 对 *LPGDP* 的影响逐渐增大，*LPGDP* 的冲击对 *LPGDP* 的影响逐渐减少，而 *LII* 的冲击对 *LPGDP* 的影响相对稳定。仅从医疗卫生政府供给水平 *LGHE* 来看，*LGHE* 冲击对 *LPGDP* 的影响比较显著，这与协整检验的结果相同。

**表 5-5　LPGDP 的方差分解**

| 时期 | S.E. | LPGDP | LGHE | LII | LLE |
|------|------|-------|------|-----|-----|
| 1 | 0.020759 | 100.0000 | 0.000000 | 0.000000 | 0.000000 |
| 2 | 0.039859 | 91.61018 | 7.895098 | 0.164724 | 0.329997 |
| 3 | 0.052062 | 92.82505 | 6.800323 | 0.174537 | 0.200094 |
| 4 | 0.069047 | 94.73719 | 3.911792 | 0.274060 | 1.076962 |
| 5 | 0.103378 | 95.77181 | 1.745222 | 0.878063 | 1.604908 |

| 时期 | S.E. | LPGDP | LGHE | LII | LLE |
|------|------|-------|------|-----|-----|
| 6 | 0.132089 | 88.14294 | 1.540976 | 7.677030 | 2.639056 |
| 7 | 0.153109 | 79.28127 | 1.223429 | 15.72152 | 3.773777 |
| 8 | 0.169873 | 72.03388 | 1.015846 | 21.53921 | 5.411073 |
| 9 | 0.184248 | 66.43354 | 1.413977 | 24.70943 | 7.443055 |
| 10 | 0.195571 | 59.66499 | 4.436249 | 25.17791 | 10.72085 |
| 11 | 0.210050 | 52.32107 | 10.13522 | 23.98613 | 13.55758 |
| 12 | 0.227852 | 44.53687 | 14.28894 | 24.01846 | 17.15573 |
| 13 | 0.245825 | 38.34043 | 17.60531 | 24.59873 | 19.45553 |
| 14 | 0.260604 | 34.35842 | 19.48627 | 24.47341 | 21.68191 |
| 15 | 0.276564 | 33.19366 | 20.81475 | 23.52194 | 22.46966 |
| 16 | 0.291653 | 31.27983 | 21.46537 | 23.36867 | 23.88612 |
| 17 | 0.307387 | 29.72341 | 22.67705 | 23.25098 | 24.34856 |
| 18 | 0.321165 | 27.82155 | 23.07002 | 23.59044 | 25.51799 |
| 19 | 0.334522 | 26.61453 | 23.85913 | 23.66976 | 25.85658 |
| 20 | 0.346472 | 24.88303 | 25.02659 | 23.08742 | 27.00296 |

6. 结论

本节利用 VAR 模型，并通过协整检验、脉冲响应函数、方差分解、向量自回归误差修正模型的经济计量分析方法，就医疗卫生政府供给水平 LGHE 对人均经济产出水平 LPGDP 的影响做了实证研究，由此得出如下结论：

第一，在长期，我国人均经济产出、医疗卫生政府供给水平、全社会投资水平、劳动力供给水平存在着长期的均衡关系（协整关系）。上述各个变量间存在着相互联系和相互制约的关系。

第二，长期均衡方程和短期调整方程的估计结果表明，短期内医疗卫生政府供给水平对人均经济产出具有相对较小的正向调节作用，但长期内医疗卫生政府供给水平对人均经济产出具有较大的负向调节作用。

第三，脉冲响应函数分析结果表明，人均经济产出受自身因素、医疗卫生政府供给水平、全社会投资水平、劳动力供给水平的影响比较大，但这种影响方向和影响程度在短期和长期具有显著差别。仅从医疗卫生政府供给水平来看，短期内医疗卫生政府供给水平能够对人均经济产出产生小幅的正向冲击，但长期内产生了较大幅度的负向冲击作用。

第四，方差分解分析结果表明，人均经济产出自身因素、医疗卫生政府供给水平、全社会投资水平、劳动力供给水平都是引起人均经济产出变化的重要因素，各因素冲击对人均经济产出波动的解释都超过了20%，且医疗卫生政府供给水平、劳动力供给水平的冲击对人均经济产出的影响呈现逐渐加大趋势。

# 5.3　基于面板数据模型的经济效率分析

## 5.3.1　基于地区经济产出总量的面板数据分析

### 1. 面板数据模型的建立

基于各因素影响程度的考虑和计量分析结果的筛选，针对医疗卫生服务政府供给对地区经济产出总量的影响分析，本节所构建的面板数据模型为：

$$LGDP_{it} = \beta_0 + \beta_1 LGHE_{it} + \beta_2 LII_{it} + \beta_3 LLE_{it} + \beta_4 LURB_{it} + u_{it} \qquad (5\text{-}6)$$

在方程 5-6 中，$i$ 为 31 个省份（包括省、自治区、直辖市）；$t$ 为时期，代表 2008~2012 年；$\beta$ 为各解释变量的系数；$GDP$ 为地区经济产出的总量水平，$GHE$ 为地区医疗卫生服务政府供给的总量水平，$II$ 为地区的投资水平，$LE$ 为地区的劳动力供给水平，$URB$ 为地区的城镇化水平，$u_{it}$ 为随机扰动项。

由于数据的自然对数变换不改变原来的协整关系，并能使其趋势线性化，消除时间序列中存在的异方差现象，故对 $GDP$、$GHE$、$II$、$LE$、$URB$ 进行自然对数变换，分别用 $LGDP$、$LGHE$、$LII$、$LLE$、$LURB$ 表示。

### 2. 数据说明

（1）地区经济产出总量水平（$GDP$）。地区生产总值（$GDP$）常用来表示一个地区的经济产出总量状况。该指标数据来源于国家统计局国家数据库（http://data.stats.gov.cn），通过查询 2008~2012 年各地区的地区生产总值的有关数据获得。

（2）地区的劳动力供给水平（*LE*）。该指标通过就业人数加以反映。由于统计年鉴和国家统计局国家数据库并未明确列出各地区的就业人数，因而本节按照"地区就业人数=地区城镇就业人口+乡村私营企业就业人数+乡村私营企业投资者就业人数+乡村个体就业人数"的公式计算各地区的劳动力人数。地区城镇就业人口、乡村私营企业就业人数、乡村私营企业投资者就业人数、乡村个体就业人数的各项数据来源于国家统计局国家数据库（http://data.stats.gov.cn），通过查询2008～2012年就业人数的有关数据获得。

（3）地区的投资水平（*II*）。该指标通过各地区的全社会固定资产投资加以反映，数据来源于国家统计局国家数据库（http://data.stats.gov.cn），通过查询2008～2012年全社会固定资产投资的有关数据获得。

（4）地区的医疗卫生服务政府供给的总量水平（*GHE*）。该指标通过各地区的政府医疗卫生支出加以反映，数据来源于国家统计局国家数据库（http://data.stats.gov.cn），通过查询2008～2012年各地区医疗卫生支出的有关数据获得。

（5）城镇化水平（*URB*）。用地方非农业人口占地区年末常住人口的比重来反映，该指标数据根据2009～2013年《中国统计年鉴》各地区非农业人口、年末常住人口的有关数据计算获得。

表5-6　对地区经济产出总量影响的面板数据相关性分析

|  | *LGDP* | *LGHE* | *LII* | *LLE* | *LURB* |
|---|---|---|---|---|---|
| *LGDP* | 1.0000 |  |  |  |  |
| *LGHE* | 0.8865 | 1.0000 |  |  |  |
| *LII* | 0.9602 | 0.8976 | 1.0000 |  |  |
| *LLE* | 0.9137 | 0.8249 | 0.8600 | 1.0000 |  |
| *LURB* | 0.5371 | 0.2920 | 0.4082 | 0.4129 | 1.0000 |

3. 实证分析过程与结论

（1）相关性分析

由表5-6的分析结果可以看出，各地区的医疗卫生服务政府供给总量水平、投资水平、劳动力供给水平、城镇化水平与各地区经济产出总量水平存在明显的正相关性。在四个变量中，*LGHE*、*LII*、*LLE*、*LURB*

与 *LGDP* 相关性分别为 0.8865、0.9602、0.9137、0.5371。其中，地区的投资水平与各地区经济产出总量水平的相关性最大，其次是地区的劳动力供给水平与各地区经济产出总量水平的相关性，各地区城镇化水平与各地区经济产出总量水平的相关性最小。各地区的医疗卫生服务政府供给总量水平与各地区经济产出总量水平的相关性为 0.8865，远高于各地区城镇化水平与各地区经济产出总量水平的相关性 0.5371。

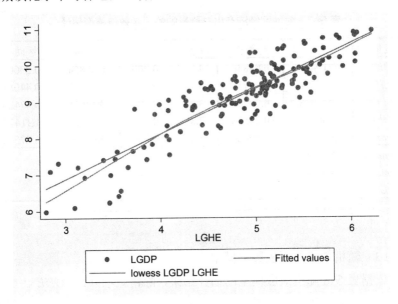

**图 5-3　LGDP 与 LGHE 的散点图**

从图 5-3 来看，地区经济产出总量水平 *LGDP* 受到医疗卫生服务政府供给总量水平 *LGHE* 的明显影响。从 *LGDP* 和 *LGHE* 两者的散点图、拟合回归曲线或局部加权回归修匀散点图来看，随着地区医疗卫生服务政府供给总量水平 *LGHE* 的提高，地区经济产出总量水平 *LGDP* 呈现显著上升的趋势。

（2）固定效应的面板数据模型

依据表 5-7 固定效应模型的估计结果，*LGHE*、*LII*、*LLE*、*LURB* 对 *LGDP* 都具有正向影响。在五个变量中（常数项除外），*LURB* 对 *LGDP* 的正向影响程度最大，其次是 *LII* 对 *LGDP* 的正向影响，*LGHE* 对 *LGDP* 的正向影响程度最小。*LGHE* 的系数为 0.19428，表明地区医疗卫生服务政府供给总量水平每提高 1%，地区经济产出总量水平 $LGDP$ 提高 0.19%。$LII$ 的系数为 0.32734，表明地区的投资水平每提高 1%，地区经济产出总量水平 $LGDP$ 增加 0.33%。$LLE$ 的系数为 0.31048，表明地区的劳动力供给水平每提高 1%，地区经济产出总量水平 $LGDP$ 增加 0.31%。$LURB$ 的系数为 0.60949，表明地区的城镇化水平每提高 1%，地区经济产出总量水平 $LGDP$ 增加 0.61%。

表5-7 对地区经济产出总量影响的固定效应模型估计

| 变量 | 系数 | 标准差 | t 值 | P>t | 95%的置信区间 | |
|------|------|--------|------|------|------|------|
| $LGHE$ | 0.19428 | 0.04836 | 4.02 | 0.000 | 0.09854 | 0.29002 |
| $LII$ | 0.32734 | 0.05731 | 5.71 | 0.000 | 0.21387 | 0.44081 |
| $LLE$ | 0.31048 | 0.08269 | 3.75 | 0.000 | 0.14675 | 0.47420 |
| $LURB$ | 0.60949 | 0.25518 | 2.39 | 0.018 | 0.10426 | 1.11472 |
| _cons | 3.87294 | 0.70820 | 5.47 | 0.000 | 2.47076 | 5.27512 |
| sigma_u | 0.34778 | | | | | |
| sigma_e | 0.05938 | | | | | |
| rho | 0.971675 | | | | | |

注：$F(4,120)=510.03$，$Prob > F = 0.000$。

（3）随机效应的面板数据模型

依据表5-8随机效应模型的估计结果，除常数项外，$LGHE$、$LII$、$LLE$、$LURB$ 对 $LGDP$ 都具有正向影响。同固定效应模型的估计结果不一样，$LLE$ 对 $LGDP$ 的正向影响程度最大，其次是 $LURB$ 对 $LGDP$ 的正向影响，$LGHE$ 对 $LGDP$ 的正向影响程度最小。

表5-8 对地区经济产出总量影响的随机效应模型估计

| 变量 | 系数 | 标准差 | z 值 | P>z | 95%置信区间 | |
|------|------|--------|------|------|------|------|
| $LGHE$ | 0.01473 | 0.03976 | 0.37 | 0.711 | −0.06320 | 0.09266 |
| $LII$ | 0.51174 | 0.04840 | 10.57 | 0.000 | 0.41688 | 0.60660 |
| $LLE$ | 0.60851 | 0.05365 | 11.34 | 0.000 | 0.50336 | 0.71365 |
| $LURB$ | 0.52402 | 0.10045 | 5.22 | 0.000 | 0.32714 | 0.72091 |
| _cons | 1.20514 | 0.33661 | 3.58 | 0.000 | 0.54539 | 1.86489 |
| sigma_u | 0.12096 | | | | | |
| sigma_e | 0.05938 | | | | | |
| rho | 0.80581 | | | | | |

注：$Wald\ chi2(4) =2652.96$，$Prob > chi2 =0.0000$。

*LGHE* 的系数为 0.01473，低于固定效应模型的 0.19428，随机效应模型下 *LGHE* 对 *LGDP* 的影响程度小于固定效应 *LGHE* 对 *LGDP* 的影响程度。*LII* 的系数为 0.5117，稍高于固定效应模型的 0.32734，随机效应模型下 *LII* 对 *LGDP* 的影响程度稍大于固定效应 *LII* 对 *LGDP* 的影响程度。*LLE* 的系数为 0.60851，高于固定效应模型的 0.31048，随机效应模型下 *LLE* 对 *LGDP* 的影响程度稍大于固定效应 *LLE* 对 *LGDP* 的影响程度。*LURB* 的系数为 0.52402，低于固定效应模型的 0.60949，随机效应模型下 *LURB* 对 *LGDP* 的影响程度小于固定效应 *LURB* 对 *LGDP* 的影响程度。

（4）Hausman 检验结果

表 5-9　对地区经济产出总量影响的 Hausman 检验结果

| 变量 | 系数 | | (b–B)差 | $sqrt(diag(V\_b-V\_B))$ S.E. |
|---|---|---|---|---|
| | (b) Fe | (B) Re | | |
| *LGHE* | 0.1942816 | 0.0147307 | 0.1795508 | 0.0432776 |
| *LII* | 0.3273389 | 0.5117401 | −0.1844012 | 0.0500839 |
| *LLE* | 0.3104751 | 0.6085067 | −0.2980317 | 0.0849811 |
| *LURB* | 0.6094918 | 0.5240222 | 0.0854696 | 0.2934057 |

注：Test: $H_0$: difference in coefficients not systematic；

$chi2$（4）= $(b-B)'[(V\_b-V\_B)^{\wedge}(-1)](b-B)$ = 51.15，*Prob*>*chi2* = 0.0000。

由表 5-9 的 Hausman 检验结果来看，chi2（5）的值为 51.15，接受原假设的概率为 0.0000，因此在 5% 的显著水平下拒绝原假设，应当采用固定效应模型。

在固定效应模型下，为更准确反映 *LGHE*、*LII*、*LLE*、*LURB* 对 *LGDP* 的影响，模型采用了稳健性的估计方法，有关估计结果见表 5-10。

*LGHE* 的系数为 0.19428，表明地区医疗卫生服务政府供给总量水平每提高 1%，地区经济产出总量水平 *LGDP* 提高 0.19%。政府加大医疗卫生领域的投入，在降低医疗费用负担的同时，提高了城乡居民的医疗保障待遇，从而刺激了城乡居民的医疗消费。医疗卫生服务条件的改善和就医成本的降低导致了两种情况的出现：一种情况是刺激了医疗卫生

服务需求和医疗卫生行业投资需求的增加，从而促进了经济产出的增长；另一种情况是使医疗卫生服务需求得到了更好的满足，城乡居民享受了更好的医疗卫生服务，使得人力资本的质量和规模都得到了提升，奠定了经济产出快速增长的重要基础。

表 5-10　对地区经济产出总量影响的固定效应分析（稳健性估计）

| 变量 | 系数 | 标准差 | $t$ 值 | $P>t$ | 95%的置信区间 | |
|---|---|---|---|---|---|---|
| LGHE | 0.19428 | 0.05835 | 3.33 | 0.002 | 0.07511 | 0.31345 |
| LII | 0.32734 | 0.05886 | 5.56 | 0.000 | 0.20714 | 0.44754 |
| LLE | 0.31048 | 0.14438 | 2.15 | 0.040 | 0.01560 | 0.60535 |
| LURB | 0.60949 | 0.34597 | 1.76 | 0.088 | −0.09707 | 1.31605 |
| _cons | 3.87294 | 0.86228 | 4.49 | 0.000 | 2.11192 | 5.63395 |
| sigma_u | 0.34778 | | | | | |
| sigma_e | 0.05938 | | | | | |
| rho | 0.97167 | | | | | |

注：$F(4,30)=521.30$，$Prob > F = 0.000$。

LII 的系数为 0.32734，表明地区的投资水平每提高 1%，地区经济产出总量水平 LGDP 增加 0.33%。投资是经济增长的重要动力，投资的增加可以促使经济产出的总量水平不断提高。

LLE 的系数为 0.31048，表明地区的劳动力供给水平每提高 1%，地区经济产出总量水平 LGDP 增加 0.31%。从生产函数来看，劳动力供给水平的扩大可以促进生产总量的增加。对于那些劳动密集型行业和劳动力供给不足的行业而言，劳动力供给水平的提高可以促进经济产出的扩大。

LURB 的系数为 0.60949，表明地区的城镇化水平每提高 1%，地区经济产出总量水平 LGDP 增加 0.61%。城镇化水平的提高可以带来城乡居民消费规模的扩大、消费需求的多样化以及消费结构由低向高的升级；城镇化进程中，需要加大对基础设施、公共服务、商业住宅、教育文化、生态环境等方面的投资。因此，城镇化是加快投资需求、消费需求扩张的重要路径，而投资需求、消费需求又是促进经济产出扩大的重要动力。因此，城镇化水平的提高，可以快速提升地区经济产出总量。

## 5.3.2　基于地区人均经济产出的面板数据分析

1. 面板数据模型的建立

基于各因素影响程度的考虑和计量分析结果的筛选，针对医疗卫生服务政府供给对地区人均经济产出量的影响分析，本节所构建的面板数据模型为：

$$LPGDP_{it} = \beta_0 + \beta_1 LGHE_{it} + \beta_2 LII_{it} + \beta_3 LLE_{it} + \beta_4 LURB_{it} + u_{it} \quad （5\text{-}7）$$

在方程 5-7 中，$i$ 为 31 个省份（包括省、自治区、直辖市）；$t$ 为时期，代表 2008~2012 年；$\beta$ 为各解释变量的系数；$PGDP$ 为地区人均经济产出，$GHE$ 为地区医疗卫生服务政府供给的总量水平，$II$ 为地区的投资水平，$LE$ 为地区的劳动力供给水平，$URB$ 为地区的城镇化水平，$u_{it}$ 为随机扰动项。

为消除时间序列中存在的异方差现象，对 $LPGDP$、$GHE$、$II$、$LE$、$URB$ 进行自然对数变换，分别用 $LPGDP$、$LGHE$、$LII$、$LLE$、$LURB$ 表示。

2. 数据说明

（1）地区人均经济产出水平（$PGDP$）。地区 $PGDP$ 是地区生产总值按各地区人口数计算的平均值，也常用来表示一个地区的经济产出水平。该指标数据来源于国家统计局国家数据库（http://data.stats.gov.cn），通过查询 2008~2012 年各地区人均国内生产总值的有关数据获得。

（2）地区的劳动力供给水平（$LE$）、地区的投资水平（$II$）、城镇化水平（$URB$）这几项数据的数据说明同上节，这里不再赘述。

3. 实证分析过程与结论

（1）相关性分析

表 5-11　对地区人均经济产出影响的面板数据相关性分析

| | $LPGDP$ | $LGHE$ | $LII$ | $LLE$ | $LURB$ |
|---|---|---|---|---|---|
| $LPGDP$ | 1.0000 | | | | |
| $LGHE$ | 0.3793 | 1.0000 | | | |
| $LII$ | 0.4438 | 0.8976 | 1.0000 | | |
| $LLE$ | 0.4253 | 0.8249 | 0.8600 | 1.0000 | |
| $LURB$ | 0.8685 | 0.2920 | 0.4082 | 0.4129 | 1.0000 |

由表 5-11 的分析结果可以看出,各地区医疗卫生服务政府供给总量水平、投资水平、劳动力供给水平、城镇化水平与地区人均经济产出水平存在一定的正相关性。在四个变量中,*LGHE*、*LII*、*LLE*、*LURB* 与 *LPGDP* 相关性分别为 0.3793、0.4438、0.4253、0.8685。与各地区经济产出总量水平相关性的分析结果有所不同,地区城镇化水平与地区人均经济产出水平的相关性最大,地区的投资水平、地区的劳动力供给水平二者与地区人均经济产出水平的相关性差异不大,各地区的医疗卫生服务政府供给总量水平与地区人均经济产出水平的相关性最小。地区医疗卫生服务政府供给总量水平与地区人均经济产出水平的相关性为 0.3793,远低于地区城镇化水平与地区人均经济产出水平的相关性(0.8685)。

(2)固定效应的面板数据模型

表 5-12　对地区人均经济产出影响的固定效应模型估计

| 变量 | 系数 | 标准差 | $t$ 值 | $P>t$ | 95%的置信区间 | |
|---|---|---|---|---|---|---|
| *LGHE* | 0.17219 | 0.04519 | 3.81 | 0.000 | 0.08272 | 0.26167 |
| *LII* | 0.29229 | 0.05356 | 5.46 | 0.000 | 0.18625 | 0.39833 |
| *LLE* | 0.21251 | 0.07728 | 2.75 | 0.007 | 0.05951 | 0.36552 |
| *LURB* | 0.98730 | 0.23848 | 4.14 | 0.000 | 0.51513 | 1.45946 |
| _cons | 6.29675 | 0.66185 | 9.51 | 0.000 | 4.98633 | 7.60716 |
| sigma_u | 0.48989 | | | | | |
| sigma_e | 0.05549 | | | | | |
| rho | 0.98733 | | | | | |

注:$F(4,120)=529.10$,$Prob > F = 0.000$。

依据表 5-12 固定效应模型的估计结果,*LGHE*、*LII*、*LLE*、*LURB* 对 *LPGDP* 都具有正向影响。在四个变量中(常数项除外),*LURB* 对 *LPGDP* 的正向影响程度最大,*LGHE*、*LII*、*LLE* 对 *LPGDP* 的正向影响程度相对较低,*LGHE* 对 *LPGDP* 的正向影响程度最小。*LGHE* 的系数为 0.17219,表明地区医疗卫生服务政府供给总量水平每提高 1%,地区人均经济产出水平 *LPGDP* 提高 0.17%。*LII* 的系数为 0.29229,表明地区的投资水平每提高 1%,地区人均经济产出水平 *LPGDP* 增加 0.29%。*LLE* 的系数为 0.21251,表明地区的劳动力供给水平每提高 1%,地区人

均经济产出水平 $LPGDP$ 增加 0.21%。$LURB$ 的系数为 0.98730，表明地区的城镇化水平每提高 1%，地区人均经济产出水平 $LPGDP$ 增加 0.99%。

（3）随机效应的面板数据模型

依据表 5-13 随机效应模型的估计结果，$LGHE$、$LII$、$LURB$ 对 $LPGDP$ 具有正向影响，$LLE$ 对 $LPGDP$ 具有一定的负向影响。$LURB$ 对 $LPGDP$ 的正向影响程度最大，$LII$ 对 $LPGDP$ 的正向影响程度最小。

表 5-13　对地区人均经济产出影响的随机效应模型估计

| 变量 | 系数 | 标准差 | z 值 | P>z | 95%置信区间 | |
|---|---|---|---|---|---|---|
| $LGHE$ | 0.32169 | 0.04397 | 7.32 | 0.000 | 0.23553 | 0.40786 |
| $LII$ | 0.11783 | 0.05359 | 2.20 | 0.028 | 0.01279 | 0.22287 |
| $LLE$ | −0.13337 | 0.06614 | −2.02 | 0.044 | −0.26300 | −0.00374 |
| $LURB$ | 1.44783 | 0.14750 | 9.82 | 0.000 | 1.15874 | 1.73693 |
| _cons | 9.59244 | 0.47236 | 20.31 | 0.000 | 8.66663 | 10.51825 |
| sigma_u | 0.19917 | | | | | |
| sigma_e | 0.05549 | | | | | |
| rho | 0.92797 | | | | | |

注：$Wald\ chi2(4) =1472.96$，$Prob > chi2 =0.0000$。

$LGHE$ 的系数为 0.32169，高于固定效应模型的 0.17219，随机效应模型下 $LGHE$ 对 $LPGDP$ 的影响程度大于固定效应 $LGHE$ 对 $LPGDP$ 的影响程度。$LII$ 的系数为 0.11783，低于固定效应模型的 0.29229，随机效应模型下 $LII$ 对 $LPGDP$ 的影响程度小于固定效应（0.29229）对 $LPGDP$ 的影响程度。$LLE$ 的系数为−0.13337，不同于固定效应模型的 0.21251，随机效应模型下 $LLE$ 对 $LPGDP$ 的影响方向与固定效应 $LLE$ 对 $LPGDP$ 的影响方向相反，且影响程度小于固定效应。$LURB$ 的系数为 1.44783，高于固定效应模型的 0.98730，随机效应模型下 $LURB$ 对 $LPGDP$ 的影响程度大于固定效应 $LURB$ 对 $LPGDP$ 的影响程度。

（4）Hausman 检验结果

由表 5-14 的 Hausman 检验结果来看，chi2（5）的值为 50.89，接受原假设的概率为 0.0000，因此在 5%的显著水平下拒绝原假设，应当采用固定效应模型。

表 5-14　对地区人均经济产出影响的 Hausman 检验结果

| 变量 | 系数 | | (b-B)差 | sqrt(diag($V\_b-V\_B$)) |
| | (b) Fe | (B) Re | | S.E. |
| --- | --- | --- | --- | --- |
| LGHE | 0.17219 | 0.32169 | −0.14950 | 0.03280 |
| LII | 0.29229 | 0.11783 | 0.17446 | 0.03679 |
| LLE | 0.21251 | −0.13337 | 0.34588 | 0.06650 |
| LURB | 0.98730 | 1.44783 | −0.46053 | 0.24904 |

注：Test: $H_0$: difference in coefficients not systematic；

$chi2（4）=(b-B)'[(V\_b-V\_B)^(-1)](b-B) =50.89$；

$Prob>chi2 = 0.0000$。

在固定效应模型下，为更准确反映 *LGHE*、*LII*、*LLE*、*LURB* 对 *LPGDP* 的影响，模型采用了稳健性的估计方法，有关估计结果见表 5-15。

*LGHE* 的系数为 0.17219，表明地区医疗卫生服务政府供给总量水平每提高 1%，地区人均经济产出 *LPGDP* 提高 0.17%。政府对医疗卫生服务的供给水平提高后，医疗卫生服务条件与保障待遇的改善不仅刺激了医疗卫生服务的消费需求和投资需求，也改善了人力资本的质量，这些因素促进了经济产出总量的较快扩张，最终提高了人均经济产出水平。

*LII* 的系数为 0.29229，表明地区的投资水平每提高 1%，地区人均经济产出 *LPGDP* 增加 0.29%。投资水平的提升促进了经济产出总量的扩张，最终提高了人均经济产出水平。

*LLE* 的系数为 0.21251，表明地区的劳动力供给水平每提高 1%，地区人均经济产出 *LPGDP* 增加 0.21%。劳动力的供给效应包括劳动力规模扩张的"水平效应"和人力资本积累的"垂直效应"。在劳动力特别是农村剩余劳动力的低成本比较优势下，劳动力规模扩张的"水平效应"会促进经济产出的快速增长。在经济进入人力资本由低向高的转化阶段时，人力资本积累的"垂直效应"会加速扩大生产能力，从而扩大经济产出。无论是"水平效应"，还是"垂直效应"，劳动力供给水平的提高最终会提高人均经济产出水平。

**表 5-15　对地区经济产出总量影响的固定效应分析（稳健性估计）**

| 变量 | 系数 | 标准差 | t 值 | P>t | 95%的置信区间 | |
|------|------|--------|------|-----|------|------|
| *LGHE* | 0.17219 | 0.05491 | 3.14 | 0.004 | 0.060053 | 0.28434 |
| *LII* | 0.29229 | 0.06060 | 4.82 | 0.000 | 0.16853 | 0.41604 |
| *LLE* | 0.21251 | 0.10693 | 1.99 | 0.056 | −0.00587 | 0.43089 |
| *LURB* | 0.98730 | 0.32315 | 3.06 | 0.005 | 0.32733 | 1.64727 |
| *_cons* | 6.29675 | 0.81346 | 7.74 | 0.000 | 4.63543 | 7.95806 |
| *sigma_u* | 0.48989 | | | | | |
| *sigma_e* | 0.05549 | | | | | |
| *rho* | 0.98733 | | | | | |

注：$F(4,30)=521.30$，$Prob > F = 0.000$。

　　*LURB* 的系数为 0.98730，表明地区的城镇化水平每提高 1%，地区人均经济产出 *LPGDP* 增加 0.99%。如前所述，城镇化水平促进了城乡居民对基础设施、公共服务、商业住宅、教育文化等消费需求的增长，也促进了基础设施建设、公共服务设施投资方面的投资增长，两方面的合力会提升地区经济产出总量，进而提高人均经济产出水平。

# 5.4　基于 DEA 模型的宏观效率分析

## 5.4.1　DEA 方法简介

　　数据包络分析（Data Envelopment Analysis，DEA）是对若干决策单元的相对效率做出评价的有效方法。自 1978 年 Charnes、Cooper、Rhodes 等人给出评价决策单元的 $C^2R$ 模型后，至今形成了比较完整的有关相对效率评价的 DEA 模型。由于可以评价不同决策单元效率的相对有效性，DEA 模型被广泛运用到多投入、多产出的多元决策单元的效率评价过程中。魏权龄（2000）曾对 DEA 效率评价的现状、发展过程做了全面介绍，并对 DEA 的一些模型做了扩展。本节基于魏权龄（2000）[1]、彭国甫（2005）[2]的研究基础对 DEA 方法进行简单介绍。

---

① 魏权龄.数据包络分析（DEA）[J].科学通报，2000,45（17）：1793—1808.

② 彭国甫. 基于 DEA 模型的地方政府公共事业管理有效性评价——对湖南省 11 个地级州市政府的实证分析[J].中国软科学，2005,（8）：128—129.

DEA 模型评价的前提是确定决策单元 DMU（即评价对象）的输入、输出指标。假设有 n 个决策单元，每个决策单元有 m 种类型的输入（表示该决策单元的资源耗费，相当于生产要素投入）和 s 种类型的输出（表示决策单元的生产绩效，相当于成果产出）。如果用（$x_i, y_i$）表示第 i 个决策单元的投入产出，则 $x_i = (x_{1i}, x_{2i}, x_{3i} \cdots x_{mi})^T > 0$，$y_i = (y_{1i}, y_{2i}, y_{3i} \cdots y_{si})^T > 0$。

对于某个选定 $DMU_{i0}$，评价 $DMU_{i0}$ 的 DEA 模型的分式规划（$C^2R$ 模型）如下：

$$\begin{cases} \max \frac{u^T y_0}{v^T x_0} \\ h_i = \frac{u^T y_i}{v^T x_i} \leqslant 1, \quad i = 1, \cdots, n \\ u > 0, v > 0 \end{cases} \quad (5\text{-}8)$$

其中：$v = (v_1, v_2, v_3 \cdots v_m)^T$，$u = (u_1, u_2, u_3 \cdots u_s)^T$，$v$、$u$ 分别为 m 种输入、s 种输出的权系数。$h_i$ 为决策单元 $DMU_i$ 的效率评价指数，适当选取权系数 $v$、$u$，使得 $h_i \leqslant 1$。

利用分式规划的 Charnes-Cooper 变换 $q = \frac{1}{v^T x_0}, \delta = qv, \rho = qu$，可将上述 $C^2R$ 模型化为一个线性规划形式：

$$(P_{C^2R}) \begin{cases} \max \rho^T y_0 = h_0 \\ \delta^T x_i - \rho^T y_i \geq 0, \quad i = 1, ..., n \\ \delta^T x_0 = 1 \\ \delta \geqslant 0, \rho \geqslant 0 \end{cases} \quad (5\text{-}9)$$

经过对偶变换，上式线性规划又可变换为

$$(D_{C^2R}) \begin{cases} \min \theta \\ \sum_{i=1}^{n} x_i \lambda_i \leqslant \theta x_0 \\ \sum_{i=1}^{n} y_i \lambda_i \geqslant y_0 \\ \sum_{i=1}^{n} \lambda_i = 1 \\ \lambda_i \geqslant 0, \quad i = 1, 2, ..., n, \quad \theta \in E^1 \end{cases} \quad (5\text{-}10)$$

其中，$\lambda_i$ 是输入输出指标的权系数，$\theta$ 为 $DMU_{i0}$ 单元的效率评估结果。

对于（5-10）式，如果存在最优解 $\theta^0$，$\lambda_i^0$，满足 $\theta^0 = 1$，$\sum_{i=1}^{n} x_i \lambda_i^0 = \theta^0 x_0$，

$\sum_{i=1}^{n} y_i \lambda_i^0 = y_0$，则 $DMU_{i0}$ 有效。

基于非 Archimedes 无穷小的概念，Charnes 和 Cooper 在 $D_{C^2R}$ 模型

的基础上给出了非 Archimedes 无穷小量 $\varepsilon$ 的 DEA 模型。

$$( D_{C^2R}^{\varepsilon} ) \begin{cases} \min[\theta - \varepsilon(\hat{e}^T s^- + e^T s^+)] \\ \sum_{i=1}^{n} x_i \lambda_i + s^- = \theta x_0 \\ \sum_{i=1}^{n} y_i \lambda_i - s^+ = y_0 \\ \lambda_i \geq 0, \quad i = 1,2,\cdots,n, \; s^+ \geq 0, \; s^- \geq 0, \; \theta \in E^1 \end{cases} \quad (5\text{-}11)$$

其中：$\hat{e} = (1,1,1\cdots1)^T \in E^m$，$e = (1,1,1\cdots1)^T \in E^s$。$s^-$ 为与投入对应的松弛变量组成的向量，$s^+$ 为与产出对应的剩余变量组成的向量。

对于（5-11）式，存在一个整数 $\varepsilon$ 时，若最优解 $\theta^0$，$\lambda_i^0$ 满足 $\theta^0 = 1$，$s^{-0} = 0$，$s^{+0} = 0$，则 $DMU_{i0}$ 有效。

## 5.4.2　指标选择和数据说明

对全国 31 个省份的医疗卫生服务政府供给的相对效率进行评价时，可以将 31 个省份看作是 31 个决策单元。31 个决策单元通过医疗卫生服务的政府供给促进经济增长，力求以最少的医疗卫生财政投入实现最大的经济产出。因此，通过对各地区医疗卫生服务政府供给的效率进行评价，可以了解各省份的相对效率以及与其他地区的差异，从而为改善各地区医疗卫生服务政府供给状况提供决策信息。

医疗卫生服务政府供给的地区效率评价的 DEA 分析，以地区生产总值、人均地区生产总值为产出变量，以人均医疗卫生财政支出、医疗卫生支出占财政支出比重、医疗卫生财政支出占地区生产总值比重为投入变量。

地区生产总值、人均地区生产总值的数据来源于国家统计局国家数

据库 2008～2012 年各地区的有关数据。人均医疗卫生财政支出、医疗卫生支出占财政支出比重、医疗卫生财政支出占地区生产总值比重的数据是根据《中国统计年鉴》(2009～2013)中医疗卫生财政支出、年末人口数、财政支出比重、地区生产总值的有关数据计算分析而得。

表 5-16　　2008～2012 年医疗卫生服务政府供给的地区产出效率有效性评价结果

| 年份<br>地区 | 2008 | 2009 | 2010 | 2011 | 2012 |
|---|---|---|---|---|---|
| 安徽 | 0.386 | 0.338 | 0.406 | 0.393 | 0.417 |
| 北京 | 0.634 | 0.624 | 0.692 | 0.691 | 0.687 |
| 福建 | 0.669 | 0.738 | 0.755 | 0.787 | 0.821 |
| 甘肃 | 0.257 | 0.219 | 0.247 | 0.250 | 0.295 |
| 广东 | 1.000 | 1.000 | 1.000 | 1.000 | 1.000 |
| 广西 | 0.406 | 0.373 | 0.338 | 0.359 | 0.399 |
| 贵州 | 0.239 | 0.212 | 0.215 | 0.234 | 0.264 |
| 海南 | 0.388 | 0.329 | 0.368 | 0.368 | 0.375 |
| 河北 | 0.605 | 0.551 | 0.526 | 0.578 | 0.637 |
| 河南 | 0.563 | 0.488 | 0.539 | 0.573 | 0.579 |
| 黑龙江 | 0.552 | 0.362 | 0.461 | 0.524 | 0.610 |
| 湖北 | 0.541 | 0.521 | 0.536 | 0.566 | 0.643 |
| 湖南 | 0.598 | 0.458 | 0.540 | 0.546 | 0.584 |
| 吉林 | 0.525 | 0.397 | 0.479 | 0.525 | 0.576 |
| 江苏 | 1.000 | 1.000 | 1.000 | 1.000 | 1.000 |
| 江西 | 0.412 | 0.355 | 0.380 | 0.425 | 0.457 |
| 辽宁 | 0.848 | 0.577 | 0.787 | 0.893 | 0.973 |
| 内蒙古 | 0.798 | 0.638 | 0.682 | 0.678 | 0.722 |
| 宁夏 | 0.377 | 0.382 | 0.346 | 0.391 | 0.408 |
| 青海 | 0.241 | 0.232 | 0.301 | 0.354 | 0.339 |
| 山东 | 1.000 | 1.000 | 0.999 | 0.985 | 1.000 |
| 山西 | 0.486 | 0.413 | 0.495 | 0.502 | 0.520 |
| 陕西 | 0.442 | 0.372 | 0.388 | 0.451 | 0.503 |
| 上海 | 1.000 | 1.000 | 1.000 | 1.000 | 1.000 |
| 四川 | 0.412 | 0.368 | 0.392 | 0.405 | 0.439 |
| 天津 | 1.000 | 1.000 | 1.000 | 1.000 | 1.000 |
| 西藏 | 0.226 | 0.209 | 0.190 | 0.253 | 0.305 |
| 新疆 | 0.373 | 0.314 | 0.348 | 0.377 | 0.410 |
| 云南 | 0.252 | 0.232 | 0.237 | 0.268 | 0.299 |
| 浙江 | 0.736 | 0.749 | 0.753 | 0.825 | 0.876 |
| 重庆 | 0.528 | 0.486 | 0.504 | 0.511 | 0.536 |
| 平均值 | 0.564 | 0.514 | 0.545 | 0.571 | 0.602 |

### 5.4.3　实证分析与结论

利用 Deap2.0 软件,采用产出导向的 DEA 模型对医疗卫生服务政府供给的产出效率进行了分析。

由表 5-16 的数据可以看出,2008～2012 年,仅广东省、江苏省、山东省、上海市、天津市五个省份的产出效率较高以外,其余 26 个省份医疗卫生服务政府供给的产出效率普遍较低,尤其是安徽、甘肃、广西、贵州、海南、宁夏、青海、西藏、新疆、云南 10 个省份的产出效率比较低。

2008 年医疗卫生服务政府供给的产出效率低于平均值（0.564）的 19 个省份是西藏（0.226）、贵州（0.239）、青海（0.241）、云南（0.252）、甘肃（0.257）、新疆（0.373）、宁夏（0.377）、安徽（0.386）、海南（0.388）、广西（0.406）、江西（0.412）、四川（0.412）、陕西（0.442）、山西（0.486）、吉林（0.525）、重庆（0.528）、湖北（0.541）、黑龙江（0.552）、河南（0.563）,最低的省份是西藏;产出效率高于平均值（0.564）的 12 个省份是湖南（0.598）、河北（0.605）、北京（0.634）、福建（0.669）、浙江（0.736）、内蒙古（0.798）、辽宁（0.848）、广东（1.000）、江苏（1.000）、山东（1.000）、上海（1.000）、天津（1.000）,最高的省份是广东省、江苏省、山东省、上海市、天津市。

2009 年医疗卫生服务政府供给的产出效率低于平均值（0.514）的 19 个省份是西藏（0.209）、贵州（0.212）、甘肃（0.219）、青海（0.232）、云南（0.232）、新疆（0.314）、海南（0.329）、安徽（0.338）、江西（0.355）、黑龙江（0.362）、四川（0.368）、陕西（0.372）、广西（0.373）、宁夏（0.382）、吉林（0.397）、山西（0.413）、湖南（0.458）、重庆（0.486）、河南（0.488）,最低的省份是西藏;产出效率高于平均值（0.514）的 12 个省份是湖北（0.521）、河北（0.551）、辽宁（0.577）、北京（0.624）、内蒙古（0.638）、福建（0.738）、浙江（0.749）、广东（1.000）、江苏（1.000）、山东（1.000）、上海（1.000）、天津（1.000）,最高的省份是广东省、江苏省、山东省、上海市、天津市。

2010 年医疗卫生服务政府供给的产出效率低于平均值（0.545）的 21 个省份是西藏（0.190）、贵州（0.215）、云南（0.237）、甘肃（0.247）、青海（0.301）、广西（0.338）、宁夏（0.346）、新疆（0.348）、海南（0.368）、江西（0.380）、陕西（0.388）、四川（0.392）、安徽（0.406）、黑龙江（0.461）、吉林（0.479）、山西（0.495）、重庆（0.504）、河北（0.526）、湖北（0.536）、河南（0.539）、湖南（0.540），最低的省份是西藏；产出效率高于平均值（0.545）的 10 个省份是内蒙古（0.682）、北京（0.692）、浙江（0.753）、福建（0.755）、辽宁（0.787）、山东（0.999）、广东（1.000）、江苏（1.000）、上海（1.000）、天津（1.000），最高的省份是广东省、江苏省、上海市、天津市。

2011 年医疗卫生服务政府供给的产出效率低于平均值（0.571）的 19 个省份是西藏（0.253）、贵州（0.234）、甘肃（0.250）、云南（0.268）、青海（0.354）、广西（0.359）、海南（0.368）、新疆（0.377）、宁夏（0.391）、安徽（0.393）、四川（0.405）、江西（0.425）、陕西（0.451）、山西（0.502）、重庆（0.511）、黑龙江（0.524）、吉林（0.525）、湖南（0.546）、湖北（0.566），最低的省份是西藏；产出效率高于平均值（0.571）的 12 个省份是河南（0.571）、河北（0.578）、内蒙古（0.678）、北京（0.691）、福建（0.787）、浙江（0.825）、辽宁（0.893）、山东（0.985）、广东（1.000）、江苏（1.000）、上海（1.000）、天津（1.000），最高的省份仍然是广东省、江苏省、上海市、天津市。

2012 年医疗卫生服务政府供给的产出效率低于平均值（0.602）的 18 个省份是西藏（0.305）、贵州（0.264）、甘肃（0.295）、云南（0.299）、青海（0.339）、海南（0.375）、广西（0.399）、宁夏（0.408）、新疆（0.410）、安徽（0.417）、四川（0.439）、江西（0.457）、陕西（0.503）、山西（0.520）、重庆（0.536）、吉林（0.576）、河南（0.579）、湖南（0.584），最低的省份是西藏；产出效率高于平均值（0.602）的 13 个省份是黑龙江（0.610）、河北（0.637）、湖北（0.643）、北京（0.687）、内蒙古（0.722）、福建（0.821）、浙江（0.876）、辽宁（0.973）、广东（1.000）、江苏（1.000）、山东（1.000）、上海（1.000）、天津（1.000），最高的省份是广东省、江苏省、山东省、上海市、天津市。

2012 年与 2008 年相比，医疗卫生服务政府供给的产出效率差异较大，医疗卫生服务政府供给的产出效率上升幅度超过 10% 的省份有湖北、辽宁、浙江、福建四个省份，其中上升幅度最大的是福建省（达到 15.2%），其次是浙江省（达到了 14%）；产出效率上升幅度在 5%～10%的省份有吉林、北京、黑龙江、陕西、西藏、青海六个省份，产出效率上升幅度低于 5%的省份有重庆、河南、贵州、四川、安徽、宁夏、河北、山西、新疆、甘肃、江西、云南 12 个省份，产出效率保持不变的是产出效率最高的广东省、江苏省、山东省、上海市、天津市 5 个省份，产出效率下降的省份有内蒙古、湖南、海南、广西四个省份，下降幅度最大的是内蒙古（7.60%）。

表5-17　2008 年医疗卫生服务政府供给的地区产出效率非 DEA 有效投影分析结果

| DMU | $x_1$ | | $x_2$ | | $x_3$ | | $y_1$ | | $y_2$ | |
|---|---|---|---|---|---|---|---|---|---|---|
| | 原始值 | 改进值 | 原始值 | 改进值 | 原始值 | 改进值 | 原始值 | 改进值 | 原始值 | 改进值 |
| 安徽 | 169.26 | 169.26 | 6.30% | 5.90% | 1.17% | 0.50% | 17212.05 | 35113.45 | 28792 | 37386.81 |
| 北京 | 819.03 | 819.03 | 7.40% | 7.40% | 1.30% | 1.30% | 17879.40 | 19472.53 | 87475 | 101749.61 |
| 福建 | 204.09 | 204.09 | 6.53% | 6.50% | 0.69% | 0.60% | 19701.78 | 39934.09 | 52763 | 44453.58 |
| 甘肃 | 228.62 | 228.62 | 6.02% | 6.00% | 1.84% | 0.60% | 5650.20 | 39305.47 | 21978 | 48382.17 |
| 广东 | 203.33 | 203.33 | 5.32% | 5.30% | 0.55% | 0.50% | 57067.92 | 36796.71 | 54095 | 37638.00 |
| 广西 | 163.56 | 163.56 | 6.07% | 5.70% | 1.12% | 0.50% | 13035.10 | 33930.97 | 27952 | 36127.77 |
| 贵州 | 187.54 | 187.54 | 6.40% | 6.40% | 1.89% | 0.60% | 6852.20 | 38370.70 | 19710 | 41285.17 |
| 海南 | 218.27 | 218.27 | 5.21% | 5.20% | 1.24% | 0.50% | 2855.54 | 35164.13 | 32377 | 45568.56 |
| 河北 | 172.04 | 172.04 | 6.39% | 6.00% | 0.75% | 0.50% | 26575.01 | 35690.17 | 36584 | 38000.87 |
| 河南 | 154.28 | 154.28 | 6.38% | 5.40% | 0.81% | 0.50% | 29599.31 | 32005.81 | 31499 | 34077.97 |
| 黑龙江 | 187.45 | 187.45 | 4.65% | 4.60% | 0.86% | 0.50% | 13691.58 | 31028.69 | 35711 | 39357.18 |
| 湖北 | 166.49 | 166.49 | 5.76% | 5.80% | 0.84% | 0.50% | 22250.45 | 34392.34 | 38572 | 36736.80 |
| 湖南 | 137.30 | 137.30 | 4.96% | 4.80% | 0.76% | 0.40% | 22154.23 | 28483.26 | 33480 | 30327.36 |
| 吉林 | 217.70 | 217.70 | 5.04% | 5.00% | 0.93% | 0.50% | 11939.24 | 32916.42 | 43415 | 44779.41 |
| 江苏 | 191.46 | 191.46 | 4.58% | 4.60% | 0.48% | 0.50% | 54058.22 | 30981.98 | 68347 | 40014.00 |
| 江西 | 174.82 | 174.82 | 6.36% | 6.10% | 1.10% | 0.50% | 12948.88 | 36266.89 | 28800 | 38614.93 |
| 辽宁 | 194.44 | 194.44 | 3.90% | 3.90% | 0.61% | 0.40% | 24846.43 | 21107.82 | 56649 | 37417.50 |
| 内蒙古 | 244.76 | 244.76 | 4.11% | 4.10% | 0.70% | 0.50% | 15880.58 | 15552.18 | 63886 | 43675.90 |
| 宁夏 | 276.86 | 276.86 | 5.27% | 5.30% | 1.42% | 0.60% | 2341.29 | 26151.94 | 36394 | 52064.88 |
| 青海 | 445.13 | 445.13 | 6.78% | 6.80% | 2.42% | 0.80% | 1893.54 | 18708.76 | 33181 | 76454.27 |
| 山东 | 149.11 | 149.11 | 5.19% | 5.20% | 0.45% | 0.40% | 50013.24 | 30933.28 | 51768 | 32936.00 |
| 山西 | 209.62 | 209.62 | 5.44% | 5.40% | 0.98% | 0.50% | 12112.83 | 35704.80 | 33628 | 44274.20 |
| 陕西 | 210.84 | 210.84 | 5.49% | 5.50% | 1.07% | 0.50% | 14453.68 | 35989.48 | 38564 | 44551.91 |
| 上海 | 571.13 | 571.13 | 4.71% | 4.70% | 0.87% | 0.90% | 20181.72 | 14069.87 | 85373 | 66932.00 |

续表

| DMU | $x_1$ | | $x_2$ | | $x_3$ | | $y_1$ | | $y_2$ | |
|---|---|---|---|---|---|---|---|---|---|---|
| | 原始值 | 改进值 | 原始值 | 改进值 | 原始值 | 改进值 | 原始值 | 改进值 | 原始值 | 改进值 |
| 四川 | 176.41 | 176.41 | 4.87% | 4.90% | 1.14% | 0.50% | 23872.80 | 31271.65 | 29608 | 37578.66 |
| 天津 | 356.46 | 356.46 | 4.83% | 4.80% | 0.62% | 0.60% | 12893.88 | 6719.01 | 93173 | 58656.00 |
| 西藏 | 559.93 | 521.414 | 4.30% | 4.30% | 4.14% | 0.80% | 701.03 | 12845.10 | 22936 | 61105.65 |
| 新疆 | 275.18 | 275.18 | 5.54% | 5.50% | 1.40% | 0.60% | 7505.31 | 30155.98 | 33796 | 53042.94 |
| 云南 | 230.22 | 230.22 | 7.11% | 7.10% | 1.84% | 0.70% | 10309.47 | 43973.50 | 22195 | 49865.37 |
| 浙江 | 274.12 | 274.12 | 6.47% | 6.30% | 0.67% | 0.70% | 34665.33 | 41148.79 | 63374 | 56291.86 |
| 重庆 | 181.90 | 181.9 | 5.08% | 5.10% | 0.89% | 0.50% | 11409.60 | 32489.85 | 38914 | 38811.97 |

表5-18　2010年医疗卫生服务政府供给的地区产出效率非DEA有效投影分析结果

| DMU | $x_1$ | | $x_2$ | | $x_3$ | | $y_1$ | | $y_2$ | |
|---|---|---|---|---|---|---|---|---|---|---|
| | 原始值 | 改进值 | 原始值 | 改进值 | 原始值 | 改进值 | 原始值 | 改进值 | 原始值 | 改进值 |
| 安徽 | 309.25 | 309.25 | 7.12% | 5.00% | 1.49% | 0.60% | 12359.33 | 40373.23 | 20888 | 51497.81 |
| 北京 | 952.19 | 952.19 | 6.88% | 6.90% | 1.32% | 1.30% | 14113.58 | 22788.36 | 73856 | 106698.70 |
| 福建 | 318.39 | 318.39 | 6.94% | 5.10% | 0.80% | 0.60% | 14737.12 | 41566.48 | 40025 | 53019.85 |
| 甘肃 | 392.19 | 392.19 | 6.84% | 6.30% | 2.44% | 0.70% | 4120.75 | 51201.22 | 16113 | 65309.38 |
| 广东 | 291.20 | 291.20 | 5.61% | 5.60% | 0.66% | 0.70% | 46013.06 | 46013.06 | 44736 | 44736.00 |
| 广西 | 358.98 | 358.98 | 8.24% | 5.70% | 1.73% | 0.70% | 9569.85 | 46865.59 | 20219 | 59779.09 |
| 贵州 | 367.00 | 367.00 | 7.83% | 5.90% | 2.77% | 0.70% | 4602.16 | 47912.61 | 13119 | 61114.62 |
| 海南 | 400.69 | 400.69 | 5.99% | 6.00% | 1.69% | 0.70% | 2064.50 | 44977.82 | 23831 | 64707.99 |
| 河北 | 327.33 | 327.33 | 8.35% | 5.20% | 1.15% | 0.60% | 20394.26 | 42733.61 | 28668 | 54508.58 |
| 河南 | 287.30 | 287.30 | 7.91% | 5.20% | 1.17% | 0.60% | 23092.36 | 42831.25 | 24446 | 45341.96 |
| 黑龙江 | 352.67 | 352.67 | 6.00% | 5.60% | 1.30% | 0.70% | 10368.60 | 46041.80 | 27076 | 58728.32 |
| 湖北 | 312.73 | 312.73 | 7.16% | 5.00% | 1.12% | 0.60% | 15967.61 | 40827.55 | 27906 | 52077.32 |
| 湖南 | 274.64 | 274.64 | 6.68% | 4.40% | 1.13% | 0.50% | 16037.96 | 35854.82 | 24719 | 45734.39 |
| 吉林 | 403.75 | 403.75 | 6.21% | 6.20% | 1.28% | 0.70% | 8667.58 | 48328.83 | 31599 | 66029.33 |
| 江苏 | 317.31 | 317.31 | 5.08% | 5.10% | 0.60% | 0.60% | 41425.48 | 41425.48 | 52840 | 52840.00 |
| 江西 | 336.22 | 336.22 | 7.80% | 5.40% | 1.59% | 0.60% | 9451.26 | 43894.22 | 21253 | 55988.99 |
| 辽宁 | 345.97 | 345.97 | 4.74% | 4.70% | 0.82% | 0.60% | 18457.27 | 31379.81 | 42355 | 53820.63 |
| 内蒙古 | 488.35 | 488.35 | 5.31% | 5.30% | 1.03% | 0.70% | 11672.00 | 20464.08 | 47347 | 69415.90 |
| 宁夏 | 537.44 | 537.44 | 6.10% | 6.10% | 2.01% | 0.80% | 1689.65 | 26943.46 | 26860 | 77610.01 |
| 青海 | 691.65 | 691.65 | 5.24% | 5.20% | 2.88% | 0.90% | 1350.43 | 15803.56 | 24115 | 80055.81 |
| 山东 | 261.55 | 261.55 | 6.05% | 4.80% | 0.64% | 0.60% | 39169.92 | 39228.29 | 41106 | 41167.26 |

| DMU | $x_1$ | | $x_2$ | | $x_3$ | | $y_1$ | | $y_2$ | |
|---|---|---|---|---|---|---|---|---|---|---|
| | 原始值 | 改进值 | 原始值 | 改进值 | 原始值 | 改进值 | 原始值 | 改进值 | 原始值 | 改进值 |
| 山西 | 318.58 | 318.58 | 5.90% | 5.10% | 1.24% | 0.60% | 9200.86 | 41591.28 | 26283 | 53051.49 |
| 陕西 | 419.44 | 419.44 | 7.06% | 6.70% | 1.55% | 0.80% | 10123.48 | 54758.76 | 27133 | 69847.18 |
| 上海 | 695.05 | 695.05 | 4.85% | 4.90% | 0.93% | 0.90% | 17165.98 | 17165.98 | 76074 | 76074.00 |
| 四川 | 327.33 | 327.33 | 6.18% | 5.40% | 1.53% | 0.60% | 17185.48 | 43812.86 | 21182 | 54001.63 |
| 天津 | 539.41 | 539.41 | 5.09% | 5.10% | 0.76% | 0.80% | 9224.46 | 9224.46 | 72994 | 72994.00 |
| 西藏 | 1068.00 | 832.627 | 5.81% | 5.80% | 6.31% | 1.10% | 507.46 | 20563.78 | 17319 | 91131.95 |
| 新疆 | 473.96 | 473.96 | 6.10% | 6.10% | 1.90% | 0.80% | 5437.47 | 36196.40 | 25034 | 71863.22 |
| 云南 | 399.17 | 399.17 | 8.04% | 6.40% | 2.54% | 0.80% | 7224.18 | 52112.47 | 15752 | 66471.72 |
| 浙江 | 412.21 | 412.21 | 7.00% | 6.60% | 0.81% | 0.80% | 27722.31 | 53814.87 | 51711 | 68643.21 |
| 重庆 | 328.84 | 328.84 | 5.55% | 5.30% | 1.20% | 0.60% | 7925.58 | 42930.75 | 27596 | 54760.03 |

表5-19　2012年医疗卫生服务政府供给的地区产出效率非DEA有效投影分析结果

| DMU | $x_1$ | | $x_2$ | | $x_3$ | | $y_1$ | | $y_2$ | |
|---|---|---|---|---|---|---|---|---|---|---|
| | 原始值 | 改进值 | 原始值 | 改进值 | 原始值 | 改进值 | 原始值 | 改进值 | 原始值 | 改进值 |
| 安徽 | 533.38 | 533.38 | 8.06% | 6.00% | 1.86% | 0.80% | 17212.05 | 54614.21 | 28792 | 69049.95 |
| 北京 | 1237.60 | 1168.10 | 6.95% | 7.00% | 1.43% | 1.40% | 17879.40 | 26042.72 | 87475 | 127414.08 |
| 福建 | 496.24 | 496.24 | 7.13% | 5.60% | 0.94% | 0.70% | 19701.78 | 50811.35 | 52763 | 64241.91 |
| 甘肃 | 574.90 | 574.90 | 7.20% | 6.50% | 2.62% | 0.80% | 5650.20 | 58865.56 | 21978 | 74425.02 |
| 广东 | 476.82 | 476.82 | 6.84% | 6.80% | 0.89% | 0.90% | 57067.92 | 57067.92 | 54095 | 54095.00 |
| 广西 | 540.73 | 540.73 | 8.48% | 6.10% | 1.94% | 0.80% | 13035.10 | 55366.80 | 27952 | 70001.47 |
| 贵州 | 577.07 | 577.07 | 7.30% | 6.50% | 2.93% | 0.80% | 6852.20 | 59087.75 | 19710 | 74705.94 |
| 海南 | 674.86 | 674.86 | 6.57% | 6.60% | 2.10% | 0.90% | 2855.54 | 50245.42 | 32377 | 86225.63 |
| 河北 | 443.43 | 443.43 | 7.92% | 5.00% | 1.22% | 0.60% | 26575.01 | 45403.99 | 36584 | 57405.27 |
| 河南 | 452.89 | 452.89 | 8.51% | 7.10% | 1.44% | 0.90% | 29599.31 | 51102.97 | 31499 | 54382.76 |
| 黑龙江 | 452.09 | 452.09 | 5.47% | 5.10% | 1.27% | 0.70% | 13691.58 | 46290.71 | 35711 | 58526.37 |
| 湖北 | 463.73 | 463.73 | 7.13% | 5.20% | 1.20% | 0.70% | 22250.45 | 47482.56 | 38572 | 60033.25 |
| 湖南 | 443.09 | 443.09 | 7.14% | 5.00% | 1.33% | 0.60% | 22154.23 | 45369.18 | 33480 | 57361.25 |
| 吉林 | 583.13 | 583.13 | 6.49% | 6.50% | 1.34% | 0.80% | 11939.24 | 58217.58 | 43415 | 75400.33 |
| 江苏 | 527.95 | 527.95 | 5.95% | 5.90% | 0.77% | 0.80% | 54058.22 | 54058.22 | 68347 | 68347.00 |
| 江西 | 486.57 | 486.57 | 7.26% | 5.50% | 1.69% | 0.70% | 12948.88 | 49821.21 | 28800 | 62990.06 |
| 辽宁 | 456.12 | 456.12 | 4.39% | 4.40% | 0.81% | 0.60% | 24846.43 | 33040.36 | 56649 | 58222.04 |
| 内蒙古 | 714.50 | 714.50 | 5.19% | 5.20% | 1.12% | 0.80% | 15880.58 | 22003.48 | 63886 | 88517.80 |

| DMU | $x_1$ | | $x_2$ | | $x_3$ | | $y_1$ | | $y_2$ | |
|---|---|---|---|---|---|---|---|---|---|---|
| | 原始值 | 改进值 | 原始值 | 改进值 | 原始值 | 改进值 | 原始值 | 改进值 | 原始值 | 改进值 |
| 宁夏 | 712.36 | 712.36 | 5.33% | 5.30% | 1.97% | 0.80% | 2341.29 | 23815.75 | 36394 | 89250.25 |
| 青海 | 1049.04 | 787.47 | 5.19% | 5.20% | 3.17% | 0.90% | 1893.54 | 13546.40 | 33181 | 97888.23 |
| 山东 | 436.66 | 436.66 | 7.16% | 7.20% | 0.85% | 0.90% | 50013.24 | 50013.24 | 51768 | 51768.00 |
| 山西 | 499.42 | 499.42 | 6.54% | 5.60% | 1.49% | 0.70% | 12112.83 | 51136.96 | 33628 | 64653.58 |
| 陕西 | 592.33 | 592.33 | 6.69% | 6.70% | 1.54% | 0.90% | 14453.68 | 60650.26 | 38564 | 76681.46 |
| 上海 | 829.16 | 829.16 | 4.72% | 4.70% | 0.98% | 1.00% | 20181.72 | 20181.72 | 85373 | 85373.00 |
| 四川 | 525.33 | 525.33 | 7.78% | 6.20% | 1.78% | 0.80% | 23872.80 | 54395.81 | 29608 | 67463.85 |
| 天津 | 749.54 | 749.54 | 4.94% | 4.90% | 0.82% | 0.80% | 12893.88 | 12893.88 | 93173 | 93173.00 |
| 西藏 | 1172.73 | 605.40 | 3.99% | 4.00% | 5.15% | 0.70% | 701.03 | 10414.29 | 22936 | 75255.12 |
| 新疆 | 653.29 | 653.29 | 5.36% | 5.40% | 1.94% | 0.80% | 7505.31 | 30433.53 | 33796 | 82368.97 |
| 云南 | 572.96 | 572.96 | 7.47% | 6.50% | 2.59% | 0.80% | 10309.47 | 58666.92 | 22195 | 74173.88 |
| 浙江 | 558.54 | 558.54 | 7.35% | 6.30% | 0.88% | 0.80% | 34665.33 | 57190.41 | 63374 | 72307.10 |
| 重庆 | 568.52 | 568.52 | 5.50% | 5.50% | 1.47% | 0.80% | 11409.60 | 41695.56 | 38914 | 72600.52 |

结合医疗卫生服务政府供给的实际情况，假设原始值与改进值的调整幅度小于1%的决策单元都视为 DEA 有效，原始值与改进值的调整幅度大于1%的决策单元都视为 DEA 无效。由表5-17的数据可以看出，2008年投入指标 $x_1$（人均医疗卫生财政支出）DEA 有效的省份有30个，DEA 无效的省份只有一个；投入指标 $x_2$（医疗卫生支出占财政支出比重）DEA 有效的省份有24个，DEA 无效的省份有七个（包括投入不足和投入冗余）；投入指标 $x_3$（医疗卫生财政支出占地区生产总值比重）DEA 有效的省份有一个，DEA 无效的省份有30个（包括投入不足和投入冗余）；产出指标 $y_1$（地区生产总值）和产出指标 $y_2$（人均地区生产总值为产出变量）DEA 无效的省份都是31个（包括投入不足和投入冗余）。

由表5-18的数据可以看出，2010年投入指标 $x_1$（人均医疗卫生财政支出）DEA 有效的省份有30个，DEA 无效（投入冗余）的省份只有一个；投入指标 $x_2$（医疗卫生支出占财政支出比重）DEA 有效的省份有13个，DEA 无效（投入冗余）的省份有18个；投入指标 $x_3$（医疗卫生财政支出占地区生产总值比重）DEA 有效的省份有三个，DEA 无效的省份有28个（投入不足两个和投入冗余26个）；产出指标 $y_1$（地区生产总值）DEA 有效的省份有五个，DEA 无效（产出不足）的省份有 26 个；产出指标 $y_2$（人均地区生产总值为产出变量）DEA 有效的省份有三个，DEA 无效（产出不足）的省份有 28 个。

由表 5-19 的数据可以看出，2012 年投入指标 $x_1$（人均医疗卫生财政支出）DEA 有效的省份有 28 个，DEA 无效（投入冗余）的省份有三个；投入指标 $x_2$（医疗卫生支出占财政支出比重）DEA 有效的省份有 16 个，DEA 无效的省份有 15 个（投入冗余）；投入指标 $x_3$（医疗卫生财政支出占地区生产总值比重）DEA 有效的省份有一个，DEA 无效的省份有 30 个（投入不足三个和投入冗余 27 个）；产出指标 $y_1$（地区生产总值）DEA 有效的省份有五个，DEA 无效（产出不足）的省份有 26 个；产出指标 $y_2$（人均地区生产总值为产出变量）DEA 有效的省份也是五个，DEA 无效（产出不足）的省份也是 26 个。

由表 5-20 的数据可以看出，2008～2009 年，西藏、北京、上海三个省份医疗卫生服务政府供给的产出效率有所提高，其中西藏提高了 0.2%，北京提高了 2.2%，上海提高了 6.8%；28 个省份医疗卫生服务政府供给的产出效率有所下降，下降幅度较大的有 22 个省份（黑龙江、湖南、辽宁、吉林、江西、河南、安徽、山西、陕西、贵州、甘肃、海南、河北、广西、内蒙古、新疆、云南、四川、重庆、湖北、山东、浙江），其中黑龙江下降了 42.7%，湖南下降了 36.9%，辽宁下降了 36.8%，吉林下降了 32.9%，江西下降了 28.7%，河南下降了 28.1%；下降幅度在 10% 以内的省份有六个（福建、青海、江苏、宁夏、广东、天津）。

2009～2010 年，医疗卫生服务政府供给的产出效率提高的省份有 20 个（上海、浙江、重庆、陕西、四川、天津、江苏、广东、内蒙古、甘肃、湖南、北京、安徽、海南、新疆、山西、吉林、黑龙江、青海、辽宁），提高幅度超过 10% 的省份有 10 个（湖南、北京、安徽、海南、新疆、山西、吉林、黑龙江、青海、辽宁），其中辽宁提高了 40.8%，青海提高了 29.8%，黑龙江提高了 24.7%，吉林提高 20.7%；医疗卫生服务政府供给的产出效率有所下降的省份有 10 个（广西、河北、西藏、宁夏、山东、贵州、福建、湖北、云南、河南），下降幅度超过 10% 的省份有两个（河北、广西），其中广西下降了 15.3%，河北下降了 11%；下降幅度在 10% 以内的省份有八个（西藏、宁夏、山东、贵州、福建、湖北、云南、河南）；产出效率保持不变的是江西。

2010～2011 年，医疗卫生服务政府供给的产出效率提高的省份有 10 个（内蒙古、陕西、新疆、天津、辽宁、上海、北京、宁夏、青海、西藏），提高幅度超过 10% 的省份有三个（宁夏、青海、西藏），其中宁夏提高了 10.2%，青海提高了 28.5%，西藏提高了 44.5%；医疗卫生服务政府供给的产出效率有所下降的省份有 21 个（山东、安徽、湖南、山西、四川、河南、甘肃、福建、湖北、广西、广东、重庆、海南、贵州、河北、江西、江苏、云南、浙江、吉林、黑龙江），下降幅度超过 10% 的省份有 10 个（山东、安徽、湖南、山西、四川、河南、甘肃、福建、湖北、广西），其中山东下降了 18.3%，安徽下降了 18.2%、湖南下降了 14.7%、山西下降了 13.4%、四川下降了 13.1%；下降幅度在 10% 以内的省份有 11 个（重庆、海南、贵州、河北、江西、江苏、云南、浙江、吉林、黑龙江），黑龙江的下降幅度最小（0.7%）。

表 5-20　2008～2012 年医疗卫生服务政府供给的产出效率 Malmquist 指数

| 省份 | 2008～2009 | 2009～2010 | 2010～2011 | 2011～2012 | 平均值 |
| --- | --- | --- | --- | --- | --- |
| 安徽 | 0.723 | 1.123 | 0.818 | 0.977 | 0.897 |
| 北京 | 1.022 | 1.122 | 1.073 | 1.068 | 1.071 |
| 福建 | 0.919 | 0.964 | 0.880 | 0.961 | 0.930 |
| 甘肃 | 0.744 | 1.097 | 0.876 | 1.091 | 0.940 |
| 广东 | 0.942 | 1.073 | 0.901 | 0.957 | 0.966 |
| 广西 | 0.758 | 0.847 | 0.897 | 1.023 | 0.876 |
| 贵州 | 0.737 | 0.954 | 0.927 | 1.040 | 0.907 |
| 海南 | 0.747 | 1.131 | 0.909 | 0.972 | 0.930 |
| 河北 | 0.750 | 0.890 | 0.928 | 1.015 | 0.890 |
| 河南 | 0.719 | 0.982 | 0.873 | 0.934 | 0.871 |
| 黑龙江 | 0.573 | 1.247 | 0.993 | 1.078 | 0.935 |
| 湖北 | 0.797 | 0.965 | 0.892 | 1.045 | 0.920 |
| 湖南 | 0.631 | 1.103 | 0.853 | 0.984 | 0.874 |
| 吉林 | 0.671 | 1.207 | 0.983 | 1.026 | 0.951 |
| 江苏 | 0.934 | 1.056 | 0.951 | 0.978 | 0.979 |
| 江西 | 0.713 | 1.000 | 0.946 | 0.990 | 0.904 |
| 辽宁 | 0.632 | 1.408 | 1.067 | 1.045 | 0.998 |
| 内蒙古 | 0.758 | 1.095 | 1.005 | 1.087 | 0.976 |

| 省份 | 2008～2009 | 2009～2010 | 2010～2011 | 2011～2012 | 平均值 |
|------|-----------|-----------|-----------|-----------|--------|
| 宁夏 | 0.935 | 0.919 | 1.102 | 1.020 | 0.991 |
| 青海 | 0.919 | 1.298 | 1.285 | 1.061 | 1.129 |
| 山东 | 0.855 | 0.936 | 0.817 | 0.940 | 0.886 |
| 山西 | 0.730 | 1.154 | 0.866 | 0.954 | 0.913 |
| 陕西 | 0.734 | 1.026 | 1.029 | 1.040 | 0.948 |
| 上海 | 1.068 | 1.010 | 1.068 | 1.060 | 1.051 |
| 四川 | 0.787 | 1.039 | 0.869 | 1.000 | 0.918 |
| 天津 | 0.948 | 1.055 | 1.063 | 1.047 | 1.027 |
| 西藏 | 1.002 | 0.916 | 1.445 | 1.334 | 1.153 |
| 新疆 | 0.769 | 1.136 | 1.039 | 1.052 | 0.989 |
| 云南 | 0.773 | 0.970 | 0.957 | 1.029 | 0.927 |
| 浙江 | 0.899 | 1.012 | 0.965 | 0.981 | 0.964 |
| 重庆 | 0.788 | 1.016 | 0.908 | 0.999 | 0.923 |
| 平均值 | 0.797 | 1.050 | 0.966 | 1.023 | 0.954 |

2011～2012 年,医疗卫生服务政府供给的产出效率提高的省份有 18 个（河北、宁夏、广西、吉林、云南、贵州、陕西、湖北、辽宁、天津、新疆、上海、青海、北京、黑龙江、内蒙古、甘肃、西藏）,提高幅度超过 10%的省份只有西藏,提高了 33.4%;产出效率提高幅度在 10%以内的省份有 17 个,其中甘肃提高了 9.1%,内蒙古提高了 8.7%,黑龙江提高了 7.8%,北京提高了 6.8%;医疗卫生服务政府供给的产出效率有所下降的省份有 12 个（河南、山东、山西、广东、福建、海南、安徽、江苏、浙江、湖南、江西、重庆）,下降幅度都在 10%以内,其中重庆下降了 0.1%、江西下降了 1%、湖南下降了 1.6%、浙江下降了 1.9%、江苏下降了 2.2%;产出效率保持不变水平的是四川。

总体看来,2008～2012 年,北京、上海医疗卫生服务政府供给的产出效率呈现不断上升的趋势,福建、河南、江西、山东四个省份医疗卫生服务政府供给的产出效率呈现不断下降的趋势,安徽、广东、海南、湖南、江苏、山西、浙江、重庆八个省份医疗卫生服务政府供给的产出效率呈现"降—升—降—降"的趋势,甘肃、黑龙江、吉林、四川四个省份医疗卫生服务政府供给的产出效率呈现"降—升—降—升"的趋势,广西、贵州、河北、湖北、云南五个省份医疗卫生服务政府供给的产出效率呈现"降—降—降—升"的趋势，辽宁、内蒙古、青海、陕西、天津、新疆六个省份医疗卫生服务政府供给的产出效率呈现"降—升—升—升"的趋势，宁夏医疗卫生服务政府供给的产出效率呈现"降—降—升—升"的趋势，西藏医疗卫生服务政府供给的产出效率呈现"升—降—升—升"的趋势。

# 第6章　医疗卫生服务政府供给的配置效率

## 6.1　医疗卫生服务资源的配置状况

### 6.1.1　医疗卫生服务人力资源的配置状况

1. 医疗卫生服务人力资源的总体配置

表 6-1　2006~2012 年我国医疗卫生服务人力资源规模

| 年份<br>指标 | 2009 | 2010 | 2011 | 2012 |
|---|---|---|---|---|
| 卫生人员数（万人） | 778.14 | 820.75 | 861.6 | 911.57 |
| 卫生技术人员数（万人） | 553.51 | 587.62 | 620.29 | 667.55 |
| 执业（助理）医师数（万人） | 232.92 | 241.33 | 246.61 | 261.61 |
| 执业医师数（万人） | 190.54 | 197.28 | 202.02 | 213.88 |
| 注册护士数（万人） | 185.48 | 204.81 | 224.4 | 249.66 |

数据来源：《中国统计年鉴》（2010~2013）。

表 6-2　2006~2012 年我国每万人拥有医疗卫生服务人力资源规模

| 年份<br>指标 | 2006 | 2007 | 2008 | 2009 | 2010 | 2011 | 2012 |
|---|---|---|---|---|---|---|---|
| 每万人拥有注册护士数（人） | 11 | 12 | 13 | 14 | 15 | 17 | 18 |
| 每万人拥有执业（助理）医师数（人） | 16 | 16 | 17 | 17 | 18 | 18 | 19 |
| 每万人拥有卫生技术人员数（人） | 36 | 37 | 39 | 42 | 44 | 46 | 49 |

数据来源：《中国统计年鉴》（2010~2013）。

如表 6-1 所示，自 2009 年以来，我国医疗卫生人员规模不断扩大。卫生人员数由 2009 年的 778.14 万人增加到 2012 年的 911.57 万人，年均增长速度为 5.42%，2012 年卫生人员数是 2009 年的 1.17 倍。卫生技术人员数由 2009 年的 553.51 万人增加到 2012 年的 667.55 万人，年均增长速度为 6.45%，2012 年卫生技术人员数是 2009 年的 1.12 倍。执业（助理）医师数由 2009 年的 232.92 万人增加到 2012 年的 261.61 万人，年均增长速度为 3.96%，2012 年执业（助理）医师数是 2009 年的 1.12 倍。执业医师数由 2009 年的 190.54 万人增加到 2012 年的 213.88 万人，年均增长速度为 3.94%，2012 年执业医师数是 2009 年的 1.12 倍。注册护士数由 2009 年的 185.48 万人增加到 2012 年的 249.66 万人，年均增长速度为 10.41%，2012 年注册护士数是 2009 年的 1.35 倍。

如表 6-2 所示，自 2006 年以来我国每万人拥有医疗卫生服务人力资源的规模也在不断扩大。每万人拥有注册护士数由 2006 年的 11 人增加到 2012 年的 18 人，年均增长速度为 8.58%，2012 年每万人拥有注册护士数是 2009 年的 1.64 倍。每万人拥有执业（助理）医师数由 2006 年的 16 人增加到 2012 年的 19 人，年均增长速度为 2.95%，2012 年每万人拥有执业（助理）医师数是 2009 年的 1.19 倍。每万人拥有卫生技术人员数由 2006 年的 36 人增加到 2012 年的 49 人，年均增长速度为 5.28%，2012 年每万人拥有卫生技术人员数是 2009 年的 1.36 倍。2006 年每万人拥有卫生技术人员数是每万人拥有执业（助理）医师数的 2.25 倍，是每万人拥有注册护士数的 3.27 倍；2009 年每万人拥有卫生技术人员数是每万人拥有执业（助理）医师数的 2.47 倍，是每万人拥有注册护士数的 3 倍；2011 年每万人拥有卫生技术人员数是每万人拥有执业（助理）医师数的 2.56 倍，是每万人拥有注册护士数的 2.71 倍；2012 年每万人拥有卫生技术人员数是每万人拥有执业（助理）医师数的 2.58 倍，是每万人拥有注册护士数的 2.72 倍。总体来看，增长速度最快的是每万人拥有注册护士数（由 2006 年的 11 人增加到 2012 年 18 人，增加 7 人），其次是每万人拥有卫生技术人员数（由 2006 年的 36 人增加到 2012 年 49 人，增加 13 人），增长最慢的是每万人拥有执业（助理）医师数（由 2006 年的 16 人增加到 2012 年 19 人，增加 3 人）；每万人拥有卫生技术人员数与每万人拥有注册护士数的倍数在不断缩小（由 2006 年的 3.27 倍缩小到 2012 年 2.72 倍),每万人拥有卫生技术人员数与每万人拥有执业(助理)医师数的倍数在不断增加(由 2006 年的 2.25 倍扩大到 2012 年 2.58 倍)。

2. 医疗卫生服务人力资源的地区配置差异

(1)三大经济地区医疗卫生人员的地区配置

根据国家统计局有关东部、中部、西部地区的划分规定,东部地区包括北京、天津、河北、辽宁、上海、江苏、浙江、福建、山东、广东、海南等 11 个省市;中部地区包括山西、吉林、黑龙江、安徽、江西、河南、湖北、湖南等 8 个省份;西部地区包括内蒙古、广西、重庆、四川、贵州、云南、西藏、陕西、甘肃、青海、宁夏、新疆等 12 个省区。

表 6-3　东、中、西部地区卫生人员数(万人)

| 指标 | 年份 | 2008 | 2009 | 2010 | 2011 | 2012 |
|---|---|---|---|---|---|---|
| 东部地区 | 合计 | 247.94 | 303.87 | 323.17 | 340.83 | 362.14 |
| | 平均值 | 24.79 | 30.39 | 32.32 | 34.08 | 36.21 |
| | 最大值 | 47.98 | 60.21 | 64.59 | 68.96 | 73.89 |
| | 最小值 | 4.27 | 4.99 | 5.20 | 5.69 | 5.93 |
| 中部地区 | 合计 | 191.52 | 247.83 | 257.68 | 266.73 | 278.35 |
| | 平均值 | 23.94 | 30.98 | 32.21 | 33.34 | 34.79 |
| | 最大值 | 39.61 | 57.28 | 59.11 | 62.35 | 65.26 |
| | 最小值 | 16.23 | 18.08 | 18.71 | 19.29 | 19.64 |
| 西部地区 | 合计 | 149.96 | 195.46 | 207.22 | 221.14 | 237.45 |
| | 平均值 | 12.50 | 16.29 | 17.27 | 18.43 | 19.79 |
| | 最大值 | 32.45 | 43.78 | 46.71 | 50.57 | 54.90 |
| | 最小值 | 1.17 | 1.60 | 1.67 | 2.22 | 2.16 |

数据来源:根据《中国统计年鉴》(2010~2013)的有关数据整理、计算而得。

由表 6-3 可以看出,自 2008 年以来我国东部、中部、西部地区的卫生人员数不断增加。从卫生人员数的总数、平均数和最大值来看,东部地区高于中部地区和西部地区,中部地区高于西部地区。

就东部地区而言,卫生人员总数由 2008 年的 247.94 万人快速增加到 2009 年的 303.87 万人,增加 22.56%,2012 年达到 362.14 万人,是

2008 年的 1.46 倍；卫生人员平均数由 2008 年的 24.79 万人快速增加到 2009 年的 30.39 万人，增加 22.59%，2012 年达到 36.21 万人，是 2008 年的 1.46 倍；2008 年广东省卫生人员数在东部地区是最多的（达到 47.98 万人），山东省从 2009 年开始超过广东省成为卫生人员数最多的省份，2012 年山东的卫生人员数为 73.89 万人，年均增长 7.06%；2008 年以来，海南省一直是东部地区卫生人员数最少的省份，2008 年为 4.27 万人，2012 年增加到 5.93 万人，是 2008 年的 1.39 倍。

就中部地区而言，卫生人员总数由 2008 年的 191.52 万人快速增加到 2009 年的 247.83 万人，增加 29.40%，2012 年达到 278.35 万人，是 2008 年的 1.45 倍；卫生人员平均数由 2008 年的 23.94 万人快速增加到 2009 年的 30.98 万人，增加 29.41%，2012 年达到 34.79 万人，是 2008 年的 1.45 倍；2008 年以来，河南省一直是中部地区卫生人员数最多的省份，2008 年为 39.61 万人，2012 年增加到 65.26 万人，是 2008 年的 1.65 倍；2008 年以来，吉林省一直是中部地区卫生人员数最少的省份，2008 年为 16.23 万人，2012 年增加到 19.64 万人，是 2008 年的 1.21 倍。

就西部地区而言，卫生人员总数由 2008 年的 149.96 万人快速增加到 2009 年的 195.46 万人，增加 30.34%，2012 年达到 237.45 万人，是 2008 年的 1.58 倍；卫生人员平均数由 2008 年的 12.50 万人快速增加到 2009 年的 16.29 万人，增加 30.32%，2012 年达到 19.79 万人，是 2008 年的 1.58 倍；2008 年以来，四川省一直是西部地区卫生人员数最多的省份，2008 年为 32.45 万人，2012 年增加到 54.90 万人，是 2008 年的 1.69 倍；2008 年以来，西藏自治区一直是西部地区卫生人员数最少的省份，2008 年为 1.17 万人，2012 年增加到 2.16 万人，是 2008 年的 1.85 倍。

（2）三大经济地区卫生技术人员的地区配置

表6-4　东、中、西部地区卫生技术人员数（万人）

| 指标 | 年份 | 2008 | 2009 | 2010 | 2011 | 2012 |
|------|------|------|------|------|------|------|
| 东部地区 | 合计 | 223.96 | 243.65 | 260.60 | 276.00 | 297.81 |
| | 平均值 | 20.36 | 22.15 | 23.69 | 25.09 | 27.07 |
| | 最大值 | 38.41 | 42.13 | 45.48 | 48.56 | 53.01 |
| | 最小值 | 3.39 | 3.79 | 3.95 | 4.33 | 4.51 |

**续表**

| 指标＼年份 | | 2008 | 2009 | 2010 | 2011 | 2012 |
|---|---|---|---|---|---|---|
| 中部地区 | 合计 | 155.28 | 171.39 | 179.16 | 185.58 | 197.49 |
| | 平均值 | 19.41 | 21.42 | 22.40 | 23.20 | 24.69 |
| | 最大值 | 30.99 | 35.99 | 37.28 | 39.63 | 42.85 |
| | 最小值 | 12.79 | 13.26 | 13.84 | 13.9 | 14.41 |
| 西部地区 | 合计 | 123.74 | 138.46 | 146.86 | 157.69 | 171.59 |
| | 平均值 | 10.31 | 11.54 | 12.24 | 13.14 | 14.30 |
| | 最大值 | 26.76 | 30.31 | 32.56 | 35.23 | 38.94 |
| | 最小值 | 0.94 | 1.01 | 1.01 | 1.08 | 0.93 |

数据来源：根据《中国统计年鉴》（2010～2013）的有关数据整理、计算而得。

由表6-4可以看出，自2008年以来我国东部、中部、西部地区的卫生技术人员数也在不断增加。从卫生技术人员的总数、平均数和最大值来看，东部地区也是高于中部地区和西部地区，中部地区高于西部地区。

就东部地区而言，卫生技术人员总数由2008年的223.96万人增加到2012年的297.81万人，年均增长7.39%，2012年卫生技术人员总数是2008年的1.33倍；卫生技术人员平均数由2008年的20.36万人快速增加到2012年的27.07万人，年均增长7.39%，2012年卫生技术人员总数是2008年的1.33倍；2008～2011年间，广东省一直是东部地区卫生技术人员数最多的省份，2008年为38.41万人，2011年增加到48.56万人，2012年山东省超过广东省成为卫生技术人员数最多的省份，2012年山东省的卫生技术人员数为53.01万人；2008年以来，海南省一直是东部地区卫生技术人员数最少的省份，2008年为3.39万人，2012年增加到4.51万人，是2008年的1.33倍。

就中部地区而言，卫生技术人员总数由2008年的155.28万人增加到2012年的197.49万人，年均增长6.23%，2012年卫生技术人员总数是2008年的1.27倍；卫生技术人员平均数由2008年的19.41万人快速增加到2012年的24.69万人，2012年卫生技术人员总数是2008年的1.27倍；河南省一直是中部地区卫生技术人员数最多的省份，2008年为30.99万人，2012年增加到42.85万人，年均增长8.54%，2012年卫生技术人员数是 2008 年的 1.38 倍；吉林省一直是中部地区卫生技术人员数最少的省份，2008 年为 12.79 万人，2012 年增加到 14.41 万人，年均增长 3.04%，2012 年卫生技术人员数是 2008 年的 1.13 倍。

就西部地区而言，卫生技术人员总数由 2008 年的 123.74 万人增加到 2012 年的 171.59 万人，年均增长 8.54%，2012 年卫生技术人员总数是 2008 年的 1.39 倍；卫生技术人员平均数由 2008 年的 10.31 万人快速增加到 2012 年的 14.30 万人，2012 年卫生技术人员总数是 2008 年的 1.39 倍；四川省一直是西部地区卫生技术人员数最多的省份，2008 年为 26.76 万人，2012 年增加到 38.94 万人，年均增长 9.86%，2012 年卫生技术人员数是 2008 年的 1.46 倍；西藏自治区一直是西部地区卫生技术人员数最少的省份，2008 年为 0.94 万人，2011 年增加到 1.08 万人，2012 年有所减少（人数为 0.93 万人）。

（3）三大经济地区医疗卫生执业医师数的地区配置

表 6-5　东、中、西部地区执业医师数（万人）

| 指标 \ 年份 | | 2008 | 2009 | 2010 | 2011 | 2012 |
|---|---|---|---|---|---|---|
| 东部地区 | 合计 | 77.75 | 84.95 | 89.37 | 92.72 | 99.03 |
| | 平均值 | 7.07 | 7.72 | 8.12 | 8.43 | 9.00 |
| | 最大值 | 13.16 | 14.54 | 15.37 | 15.53 | 16.81 |
| | 最小值 | 1.00 | 1.09 | 1.13 | 1.23 | 1.22 |
| 中部地区 | 合计 | 50.96 | 56.82 | 58.87 | 58.61 | 61.47 |
| | 平均值 | 6.37 | 7.10 | 7.36 | 7.33 | 7.68 |
| | 最大值 | 8.96 | 10.76 | 11.02 | 11.13 | 11.63 |
| | 最小值 | 4.61 | 5.05 | 5.25 | 5.26 | 5.39 |
| 西部地区 | 合计 | 42.75 | 48.76 | 49.05 | 50.71 | 53.38 |
| | 平均值 | 3.56 | 4.06 | 4.09 | 4.23 | 4.45 |
| | 最大值 | 9.65 | 10.91 | 11.52 | 12.25 | 12.96 |
| | 最小值 | 0.32 | 0.35 | 0.33 | 0.32 | 0.29 |

数据来源：根据《中国统计年鉴》（2010～2013）的有关数据整理、计算而得。

由表 6-5 可以看出，我国东部、中部、西部地区的执业医师数不断增加，各地区间存在较大差异。从执业医师数的总数、平均数来看，东部地区还是高于中部地区和西部地区，中部地区高于西部地区。从执业医师数的最大值和最小值来看，各地区也是有较大差异的。

就东部地区而言，执业医师数由 2008 年的 77.75 万人增加到 2012 年的 99.03 万人，年均增长 6.25%，2012 年执业医师数是 2008 年的 1.27 倍；执业医师平均数由 2008 年的 7.07 万人快速增加到 2012 年的 9 万人，2012 年执业医师数是 2008 年的 1.27 倍；山东省一直是东部地区执业医师数最多的省份，2008 年为 13.16 万人，2012 年增加到 16.81 万人，年均增长 6.37%，2012 年执业医师数是 2008 年的 1.28 倍；海南省一直是东部地区执业医师数最少的省份，2008 年为 1 万人，2012 年增加到 1.22 万人，年均增长 5.18%，2012 年执业医师数是 2008 年的 1.22 倍。

就中部地区而言，执业医师数由 2008 年的 50.96 万人增加到 2012 年的 61.47 万人，年均增长 4.89%，2012 年执业医师数是 2008 年的 1.21 倍；执业医师平均数由 2008 年的 6.37 万人快速增加到 2012 年的 7.68 万人，2012 年执业医师平均数是 2008 年的 1.30 倍；河南省一直是中部地区执业医师数最多的省份，2008 年为 8.96 万人，2012 年增加到 11.63 万人，年均增长 7%，2012 年执业医师数是 2008 年的 1.3 倍；2008～2010 年江西省是中部地区执业医师数最少的省份（江西省执业医师数由 2008 年的 4.61 万人增加到 2010 年的 5.25 万人），2011～2012 年吉林省成为中部地区执业医师数最少的省份（吉林省执业医师数由 2011 年的 5.26 万人增加到 2012 年的 5.39 万人）。

就西部地区而言，执业医师数由 2008 年的 42.75 万人增加到 2012 年的 53.38 万人，年均增长 5.83%，2012 年执业医师数是 2008 年的 1.25 倍；执业医师平均数由 2008 年的 3.56 万人快速增加到 2012 年的 4.45 万人，2012 年执业医师平均数是 2008 年的 1.25 倍；四川省一直是西部地区执业医师数最多的省份，2008 年为 9.65 万人，2012 年增加到 12.96 万人，年均增长 1.34%，2012 年执业医师数是 2008 年的 1.34 倍；西藏自治区一直是西部地区执业医师数最少的省份，2008 年为 0.32 万人，2012 年有所减少（人数为 0.29 万人）。

（4）三大经济地区医疗卫生注册护士数的地区配置

表6-6　东、中、西部地区注册护士数（万人）

| 指标 \ 年份 | | 2008 | 2009 | 2010 | 2011 | 2012 |
|---|---|---|---|---|---|---|
| 东部地区 | 合计 | 76.45 | 85.15 | 94.02 | 102.22 | 112.85 |
| | 平均值 | 6.95 | 7.74 | 8.55 | 9.29 | 10.26 |
| | 最大值 | 13.59 | 15.34 | 16.79 | 18.27 | 19.95 |
| | 最小值 | 1.32 | 1.52 | 1.63 | 1.82 | 1.94 |
| 中部地区 | 合计 | 50.02 | 56.2 | 61.44 | 66.88 | 74.31 |
| | 平均值 | 6.25 | 7.03 | 7.68 | 8.63 | 9.29 |
| | 最大值 | 9.66 | 11.22 | 12.14 | 13.71 | 15.60 |
| | 最小值 | 4.11 | 4.24 | 4.58 | 4.79 | 5.10 |
| 西部地区 | 合计 | 38.89 | 44.15 | 49.34 | 55.31 | 62.45 |
| | 平均值 | 3.24 | 3.68 | 4.11 | 4.61 | 5.20 |
| | 最大值 | 7.79 | 9.12 | 10.49 | 12.13 | 13.98 |
| | 最小值 | 0.19 | 0.2 | 0.2 | 0.21 | 0.17 |

数据来源：根据《中国统计年鉴》（2010～2013）的有关数据整理、计算而得。

由表6-6可以看出，我国东部、中部、西部地区的注册护士数虽然不断增加，但各地区间存在较大差异。从注册护士数的总数、平均数和最大值来看，东部地区高于中部地区和西部地区，中部地区高于西部地区。

就东部地区而言，注册护士数由2008年的76.45万人增加到2012年的112.85万人，年均增长10.23%，2012年注册护士数是2008年的1.48倍；注册护士平均数由2008年的6.95万人快速增加到2012年的10.26万人，2012年注册护士数是2008年的1.48倍；广东省一直是东部地区注册护士数最多的省份，2008年为13.59万人，2012年增加到19.95万人，年均增长10.08%，2012年注册护士数是2008年的1.47倍；海南省一直是东部地区注册护士数最少的省份，2008年为1.32万人，2012年增加到1.94万人，年均增长10.16%，2012年注册护士数是2008年的1.47倍。

就中部地区而言，注册护士数由2008年的50.02万人增加到2012年的74.31万人，年均增长10.41%，2012年注册护士数是2008年的1.49

倍；注册护士平均数由 2008 年的 6.25 万人增加到 2012 年的 9.29 万人，年均增长 10.44%，2012 年注册护士数是 2008 年的 1.49 倍；河南省一直是中部地区注册护士数最多的省份，2008 年为 9.66 万人，2012 年增加到 15.60 万人，年均增长 12.77%，2012 年注册护士数是 2008 年的 1.61 倍；吉林省一直是中部地区注册护士数最少的省份，2008 年为 4.11 万人，2012 年增加到 5.10 万人，年均增长 5.56%，2012 年注册护士数是 2008 年的 1.24 倍。

就西部地区而言，注册护士数由 2008 年的 38.89 万人增加到 2012 年的 62.45 万人，年均增长 12.57%，2012 年注册护士数是 2008 年的 1.61 倍；注册护士平均数由 2008 年的 3.24 万人增加到 2012 年的 5.2 万人，年均增长 12.56%，2012 年注册护士数是 2008 年的 1.60 倍；四川省一直是西部地区注册护士数最多的省份，2008 年为 7.79 万人，2012 年增加到 13.98 万人，年均增长 15.75%，2012 年注册护士数是 2008 年的 1.79 倍；西藏自治区是西部地区注册护士数最少的省份，2008 年为 0.19 万人，2012 年有所减少（人数为 0.17 万人）。

（5）三大经济地区医疗卫生每万人拥有卫生技术人员数的地区配置

表 6-7　东、中、西部地区每万人拥有卫生技术人员数（人）

| 指标 | 年份 | 2008 | 2009 | 2010 | 2011 |
|---|---|---|---|---|---|
| 东部地区 | 合计 | 613 | 655 | 689 | 720 |
| | 平均值 | 56 | 60 | 63 | 66 |
| | 最大值 | 122 | 129 | 136 | 142 |
| | 最小值 | 30 | 37 | 40 | 41 |
| 中部地区 | 合计 | 295 | 323 | 337 | 343 |
| | 平均值 | 37 | 40 | 42 | 43 |
| | 最大值 | 47 | 54 | 56 | 55 |
| | 最小值 | 28 | 31 | 31 | 32 |
| 西部地区 | 合计 | 423 | 465 | 481 | 508 |
| | 平均值 | 35 | 39 | 40 | 42 |
| | 最大值 | 59 | 57 | 55 | 51 |
| | 最小值 | 22 | 24 | 25 | 27 |

数据来源：根据《中国统计年鉴》（2010~2013）的有关数据整理、计算而得。

由表 6-7 可以看出，我国东部、中部、西部地区每万人拥有卫生技术人员不断增加，但各地区间存在较大差异。从每万人拥有卫生技术人员总数、平均数和最大值来看，东部地区高于中部地区和西部地区，不过，中部地区每万人拥有卫生技术人员的总数、平均数和最小值高于西部地区，而每万人拥有卫生技术人员的最小值低于西部地区。

就东部地区而言，每万人拥有卫生技术人员由 2008 年的 613 人增加到 2011 年的 720 人，年均增长 5.51%，2011 年每人拥有卫生技术人员是 2008 年的 1.17 倍；每人拥有卫生技术人员平均数由 2008 年的 55.73 人增加到 2011 年的 66 人，年均增长 5.51%；北京市一直是东部地区每人拥有卫生技术人员最多的省份，2008 年为 122 人，2011 年增加到 142 人，年均增长 5.19%，2011 年每人拥有卫生技术人员是 2008 年的 1.16 倍；2008～2009 年福建省一直是东部地区每人拥有卫生技术人员最少的省份，2010～2011 年河北省是每人拥有卫生技术人员人数最少的省份。

就中部地区而言，每人拥有卫生技术人员由 2008 年的 295 人增加到 2011 年的 343 人，年均增长 5.2%，2011 年每人拥有卫生技术人员是 2008 年的 1.16 倍；每人拥有卫生技术人员平均数由 2008 年的 37 人增加到 2011 年的 43 人，年均增长 5.2%；山西省一直是中部地区每人拥有卫生技术人员最多的省份，2008 年为 47 人，2011 年增加到 55 人，年均增长 5.6%，2011 年每人拥有卫生技术人员是 2008 年的 1.17 倍；安徽省一直是中部地区每人拥有卫生技术人员最少的省份，2008 年为 28 人，2011 年增加到 32 人，年均增长 4.65%，2011 年每人拥有卫生技术人员是 2008 年的 1.14 倍。

就西部地区而言，每人拥有卫生技术人员由 2008 年的 423 人增加到 2011 年的 508 人，年均增长 6.33%，2011 年每人拥有卫生技术人员是 2008 年的 1.2 倍；每人拥有卫生技术人员平均数由 2008 年的 36 人增加到 2011 年的 42 人；新疆维吾尔自治区一直是西部地区每人拥有卫生技术人员最多的省份，2008 年为 59 人，2011 年减少到 51 人；贵州省一直是中部地区每人拥有卫生技术人员最少的省份，2008 年为 22 人，2011 年增加到 27 人，年均增长 7.09%，2011 年每人拥有卫生技术人员是 2008 年的 1.23 倍。

（6）三大经济地区医疗卫生每万人拥有执业（助理）医师数的地区配置

表 6-8　东、中、西部地区每万人拥有执业（助理）医师数（人）

| 指标 \ 年份 | | 2008 | 2009 | 2010 | 2011 |
|---|---|---|---|---|---|
| 东部地区 | 合计 | 247 | 266 | 275 | 284 |
| | 平均值 | 22 | 24 | 25 | 26 |
| | 最大值 | 48 | 50 | 52 | 54 |
| | 最小值 | 12 | 16 | 16 | 17 |
| 中部地区 | 合计 | 122 | 135 | 141 | 138 |
| | 平均值 | 15 | 17 | 18 | 17 |
| | 最大值 | 24 | 25 | 24 | 21 |
| | 最小值 | 11 | 12 | 13 | 12 |
| 西部地区 | 合计 | 183 | 202 | 199 | 201 |
| | 平均值 | 15 | 17 | 17 | 17 |
| | 最大值 | 21 | 28 | 23 | 23 |
| | 最小值 | 10 | 10 | 10 | 11 |

数据来源：根据《中国统计年鉴》（2010～2012）的有关数据整理、计算而得。

由表 6-8 可以看出，我国东部、中部、西部地区每万人拥有执业（助理）医师数不断增加，但各地区间存在较大差异。从每万人拥有执业（助理）医师总数、平均数、最大值和最小值来看，东部地区高于中部地区和西部地区，中部地区高于西部地区。

就东部地区而言，每人拥有执业（助理）医师数由 2008 年的 247 人增加到 2011 年的 284 人，年均增长 3.27%，2011 年每人拥有卫生技术人员是 2008 年的 1.15 倍；每人拥有执业（助理）医师平均数由 2008 年的 22 人增加到 2011 年的 26 人，年均增长 3.28%；北京市一直是东部地区每人拥有执业（助理）医师最多的省份，2008 年为 48 人，2011 年增加到 54 人，年均增长 3.85%，2011 年每人拥有卫生技术人员是 2008 年的 1.13 倍；2008～2009 年福建省一直是东部地区每人拥有执业（助理）医师最少的省份，2010～2011 年海南省是每人拥有执业（助理）医师人数最少的省份。

就中部地区而言，每人拥有执业（助理）医师数由 2008 年的 122 人增加到 2011 年的 138 人，2011 年每人拥有执业（助理）医师数是 2008 年的 1.13 倍；每人拥有执业（助理）医师数平均数由 2008 年的 15 人增加到 2011 年的 17 人；山西省一直是中部地区每人拥有执业（助理）医师数最多的省份，2008 年为 24 人，2011 年减少到 21 人；安徽省一直是中部地区每人拥有执业（助理）医师数最少的省份，2008 年为 11 人，2011 年增加到 12 人。

就西部地区而言，每人拥有执业（助理）医师数由 2008 年的 183 人增加到 2011 年的 201 人，年均增长 1.01%，2011 年每人拥有执业（助理）医师数是 2008 年的 1.1 倍；每人拥有执业（助理）医师数平均数由 2008 年的 15 人增加到 2011 年的 17 人；新疆维吾尔自治区一直是西部地区每人拥有执业（助理）医师数最多的省份，2008 年为 21 人，2011 年减少到 23 人；贵州省一直是西部地区每人拥有执业（助理）医师数最少的省份，2008 年为 10 人，2011 年增加到 11 人，2011 年每人拥有执业（助理）医师数是 2008 年的 1.1 倍。

（7）三大经济地区医疗卫生每人拥有注册护士数的地区配置

表 6-9　东、中、西部地区每人拥有注册护士数（人）

| 指标 | 年份 | 2008 | 2009 | 2010 | 2011 |
|------|------|------|------|------|------|
| 东部地区 | 合计 | 218 | 237 | 257 | 277 |
| | 平均值 | 20 | 22 | 23 | 25 |
| | 最大值 | 45 | 49 | 53 | 57 |
| | 最小值 | 10 | 10 | 12 | 13 |
| 中部地区 | 合计 | 94 | 107 | 113 | 124 |
| | 平均值 | 12 | 13 | 14 | 16 |
| | 最大值 | 15 | 17 | 18 | 19 |
| | 最小值 | 9 | 10 | 11 | 12 |
| 西部地区 | 合计 | 131 | 144 | 158 | 172 |
| | 平均值 | 11 | 12 | 13 | 14 |
| | 最大值 | 17 | 19 | 21 | 22 |
| | 最小值 | 7 | 7 | 7 | 7 |

数据来源：根据《中国统计年鉴》（2010～2012）的有关数据整理、计算而得。

　　由表 6-9 可以看出，我国东部、中部、西部地区每万人拥有注册护士数不断增加，但各地区间存在较大差异。从每万人拥有注册护士数总数、平均数、最大值和最小值来看，东部地区高于中部地区和西部地区，中部地区每万人拥有注册护士数的总数、平均数和最小值高于西部地区。

　　就东部地区而言，每万人拥有注册护士数由 2008 年的 218 人增加到 2011 年的 277 人，年均增长 7.78%，2011 年每人拥有注册护士数是 2008 年的 1.27 倍；每人拥有注册护士数平均数由 2008 年的 20 人增加到 2011 年的 25 人，年均增长 7.79%；北京市一直是东部地区每人拥有注册护士数最多的省份，2008 年为 45 人，2011 年增加到 57 人，年均增长 7.55%，2011 年每人拥有注册护士数是 2008 年的 1.27 倍；河北省一直是东部地区每人拥有注册护士数最少的省份，2008 年为 10 人，2011 年增加到 13 人，年均增长 8.33%。

　　就中部地区而言，每人拥有注册护士数由 2008 年的 94 人增加到 2011 年的 124 人，年均增长 9.73%，2011 年每人拥有注册护士数是 2008 年的 1.32 倍；每人拥有注册护士数平均数由 2008 年的 12 人增加到 2011 年的 16 人，年均增长 9.7%；除 2008 年吉林省是中部地区每人拥有注册护士数最多的省份外，2009～2011 年山西省是中部地区每人拥有注册护士数最多的省份，2009 年为 17 人，2011 年增加到 19 人；安徽省一直是中部地区每人拥有注册护士数最少的省份，2008 年为 9 人，2011 年增加到 12 人，年均增长 9.09%。

　　就西部地区而言，每人拥有注册护士数由 2008 年的 131 人增加到 2011 年的 172 人，年均增长 8.86%，2011 年每人拥有注册护士数是 2008 年的 1.31 倍；每人拥有注册护士数平均数由 2008 年的 11 人增加到 2011 年的 14 人，年均增长 8.81%；新疆维吾尔自治区是西部地区每人拥有注册护士数最多的省份，2008 年为 17 人，2011 年增加到 22 人，年均增长 4.76%；西藏自治区一直是西部地区每人拥有注册护士数最少的省份，从 2008 到 2011 年一直都是 7 人。

### 3. 医疗卫生服务人力资源的城乡配置差异

表 6-10　医疗卫生服务人力资源的城乡配置

| 指标 | 年份 | 2008 | 2009 | 2010 | 2011 | 2012 |
|---|---|---|---|---|---|---|
| 卫生技术人员数 | 每万人拥有城市卫生技术人员数（人） | 67 | 72 | 76 | 67 | 85 |
| | 每万人拥有农村卫生技术人员数（人） | 28 | 29 | 30 | 27 | 34 |
| | 城乡倍数 | 2.39 | 2.48 | 2.53 | 2.48 | 2.50 |
| 执业（助理）医师数 | 每万人拥有城市执业（助理）医师数（人） | 27 | 28 | 30 | 26 | 32 |
| | 每万人拥有农村执业（助理）医师数（人） | 13 | 13 | 13 | 11 | 14 |
| | 城乡倍数 | 2.08 | 2.15 | 2.31 | 2.36 | 2.29 |
| 注册护士数 | 每万人拥有城市注册护士数（人） | 25 | 28 | 31 | 26 | 37 |
| | 每万人拥有农村注册护士数（人） | 8 | 8 | 9 | 8 | 11 |
| | 城乡倍数 | 3.13 | 3.50 | 3.44 | 3.25 | 3.36 |

数据来源：根据《中国统计年鉴》（2010～2013）的有关数据整理、计算而得。

由表 6-10 可以看出，2008～2012 年间，尽管每万人拥有的卫生技术人员数、执业（助理）医师和注册护士显著增加，但是每万人拥有城市的卫生技术人员数、执业（助理）医师数和注册护士数远高于每万人拥有农村的卫生技术人员数、执业（助理）医师数和注册护士数。

从每万人拥有的卫生技术人员数来看，2008 年每万人拥有城市卫生技术人员数为 67 人，每万人拥有农村卫生技术人员数为 28 人，每万人拥有城市卫生技术人员数是每万人拥有农村卫生技术人员数的 2.39 倍；2010 年每万人拥有城市卫生技术人员数 76 人，每万人拥有农村卫生技术人员数 30 人，每万人拥有城市卫生技术人员数是每万人拥有农村卫生技术人员数的 2.53 倍；2012 年每万人拥有城市卫生技术人员数为 85 人，每万人拥有农村卫生技术人员数为 34 人，每万人拥有城市卫生技术人员数是每万人拥有农村卫生技术人员数的 2.5 倍。从增长速度来看，2008～2012 年每万人拥有城市卫生技术人员的年均增长率为 7.01%，2012 年每万人拥有城市卫生技术人员是 2008 年的 1.27 倍；2008～2012 年每万人拥有农村卫生技术人员的年均增长率为 5.74%，2012 年每万人拥有农村卫生技术人员是 2008 年的 1.21 倍；每万人拥有城市卫生技术人员的年均增长率和增长倍数都超过农村，尤其是每万人拥有城市卫生技术人员的年均增长率超过每万人拥有农村卫生技术人员的年均增长率 1.27 个百分点。

从每万人拥有执业（助理）医师数来看，2008 年每万人拥有城市执业（助理）医师数为 27 人，每万人拥有农村执业（助理）医师数为 13 人，每万人拥有城市执业（助理）医师数是每万人拥有农村执业（助理）医师数的 2.08 倍；2010 年每万人拥有城市执业（助理）医师数为 30 人，每万人拥有农村执业（助理）医师数为 13 人，每万人拥有城市执业（助理）医师数是每万人拥有农村执业（助理）医师数的 2.31 倍；2012 年每万人拥有城市执业（助理）医师数为 32 人，每万人拥有农村执业（助理）医师数为 14 人，每万人拥有城市执业（助理）医师数是每万人拥有农村执业（助理）医师数的 2.29 倍。从增长速度来看，2008～2012 年每万人拥有城市执业（助理）医师数的年均增长率为 5.15%，2012 年每万人拥有城市执业（助理）医师数是 2008 年的 1.19 倍；2008～2012 年每万人拥有农村执业（助理）医师数的年均增长率为 2.97%，2012 年每万人拥有农村执业（助理）医师数是 2008 年的 1.08 倍；每万人拥有城市执业（助理）医师数的年均增长率和增长倍数都超过农村，尤其是每万人拥有城市执业（助理）医师数的年均增长率超过每万人拥有农村执业（助理）医师数的年均增长率 2.08 个百分点。

从每万人拥有注册护士数来看，2008 年每万人拥有城市注册护士数为 25 人，每万人拥有农村注册护士数为 8 人，每万人拥有城市注册护士数是每万人拥有农村注册护士数的 3.13 倍；2010 年每万人拥有城市注册护士数为 31 人，每万人拥有农村注册护士数为 9 人，每万人拥有城市注册护士数是每万人拥有农村注册护士数的 3.44 倍；2012 年每万人拥有城市注册护士数为 37 人，每万人拥有农村注册护士数为 11 人，每万人拥有城市注册护士数是每万人拥有农村注册护士数的 3.36 倍。从增长速度来看，2008～2012 年每万人拥有城市注册护士数的年均增长率为 12.22%，2012 年每万人拥有城市注册护士数是 2008 年的 1.48 倍；2008～2012 年每万人拥有农村注册护士数的年均增长率为 9.72%，2012 年每万人拥有农村注册护士数是 2008 年的 1.38 倍；每万人拥有城市注册护士数的年均增长率和增长倍数都超过农村，尤其是每万人拥有城市注册护士数的年均增长率超过每万人拥有农村注册护士数的年均增长率

3.5 个百分点。

总体来看，每万人拥有城市和农村的卫生技术人员数、执业（助理）医师数和注册护士数都呈现较快的增长速度；每万人拥有城市的执业（助理）医师数和注册护士数的年均增长率远高于每万人拥有农村的执业（助理）医师数和注册护士数；每万人拥有的注册护士数的城乡差距最大，而每万人拥有执业（助理）医师数的城乡差距相对较小。

## 6.1.2　医疗卫生服务机构资源的配置状况

1. 医疗卫生服务机构资源的总体配置

表 6-11　2008～2012 年我国医疗卫生服务机构资源规模

| 年份<br>指标 | 2008 | 2009 | 2010 | 2011 | 2012 |
|---|---|---|---|---|---|
| 医疗卫生机构数（个） | 891480 | 916571 | 936927 | 954389 | 950297 |
| 医院数（个） | 19712 | 20291 | 20918 | 21979 | 23170 |
| 卫生机构床位数（万张） | 403.87 | 441.66 | 478.68 | 515.99 | 572.48 |
| 医院床位数（万张） | 288.29 | 312.08 | 338.74 | 370.51 | 416.15 |
| 每万人医疗机构床位数（张） | 30.46 | 33.15 | 35.76 | 38.36 | 42.27 |

数据来源：根据《中国统计年鉴》（2010～2013）的有关数据整理、计算而得。

如表 6-11 所示，自 2008 年以来，我国医疗卫生机构数、医院床位数、每万人医疗机构床位数等医疗卫生服务机构资源不断增加。医疗卫生机构数由 2008 年的 891480 个增加到 2012 年的 950297 个，年均增长速度为 1.62%，2012 年医疗卫生机构数是 2008 年的 1.07 倍。医院数由 2008 年的 19712 个增加到 2012 年的 23170 个，年均增长速度为 4.13%，2012 年医院数是 2008 年的 1.18 倍。卫生机构床位数由 2008 年的 403.87 万张增加到 2012 年的 572.48 万张，年均增长速度为 9.12%，2012 年卫生机构床位数是 2008 年的 1.42 倍。医院床位数由 2008 年的 288.29 万张增加到 2012 年的 416.15 万张，年均增长速度为 9.62%，2012 年医院床位数是 2008 年的 1.44 倍。每万人医疗机构床位数由 2008 年的 30.46 张增加到 2012 年的 42.27 张，年均增长速度为 8.54%，2012 年每万人医疗机构床位数是 2008 年的 1.39 倍。总体来看，卫生机构床位数、医院床位数每万人医疗机构床位数的年均增长速度快于医疗卫生机构数、医院数的年均增长速度，增长速度最快的是医院床位数，增长较快的是卫生机构床位数，增长最慢的是医疗卫生机构数。

2. 医疗卫生服务机构资源的地区配置差异

（1）三大经济地区医疗卫生机构的地区配置

表6-12　东、中、西部地区医疗卫生机构数（个）

| 指标 \ 年份 | | 2009 | 2010 | 2011 | 2012 |
|---|---|---|---|---|---|
| 东部地区 | 合计 | 333717 | 339306 | 342440 | 343064 |
| | 平均值 | 30338 | 30846 | 31131 | 31188 |
| | 最大值 | 80963 | 81403 | 80185 | 79119 |
| | 最小值 | 4238 | 4542 | 4428 | 4551 |
| 中部地区 | 合计 | 302801 | 308990 | 315298 | 306978 |
| | 平均值 | 37850 | 38624 | 39412 | 38372 |
| | 最大值 | 75722 | 75741 | 76128 | 69258 |
| | 最小值 | 18543 | 19385 | 19785 | 19734 |
| 西部地区 | 合计 | 280053 | 288631 | 296651 | 300255 |
| | 平均值 | 23338 | 24053 | 24721 | 25021 |
| | 最大值 | 72194 | 74283 | 75815 | 76557 |
| | 最小值 | 4149 | 4129 | 4132 | 4140 |

数据来源：根据《中国统计年鉴》（2010～2013）的有关数据整理、计算而得。

由表6-12可以看出，我国东部、中部、西部地区医疗卫生机构数不断增加。东部地区医疗卫生机构的总数高于中部地区和西部地区，但西部地区医疗卫生机构数的年均增长速度快于东部地区和中部地区。

就东部地区而言，医疗卫生机构数由2009年的333717个增加到2012年的343064个，年均增长0.93%，2012年医疗卫生机构数是2009年的1.03倍；医疗卫生机构平均数由2009年的30338个增加到2012年的31188个；河北省是东部地区医疗卫生机构最多的省份，2009年为80963个，2012年减少到79119个，减少了2.28%；天津市是东部地区医疗卫生机构最少的省份，2009年为4238个，2012年增加到4551个，增长了7.39%。

就中部地区而言，医疗卫生机构数由 2009 年的 302801 个增加到 2012 年的 306978 个，年均增长 0.48%，2012 年医疗卫生机构数是 2009 年的 1.01 倍；医疗卫生机构平均数由 2009 年的 37850 个增加到 2012 年的 38372 个；河南省是中部地区医疗卫生机构最多的省份，2009 年为 75722 个，2012 年减少到 69258 个，减少了 8.54%；吉林省是中部地区医疗卫生机构最少的省份，2009 年为 18543 个，2012 年增加到 19734 个，增长了 6.42%。

就西部地区而言，医疗卫生机构数由 2009 年的 280053 个增加到 2012 年的 300255 个，年均增长 2.35%，2012 年医疗卫生机构数是 2009 年的 1.07 倍；医疗卫生机构平均数由 2009 年的 23338 个增加到 2012 年的 25021 个；四川省是西部地区医疗卫生机构最多的省份，2009 年为 72194 个，2012 年增加到 76557 个，增加了 6.04%；宁夏回族自治区是西部地区医疗卫生机构最少的省份，2009 年为 4149 个，2012 年减少到 4140 个，减少了 0.22%。

（2）三大经济地区医院总量的地区配置

**表 6-13　东、中、西部地区医院数（个）**

| 指标 ＼ 年份 | | 2009 | 2010 | 2011 | 2012 |
|---|---|---|---|---|---|
| 东部地区 | 合计 | 7771 | 8124 | 8533 | 8965 |
| | 平均值 | 706 | 739 | 776 | 815 |
| | 最大值 | 1319 | 1377 | 1490 | 1549 |
| | 最小值 | 186 | 188 | 190 | 197 |
| 中部地区 | 合计 | 6428 | 6467 | 6745 | 6998 |
| | 平均值 | 804 | 808 | 843 | 875 |
| | 最大值 | 1193 | 1198 | 1220 | 1285 |
| | 最小值 | 502 | 504 | 542 | 548 |
| 西部地区 | 合计 | 6092 | 6327 | 6701 | 7207 |
| | 平均值 | 506 | 527 | 558 | 601 |
| | 最大值 | 1187 | 1261 | 1387 | 1542 |
| | 最小值 | 100 | 101 | 103 | 104 |

数据来源：根据《中国统计年鉴》（2010～2013）的有关数据整理、计算而得。

由表 6-13 可以看出，我国东部、中部、西部地区医院总量规模不断扩大，但东部地区医院总量远多于中部地区和西部地区，西部地区医院总量的年均增长速度快于东部地区和中部地区，中部地区医院总量的年均增长速度最慢。

就东部地区而言，医院总量由 2009 年的 7771 个增加到 2012 年的 8965 个，总量增长了 15.36%，年均增长 4.88%，2012 年医院总量是 2009 年的 1.15 倍；医院总量的平均数由 2009 年的 706 个增加到 2012 年的 815 个，增长了 15.37%；山东省是东部地区医院最多的省份，2009 年为 1319 个，2012 年增加到 1549 个，增加了 17.44%，年均增长 5.52%；海南省是东部地区医院最少的省份，2009 年为 186 个，2012 年增加到 197 个，增长了 5.91%。

就中部地区而言，医院总量由 2009 年的 6428 个增加到 2012 年的 6998 个，总量增长了 8.87%，2012 年医院总量是 2009 年的 1.09 倍；医院总量的平均数由 2009 年的 804 个增加到 2012 年的 875 个，年均增长 2.89%；河南省是中部地区医院最多的省份，2009 年为 1193 个，2012 年增加到 1285 个，增加了 7.71%；江西省是中部地区医院最少的省份，2009 年为 502 个，2012 年增加到 548 个，增长了 9.16%。

就西部地区而言，医院总量由 2009 年的 6092 个增加到 2012 年的 7207 个，总量增长了 18.30%，2012 年医院总量是 2009 年的 1.18 倍；医院总量的平均数由 2009 年的 506 个增加到 2012 年的 601 个，年均增长 5.91%；四川省是西部地区医院最多的省份，2009 年为 1187 个，2012 年增加到 1542 个，增加了 29.91%；西藏自治区是西部地区医院最少的省份，2009 年为 100 个，2012 年增加到 104 个，增长了 4%。

（3）三大经济地区基层医疗卫生机构的地区配置

表 6-14　东、中、西部地区基层医疗卫生机构（个）

| 指标 \ 年份 | | 2010 | 2011 | 2012 |
|---|---|---|---|---|
| 东部地区 | 合计 | 325944 | 328600 | 328824 |
| | 平均值 | 29631 | 29872 | 29893 |
| | 最大值 | 79493 | 78246 | 77177 |
| | 最小值 | 4115 | 3981 | 4095 |

续表

| 年份<br>指标 | | 2010 | 2011 | 2012 |
|---|---|---|---|---|
| 中部地区 | 合计 | 298058 | 304039 | 295390 |
| | 平均值 | 37257 | 38005 | 36924 |
| | 最大值 | 73865 | 74208 | 67252 |
| | 最小值 | 18475 | 18882 | 18804 |
| 西部地区 | 合计 | 277707 | 285364 | 288406 |
| | 平均值 | 23142 | 23780 | 24034 |
| | 最大值 | 72244 | 73646 | 74215 |
| | 最小值 | 3878 | 3886 | 3904 |

数据来源：根据《中国统计年鉴》（2010～2013）的有关数据整理、计算而得。

由表 6-14 可以看出，我国东部、中部、西部地区基层医疗卫生机构总量规模不断扩大，东部地区基层医疗卫生机构总量明显多于中部地区和西部地区，中部地区基层医疗卫生机构总量明显多于西部地区，但中部地区基层医疗卫生机构总量呈现下降趋势。

就东部地区而言，基层医疗卫生机构总量由 2010 年的 325944 个增加到 2012 年的 328824 个，总量增长了 0.88%，2012 年基层医疗卫生机构总量是 2010 年的 1.01 倍；基层医疗卫生机构的平均数由 2010 年的 29631 个增加到 2012 年的 29893 个；河北省是东部地区基层医疗卫生机构最多的省份，2010 年为 79493 个，2012 年下降到 77177 个，下降了 2.91%；天津市是东部地区基层医疗卫生机构最少的省份，2010 年为 4115 个，2012 年减少到 4095 个，减少了 0.49%。

就中部地区而言，基层医疗卫生机构总量由 2010 年的 298058 个减少到 2012 年的 295390 个，总量减少了 0.9%；基层医疗卫生机构的平均数由 2010 年的 37257 个减少到 2012 年的 36924 个；河南省是中部地区基层医疗卫生机构最多的省份，2010 年为 73865 个，2012 年下降到 67252 个，下降了 8.95%；吉林省是东部地区基层医疗卫生机构最少的省份，2010 年为 18475 个，2012 年增加到 18804 个，增加了 1.78%。

就西部地区而言，基层医疗卫生机构总量由 2010 年的 277707 个减少到 2012 年的 288406 个，总量增加了 3.85%；基层医疗卫生机构的平均数由 2010 年的 23142 个减少到 2012 年的 24034 个；四川省是西部地区基层医疗卫生机构最多的省份，2010 年为 72244 个，2012 年增加到 74215 个，增加了 2.73%；宁夏回族自治区是西部地区基层医疗卫生机构最少的省份，2010 年为 3878 个，2012 年增加到 3904 个，增加了 0.67%。

（4）三大经济地区每万人医疗机构床位的地区配置

表 6-15　东、中、西部地区每万人医疗机构床位数（张）

| 指标 \ 年份 | | 2010 | 2011 | 2012 |
|---|---|---|---|---|
| 东部地区 | 合计 | 490.6 | 513.37 | 458.76 |
| | 平均值 | 44.60 | 46.67 | 41.71 |
| | 最大值 | 74.40 | 75.48 | 52.60 |
| | 最小值 | 29 | 31.36 | 33.54 |
| 中部地区 | 合计 | 278.7 | 295.12 | 341.08 |
| | 平均值 | 34.84 | 36.89 | 42.64 |
| | 最大值 | 44.90 | 44.90 | 46.84 |
| | 最小值 | 26.6 | 28.53 | 36.35 |
| 西部地区 | 合计 | 417.6 | 450.4 | 518 |
| | 平均值 | 34.80 | 37.53 | 43.17 |
| | 最大值 | 53.70 | 56.93 | 58.91 |
| | 最小值 | 25.1 | 27.73 | 27.15 |

数据来源：根据《中国统计年鉴》（2010～2013）的有关数据整理、计算而得。

由表 6-15 可以看出，我国东部地区每万人医疗机构床位数略有下降，而中部、西部地区每万人医疗机构床位数不断扩大。2012 年西部地区每万人医疗机构床位数最多，其次是东部地区，最少的是中部地区。

就东部地区而言，每万人医疗机构床位数由 2010 年的 490.60 减少到 2012 年的 458.76 张，总量下降了 6.49%；每万人医疗机构床位数的平均数由 2010 年的 44.60 张下降到 2012 年的 41.71 张，下降了 6.48%；上海市是东部地区每万人医疗机构床位数最多的省份，2010 年为 74.40 张，2012 年下降到 52.60 张，下降了 29.3%；海南省是东部地区每万人医疗机构床位数最少的省份，2010 年为 29 张，2012 年增加到 33.54 张，增加了 15.66%。

就中部地区而言，每万人医疗机构床位数由 2010 年的 278.7 张增加到 2012 年的 341.08 张，总量增加了 22.38%；每万人医疗机构床位数的平均数由 2010 年的 34.84 张增加到 2012 年的 42.64 张，增加了 22.39%；2010～2011 年山西省是中部地区每万人医疗机构床位数最多的省份（2010 年、2011 年均为 44.90 张），2012 年黑龙江省为中部地区每万人医疗机构床位数最多的省份，达到 46.84 张；江西省是中部地区每万人医疗机构床位数最少的省份，2010 年为 26.6 张，2012 年增加到 36.35 张，增加了 36.65%。

就西部地区而言，每万人医疗机构床位数由 2010 年的 417.6 张增加到 2012 年的 518 张，总量增加了 24.04%；每万人医疗机构床位数的平均数由 2010 年的 34.80 张增加到 2012 年的 43.17 张，增加了 24.05%；新疆维吾尔自治区是每万人医疗机构床位数最多的省份，2010 年为 53.70 张，2012 年增加到 58.91 张，增加了 9.7%；西藏自治区是西部地区每万人医疗机构床位数最少的省份，2010 年为 25.1 张，2012 年增加到 27.15 张，增加了 8.17%。

（5）三大经济地区每万人医院和卫生院床位的地区配置

表 6-16　东、中、西部地区每万人医院和卫生院床位数（张）

| 指标 | 年份 | 2009 | 2010 | 2011 | 2012 |
|---|---|---|---|---|---|
| 东部地区 | 合计 | 419.00 | 443.20 | 464.28 | 418.14 |
| | 平均值 | 38.09 | 40.29 | 42.21 | 38.01 |
| | 最大值 | 68.01 | 68.00 | 68.39 | 48.79 |
| | 最小值 | 25.07 | 27.2 | 29.69 | 30.65 |
| 中部地区 | 合计 | 238.45 | 254.7 | 270.4 | 313.33 |
| | 平均值 | 29.81 | 31.84 | 33.80 | 39.17 |
| | 最大值 | 37.84 | 41.20 | 41.48 | 43.06 |
| | 最小值 | 22.16 | 23.40 | 25.57 | 32.00 |
| 西部地区 | 合计 | 366.11 | 390.20 | 420.64 | 483.22 |
| | 平均值 | 30.51 | 32.52 | 35.05 | 40.27 |
| | 最大值 | 48.37 | 50.80 | 53.93 | 56.01 |
| | 最小值 | 22.30 贵州 | 23.30 贵州 | 25.49 贵州 | 25.87 |

数据来源：根据《中国统计年鉴》（2010～2013）的有关数据整理、计算而得。

由表 6-16 可以看出，我国东部地区每万人医院和卫生院床位数稍有下降，而中部、西部地区每万人医院和卫生院床位数有较大幅度的增加。2012 年西部地区每万人医院和卫生院床位数最多，与 2010 年相比，增长幅度也最大。

就东部地区而言，每万人医院和卫生院床位数由 2010 年的 419 张减少到 2012 年的 418.14 张，总量下降了 0.21%；每万人医院和卫生院床位数的平均数由 2010 年的 38.09 张下降到 2012 年的 38.01 张；2009～2011 年北京市是东部地区每万人医院和卫生院床位数最多的省份，2010 年为 68.01 张，2011 年增加到 68.39 张，2012 年辽宁省成为东部地区每万人医院和卫生院床位数最多的省份（仅为 48.79 张）；2009～2011 年海南省是东部地区每万人医院和卫生院床位数最少的省份，2010 年为 25.07 张，2011 年增加到 29.69 张，2012 年广东省成为东部地区每万人医院和卫生院床位数最少的省份（仅为 30.65 张）。

就中部地区而言，每万人医院和卫生院床位数由 2010 年的 238.45 张增加到 2012 年的 313.33 张，总量增加了 31.40%；每万人医院和卫生院床位数的平均数由 2010 年的 29.81 张增加到 2012 年的 39.17 张；2009～2011 年山西省是中部地区每万人医院和卫生院床位数最多的省份，2010 年为 37.84 张，2011 年增加到 41.48 张，2012 年吉林省成为中部地区每万人医院和卫生院床位数最多的省份（仅为 43.06 张）；江西省是中部地区每万人医院和卫生院床位数最少的省份，2010 年为 22.16 张，2012 年增加到 32 张，增加了 44.4%。

就西部地区而言，每万人医院和卫生院床位数由 2010 年的 366.11 张增加到 2012 年的 483.22 张，总量增加了 31.99%；每万人医院和卫生院床位数的平均数由 2010 年的 30.51 张增加到 2012 年的 40.27 张；新疆维吾尔自治区是西部地区每万人医院和卫生院床位数最多的省份，2010 年为 48.37 张，2012 年增加到 56.01 张，增加了 15.79%；西藏自治区是西部地区每万人医院和卫生院床位数最少的省份，2010 年为 22.30 张，2012 年增加到 25.87 张，增加了 16.01%。

3. 医疗卫生服务机构资源的城乡配置差异

由表 6-17 可以看出，2008～2012 年间，医疗卫生机构床位数、每万人医疗机构床位数都有较大幅度的增加。从绝对量上看，城市医疗卫生机构床位数多于农村医疗卫生机构床位数，城市每万人医疗机构床位数多于农村每万人医疗机构床位数。从增长速度来看，农村医疗卫生机构床位数的增长速度高于城市，农村每万人医疗机构床位数的增长速度也高于城市。

表6-17　东、中、西部地区医疗卫生机构床位数的城乡对比

| 指标 | 年份 | 2008 | 2009 | 2010 | 2011 | 2012 |
|---|---|---|---|---|---|---|
| 医疗卫生机构床位数 | 城市医疗卫生机构床位数（万张） | 196.36 | 212.63 | 230.23 | 247.52 | 273.34 |
| | 农村医疗卫生机构床位数（万张） | 207.51 | 229.03 | 248.45 | 268.47 | 299.14 |
| | 城乡倍数 | 0.95 | 0.93 | 0.93 | 0.92 | 0.91 |
| 每万人医疗机构床位数 | 城市每万人医疗机构床位数（万张） | 51.65 | 55.35 | 59.35 | 62.44 | 68.84 |
| | 农村每万人医疗机构床位数（万张） | 22.05 | 24.13 | 25.95 | 27.98 | 31.14 |
| | 城乡倍数 | 2.34 | 2.29 | 2.29 | 2.23 | 2.21 |

数据来源：根据《中国统计年鉴》（2010～2013）的有关数据整理、计算而得。

从医疗卫生机构床位总量来看，2008年城市医疗卫生机构床位数为196.36万张，农村医疗卫生机构床位数为207.51万张，城市医疗卫生机构床位数是农村医疗卫生机构床位数的0.95倍；2010年城市医疗卫生机构床位数为230.23万张，农村医疗卫生机构床位数为248.45万张，城市医疗卫生机构床位数是农村医疗卫生机构床位数的0.93倍；2012年城市医疗卫生机构床位数为273.34万张，农村医疗卫生机构床位数为299.14万张，城市医疗卫生机构床位数是农村医疗卫生机构床位数的0.91倍。从增长速度来看，2008～2012年城市医疗卫生机构床位数的年均增长率为8.63%，农村医疗卫生机构床位数的年均增长率为9.58%（超过城市卫生技术人员的年均增长率0.96个百分点）。

从每万人医疗机构床位数来看，2008年城市每万人医疗机构床位数为51.65张，农村每万人医疗机构床位数为22.05张，城市每万人医疗机构床位数是农村的2.34倍；2010年城市每万人医疗机构床位数为59.35张，农村每万人医疗机构床位数为25.95张，城市每万人医疗机构床位数是农村的2.29倍；2012年城市每万人医疗机构床位数为68.84张，农村每万人医疗机构床位数为31.14张，城市是农村的2.21倍。从增长

速度来看，2008～2012 年城市每万人医疗机构床位数的年均增长率为 7.46%，农村每万人医疗机构床位数的年均增长率为 9.02%（超过城市卫生技术人员的年均增长率 1.56 个百分点）。

### 6.1.3　医疗卫生财政资源的配置

1. 医疗卫生财政支出的配置结构

**表 6-18　2000～2011 年政府卫生支出结构与比重**

| 指标<br>年份 | 医疗卫生<br>服务支出 | | 医疗保<br>障支出 | | 行政管理<br>事务支出 | | 人口与计划生育<br>事务支出 | |
|---|---|---|---|---|---|---|---|---|
| | 绝对数<br>（亿元） | 比重<br>（%） | 绝对数<br>（亿元） | 比重<br>（%） | 绝对数<br>（亿元） | 比重<br>（%） | 绝对数<br>（亿元） | 比重<br>（%） |
| 2000 | 407.21 | 57.39 | 211 | 29.74 | 26.81 | 3.78 | 64.5 | 9.09 |
| 2001 | 450.11 | 56.22 | 235.75 | 29.45 | 32.96 | 4.12 | 81.79 | 10.22 |
| 2002 | 497.41 | 54.75 | 251.66 | 27.70 | 44.69 | 4.92 | 114.75 | 12.63 |
| 2003 | 603.02 | 53.99 | 320.54 | 28.70 | 51.57 | 4.62 | 141.82 | 12.70 |
| 2004 | 679.72 | 52.55 | 371.6 | 28.73 | 60.9 | 4.71 | 181.36 | 14.02 |
| 2005 | 805.52 | 51.88 | 453.31 | 29.20 | 72.53 | 4.67 | 221.18 | 14.25 |
| 2006 | 834.82 | 46.93 | 602.53 | 33.87 | 84.59 | 4.76 | 256.92 | 14.44 |
| 2007 | 1153.3 | 44.67 | 957.02 | 37.07 | 123.95 | 4.80 | 347.32 | 13.45 |
| 2008 | 1397.23 | 38.88 | 1577.1 | 43.88 | 194.32 | 5.41 | 425.29 | 11.83 |
| 2009 | 2081.09 | 43.21 | 2001.51 | 41.56 | 217.88 | 4.52 | 515.78 | 10.71 |
| 2010 | 2565.6 | 44.76 | 2331.12 | 40.67 | 247.83 | 4.32 | 587.94 | 10.26 |
| 2011 | 3111.36 | 42.17 | 3300.67 | 44.73 | 267.42 | 3.62 | 699.51 | 9.48 |

数据来源：《中国卫生统计年鉴 2009》、《中国卫生统计年鉴 2010》、《中国卫生统计年鉴 2011》、《中国卫生统计年鉴 2012》。其中：2008～2009 年的数据是根据《中国卫生统计年鉴 2009》、《中国卫生统计年鉴 2010》的有关数据计算整理而得。

政府卫生支出主要由医疗卫生服务支出、医疗保障支出、行政管理事务支出、人口与计划生育事务支出构成。由表 6-18 可以看出，2000～2011 年间医疗卫生服务支出、医疗保障支出、行政管理事务支出、人口与计划生育事务支出的绝对量不断扩大，但是这些支出在政府卫生支出总量中的比重呈现出不同的变化趋势。就医疗卫生服务支出而言，绝对规模由 2000 年的 407.21 亿元增加到 2011 年的 3111.36 亿元，增加了 6.64 倍，年均增长率为 20.90%；其在政府卫生支出中的比重由 2000 年的

57.39%下降到42.17%，下降了15.22个百分点。就医疗保障支出而言，绝对规模由2000年的211亿元增加到2011年的3300.67亿元，增加了14.64倍，年均增长率为29.57%；其在政府卫生支出中的比重由2000年的29.74%上升到44.73%，上升了14.99个百分点。就行政管理事务支出而言，绝对规模由2000年的26.81亿元增加到2011年的267.42亿元，增加了8.97倍，年均增长率为24.07%；其在政府卫生支出中的比重由2000年的3.78%下降到3.62%，下降了0.16个百分点。就人口与计划生育事务支出而言，绝对规模由2000年的64.5亿元增加到2011年的699.51亿元，增加了9.85倍，年均增长率为29.57%；其在政府卫生支出中的比重由2000年的9.09%上升到9.48%，上升了0.39个百分点。

　　从总体上看，在政府卫生支出中占有绝对比重的是医疗卫生服务支出和医疗保障支出，2011年它们的比重都超过了42%，行政管理事务支出在政府卫生支出中的比重相对较小。医疗卫生服务支出、医疗保障支出、行政管理事务支出、人口与计划生育事务支出的绝对规模虽然呈现出扩大趋势，但是医疗卫生服务支出和行政管理事务支出在政府卫生支出中的比重呈现出下降的趋势，医疗保障支出和人口与计划生育事务支出在政府卫生支出中的比重呈现出上升的趋势。在2000～2011年间，医疗卫生服务支出的绝对规模增加了6.64倍，其在政府卫生支出中的比重呈现较快的下降趋势，下降幅度最大（下降了15.22%），由四类支出中的第一大比重（2000年的57.39%）下降到第二大比重（2011年的42.17%）。医疗保障支出的绝对规模增加了14.64倍，其在政府卫生支出中的比重呈现较快的上升趋势，上升幅度最大（上升了14.99%），由四类支出中的第二大比重（2000年的29.74%）上升到第一大比重（2011年的44.73%）。行政管理事务支出的绝对规模增加了8.97倍，其在政府卫生支出中的比重呈现出先上升（2000～2008年）后下降（2008～2011年）的趋势，下降幅度较小（仅下降了0.16%），在四类支出的比重中最低。人口与计划生育事务支出的绝对规模增加了9.85倍，其在政府卫生支出中的比重呈现出先上升（2000～2006年）后下降（2007～2011年）的趋势，总体上升幅度较小（仅上升了0.39%）。在四类支出中，医疗保障支出的绝对规模和比重上升最快，而医疗卫生服务支出的比重下降最快，行政管理事务支出和人口与计划生育事务支出的比重呈现出"倒U"

的态势，总体变化幅度不大。

2. 医疗卫生财政资源的机构配置

（1）各类医疗卫生机构财政补助流向与构成

表 6-19　2008～2011 年各类医疗卫生机构财政补助流向表（万元）

| 指标＼年份 | 2008 | 2009 | 2010 | 2011 |
|---|---|---|---|---|
| 总　计 | 10201421.6 | 13353378.6 | 16678742 | 22859998 |
| 一、医院 | 5196122.6 | 6631730.7 | 7941926 | 10127704 |
| 　综合医院 | 3570253.9 | 4572263.6 | 5274070 | 6805994 |
| 　中医医院 | 675086.3 | 912248.5 | 1237704 | 1478108 |
| 　中西医结合医院 | 56402.4 | 82538.3 | 87625 | 115931 |
| 　民族医院 | 42102.2 | 61260.0 | 62114.0 | 84457.0 |
| 　专科医院 | 847346.8 | 997827.9 | 1274955 | 1639426 |
| 　护理院 | 4931 | 5592.4 | 5458 | 3788 |
| 二、基层医疗卫生机构 | 1981196 | 2758826 | 4107879 | 6855081 |
| 　社区卫生服务中心（站） | 492345.2 | 792579.6 | 1173549 | 1921952 |
| 　卫生院 | 1452175.4 | 1921659 | 2881209 | 4871537 |
| 　门诊部 | 36668.7 | 44575 | 53085 | 61516 |
| 　诊所、卫生所、医务室、护理站 | 6.2 | 12.4 | 35.0 | 76.0 |
| 三、专业公共卫生机构 | 2577000 | 3285443 | 3958356 | 4877908 |
| 　疾病预防控制中心 | 1271962 | 1701483.8 | 1910850 | 2251162 |
| 　专科疾病防治院（所、站） | 185654.6 | 245377.3 | 289846 | 324074 |
| 　健康教育所（站、中心） | 11888.3 | 13934.5 | 35914 | 18275 |
| 　妇幼保健院（所、站） | 512691.3 | 652928.7 | 932323 | 1171503 |
| 　急救中心（站） | 81616.6 | 80537.3 | 98391 | 126802 |
| 　采供血机构 | 74122.9 | 103443.5 | 121371 | 241987 |
| 　卫生监督所（中心） | 439064.1 | 487738.2 | 559619 | 729773.1 |
| 　计划生育技术服务机构 | — | — | 10044 | 14332 |
| 四、其他机构 | 447103 | 677379 | 670582 | 999305 |
| 　疗养院 | 57724.1 | 67958.3 | 71768.0 | 92949.0 |
| 　卫生监督检验（监测）机构 | 1979.4 | 3076.0 | 3315.0 | 4854.0 |
| 　医学科学研究机构 | 136295.6 | 153970.4 | 174990 | 247875 |
| 　医学在职培训机构 | 96852.8 | 119003.9 | 140947 | 158972 |
| 　临床检验中心（所、站） | 2632.4 | 2818.4 | 2782.0 | 2325.0 |
| 　其他 | 151618.4 | 330551.6 | 276779 | 492331 |

　　数据来源：《中国卫生统计年鉴 2009》、《中国卫生统计年鉴 2010》、《中国卫生统计年鉴 2011》、《中国卫生统计年鉴 2012》。其中：2008～2009 年的数据是根据《中国卫生统计年鉴 2009》、《中国卫生统计年鉴 2010》的有关数据计算整理而得。

由表 6-19 可以看出,我国医疗卫生机构财政补助的流向主要是各类医院、基层医疗卫生机构、专业公共卫生机构和其他机构。从绝对量上来看,我国医疗卫生机构财政补助的总额由 2008 年 1020.14 亿元增加到 2011 年的 2286 亿元,增加了 124.09%,2011 年医疗卫生机构财政补助总额是 2008 年的 2.24 倍。

对医院的财政补助由 2008 年 519.61 亿元增加到 2011 年的 1012.77 亿元,增加了 94.91%,2011 年医疗卫生机构财政补助总额是 2008 年 1.95 倍。其中:综合医院的财政补助由 2008 年 357.03 亿元增加到 2011 年的 680.60 亿元,增加了 90.63%,2011 年综合医院财政补助总额是 2008 年 1.91 倍;中医医院的财政补助由 2008 年 67.51 亿元增加到 2011 年的 147.81 亿元,增加了 118.95%,2011 年中医医院财政补助总额是 2008 年 2.19 倍;中西医结合医院的财政补助由 2008 年 5.64 亿元增加到 2011 年的 11.59 亿元,增加了 105.54%,2011 年中西医结合医院财政补助总额是 2008 年 2.06 倍;民族医院的财政补助由 2008 年 4.21 亿元增加到 2011 年的 8.45 亿元,增加了 100.60%,2011 年民族医院财政补助总额是 2008 年 2.01 倍;专科医院的财政补助由 2008 年 84.73 亿元增加到 2011 年的 163.94 亿元,增加了 93.48%,2011 年专科医院财政补助总额是 2008 年 1.93 倍;护理院的财政补助由 2008 年 4931 万元减少到 2011 年的 3788 万元,减少了 23.18%。对各类医院的财政补助中,增加幅度最大的是对中医医院的财政补助,其次是中西医结合医院的财政补助,增加幅度最小的是对护理院的财政补助。

对基层医疗卫生机构的财政补助由 2008 年 198.12 亿元增加到 2011 年的 685.51 亿元,2011 年基层医疗卫生机构财政补助总额是 2008 年 3.46 倍。其中:社区卫生服务中心(站)的财政补助由 2008 年 49.23 亿元增加到 2011 年的 192.2 亿元,2011 年社区卫生服务中心(站)财政补助是 2008 年的 3.9 倍;卫生院的财政补助由 2008 年 145.22 亿元增加到 2011 年的 487.15 亿元,2011 年卫生院财政补助是 2008 年 3.35 倍;门诊部的财政补助由 2008 年 3.67 亿元增加到 2011 年的 6.15 亿元,2011 年门诊部财政补助总额是 2008 年 1.68 倍;诊所、卫生所、医务室、护理站的财政补助由 2008 年 6.2 万元增加到 2011 年的 76 万元,2011 年诊所、卫生所、医务室、护理站的财政补助是 2008 年 12.26 倍。对各类基层医疗卫生机构的财政补助中，增加幅度最大的是对诊所、卫生所、医务室、护理站的财政补助，其次是社区卫生服务中心（站）的财政补助，增加幅度最小的是对门诊部的财政补助。

对专业公共卫生机构的财政补助由 2008 年 257.7 亿元增加到 2011 年的 487.79 亿元，2011 年专业公共卫生机构财政补助总额是 2008 年 1.89 倍。其中：疾病预防控制中心的财政补助由 2008 年 127.2 亿元增加到 2011 年的 225.12 亿元，2011 年疾病预防控制中心财政补助是 2008 年的 1.77 倍；专科疾病防治院（所、站）的财政补助由 2008 年 18.57 亿元增加到 2011 年的 32.41 亿元，2011 年专科疾病防治院（所、站）财政补助是 2008 年 1.75 倍；健康教育所（站、中心）的财政补助由 2008 年 1.19 亿元增加到 2011 年的 1.83 亿元，2011 年健康教育所（站、中心）财政补助是 2008 年 1.54 倍；妇幼保健院（所、站）的财政补助由 2008 年 51.27 亿元增加到 2011 年的 117.15 亿元，2011 年妇幼保健院（所、站）财政补助总额是 2008 年 2.29 倍；采供血机构的财政补助由 2008 年 7.41 亿元增加到 2011 年的 24.2 亿元，2011 年采供血机构的财政补助是 2008 年 3.26 倍；卫生监督所（中心）的财政补助由 2008 年 43.91 亿元增加到 2011 年的 72.98 亿元，2011 年卫生监督所（中心）的财政补助是 2008 年 1.66 倍。对各类专业公共卫生机构的财政补助中，增加幅度最大的是对采供血机构的财政补助，其次是妇幼保健院（所、站）的财政补助，增加幅度最小的是对健康教育所（站、中心）的财政补助。

对其他机构的财政补助由 2008 年 44.71 亿元增加到 2011 年的 99.93 亿元，2011 年其他机构财政补助总额是 2008 年 2.24 倍。其中：疗养院的财政补助由 2008 年 5.77 亿元增加到 2011 年的 9.29 亿元，2011 年疗养院财政补助是 2008 年的 1.61 倍；卫生监督检验（监测）机构的财政补助由 2008 年 1979.4 万元增加到 2011 年的 4854 万元，2011 年卫生监督检验（监测）机构财政补助是 2008 年 2.45 倍；医学科学研究机构的财政补助由 2008 年 13.63 亿元增加到 2011 年的 24.79 亿元，2011 年医学科学研究机构财政补助总额是 2008 年 1.82 倍；医学在职培训机构的财政补助由 2008 年 9.69 亿元增加到 2011 年的 15.9 亿元，2011 年医学在职培训机构的财政补助是 2008 年 1.64 倍。临床检验中心（所、站）的财政补助由 2008 年 2632.4 万元减少到 2011 年的 2325 万元，减少了

11.68%。

由表 6-20 可以看出，在我国医疗卫生机构财政补助的流向中，所占比重最大的是对医院的财政补助，其次是对基层医疗卫生机构和专业公共卫生机构的财政补助，所占比重最少的是对其他机构的财政补助。2008～2011 年间，医院财政补助所占比重、专业公共卫生机构财政补助所占比重都呈现出下降的态势，而基层医疗卫生机构财政补助所占比重呈现出上升的态势。2008 年对医院的财政补助所占比重最高（50.94%），2011 年该比重虽有下降，但该比重在各医疗卫生机构财政补助的比重中最高（44.30%）；2008 年对基层医疗卫生机构的财政补助所占比重（19.42%）低于对专业公共卫生机构的财政补助所占比重（25.26%），2011 年对基层医疗卫生机构的财政补助所占比重（29.99%）超过了对专业公共卫生机构的财政补助所占比重（21.34%），仅低于对医院的财政补助所占比重（44.30%）。

表 6-20　2008～2011 年各类医疗卫生机构财政补助构成（%）

| 机构＼年份 | 2008 | 2009 | 2010 | 2011 |
|---|---|---|---|---|
| 医院 | 50.94 | 49.66 | 47.62 | 44.30 |
| 基层医疗卫生机构 | 19.42 | 20.66 | 24.63 | 29.99 |
| 专业公共卫生机构 | 25.26 | 24.60 | 23.73 | 21.34 |
| 其他机构 | 4.38 | 5.07 | 4.02 | 4.37 |

数据来源：《中国卫生统计年鉴 2009》、《中国卫生统计年鉴 2010》、《中国卫生统计年鉴 2011》、《中国卫生统计年鉴 2012》。其中：2008～2009 年的数据是根据《中国卫生统计年鉴 2009》、《中国卫生统计年鉴 2010》的有关数据计算整理而得。

表 6-21　2008～2011 年各类医院财政补助构成（%）

| 指标＼年份 | 2008 | 2009 | 2010 | 2011 |
|---|---|---|---|---|
| 综合医院 | 68.71 | 68.95 | 66.41 | 67.20 |
| 中医医院 | 12.99 | 13.76 | 15.58 | 14.59 |
| 中西医结合医院 | 1.09 | 1.24 | 1.10 | 1.14 |
| 民族医院 | 0.81 | 0.92 | 0.78 | 0.83 |
| 专科医院 | 16.31 | 15.05 | 16.05 | 16.19 |
| 护理院 | 0.09 | 0.08 | 0.07 | 0.04 |

数据来源：《中国卫生统计年鉴 2009》、《中国卫生统计年鉴 2010》、《中国卫生统计年鉴 2011》、《中国卫生统计年鉴 2012》。其中：2008～2009 年的数据是根据《中国卫生统计年鉴 2009》、《中国卫生统计年鉴 2010》的有关数据计算整理而得。

由表 6-21 可以看出，在对各类医院财政补助的流向中，所占比重最大的是对综合医院的财政补助，其次是对专科医院和中医医院的财政补助，比重最少的是对护理院的财政补助。2008～2011 年间，综合医院财政补助、专科医院财政补助、护理院财政补助所占比重都呈现出下降的态势，分别由 2008 年的 68.71%、16.31%、0.09%下降到 2011 年的 67.20%、16.19%、0.04%；中医医院财政补助、中西医结合医院财政补助、民族医院财政补助所占比重都呈现出上升的态势，对中医医院、中西医结合医院、民族医院的财政补助所占比重仍然较低，分别由 2008 年的 12.99%、1.09%、0.81%上升到 2011 年的 14.59%、1.14%、0.83%%。尽管存在上升和下降的趋势，由于变化幅度并不大，各类医院财政补助所占比重的格局基本没有变化。2008 年对综合医院的财政补助所占比重最高（68.71%），2011 年该比重虽有下降，但该比重在各医疗卫生机构财政补助的比重中最高（67.20%）；2008 年对护理院的财政补助所占比重最低（0.09%），2011 年该比重进一步下降，该比重在各医疗卫生机构财政补助的比重中仍然最低。

表 6-22　2008～2011 年各类基层医疗卫生机构财政补助构成（%）

| 指标　　　　年份 | 2008 | 2009 | 2010 | 2011 |
|---|---|---|---|---|
| 社区卫生服务中心（站） | 24.8509 | 28.7289 | 28.5682 | 28.0369 |
| 卫生院 | 73.2979 | 69.6550 | 70.1386 | 71.0646 |
| 门诊部 | 1.8508 | 1.6157 | 1.2923 | 0.8974 |
| 诊所、卫生所、医务室、护理站 | 0.0003 | 0.0004 | 0.0009 | 0.0011 |

注：为了说明诊所、卫生所、医务室、护理站在基层医疗卫生机构财政补助比重的差别，故保留四位小数。

数据来源：《中国卫生统计年鉴 2009》、《中国卫生统计年鉴 2010》、《中国卫生统计年鉴 2011》、《中国卫生统计年鉴 2012》。其中：2008～2009 年的数据是根据《中国卫生统计年鉴 2009》、《中国卫生统计年鉴 2010》的有关数据计算整理而得。

由表 6-22 可以看出，在对各类基层医疗卫生机构财政补助的流向中，所占比重最大的是对卫生院的财政补助，其次是对社区卫生服务中心（站）的财政补助，比重最少的是对诊所、卫生所、医务室、护理站的财政补助。2008～2011 年间，卫生院的财政补助、门诊部的财政补助所占比重都呈现出下降的态势，分别由 2008 年的 73.2979%、1.8508%下降到 2011 年的 71.0646%、0.8974%；对社区卫生服务中心（站）的财政补助和对诊所、卫生所、医务室、护理站的财政补助所占比重呈现出上升的态势，分别由 2008 年的 24.8509%、0.0003%上升到 2011 年的 28.0369%、0.0011%。尽管存在上升和下降的趋势，对卫生院的财政补助所占比重仍然很高，对门诊部的财政补助和对诊所、卫生所、医务室、护理站的财政补助所占比重很低，各类基层医疗卫生机构医院财政补助所占比重的格局基本没有变化。2008 年对卫生院的财政补助所占比重最高（73.2979%），2011 年该比重虽有下降，但该比重在各医疗卫生机构财政补助中最高（71.0646%）；2008 年对诊所、卫生所、医务室、护理站的财政补助所占比重最低（0.0003%），2011 年该比重有所上升，但该比重在各医疗卫生机构财政补助的比重中仍然最低（0.0011%）。

表 6-23　2008~2011 年各类专业公共卫生机构财政补助构成（%）

| 指标＼年份 | 2008 | 2009 | 2010 | 2011 |
|---|---|---|---|---|
| 疾病预防控制中心 | 49.36 | 51.79 | 48.27 | 46.15 |
| 专科疾病防治院（所、站） | 7.20 | 7.47 | 7.32 | 6.64 |
| 健康教育所（站、中心） | 0.46 | 0.42 | 0.91 | 0.37 |
| 妇幼保健院（所、站） | 19.89 | 19.87 | 23.55 | 24.02 |
| 急救中心（站） | 3.17 | 2.45 | 2.49 | 2.60 |
| 采供血机构 | 2.88 | 3.15 | 3.07 | 4.96 |
| 卫生监督所（中心） | 17.04 | 14.85 | 14.14 | 14.96 |
| 计划生育技术服务机构 | — | — | 0.25 | 0.29 |

数据来源：《中国卫生统计年鉴 2009》、《中国卫生统计年鉴 2010》、《中国卫生统计年鉴 2011》、《中国卫生统计年鉴 2012》。其中：2008~2009 年的数据是根据《中国卫生统计年鉴 2009》、《中国卫生统计年鉴 2010》的有关数据计算整理而得。

由表 6-23 可以看出，在对各类专业公共卫生机构财政补助的流向中，所占比重最大的是对疾病预防控制中心的财政补助，其次是对妇幼保健院（所、站）的财政补助，比重最少的是对健康教育所（站、中心）和计划生育技术服务机构的财政补助。2008~2011 年间，疾病预防控制中心的财政补助、专科疾病防治院（所、站）的财政补助、健康教育所

（站、中心）的财政补助、急救中心（站）财政补助、卫生监督所（中心）的财政补助所占比重都呈现出下降的态势，分别由 2008 年的 49.36%、7.20%、0.46%、3.17%、17.04% 下降到 2011 年的 46.15%、6.64%、0.37%、2.60%、14.96%；对妇幼保健院（所、站）的财政补助和对采供血机构的财政补助所占比重呈现出上升的态势，分别由 2008 年的 19.89%、2.88% 上升到 2011 年的 24.02%、4.96%。尽管存在上升和下降的趋势，对疾病预防控制中心的财政补助所占比重仍然很高，对健康教育所（站、中心）的财政补助和对采供血机构的财政补助所占比重很低，各类专业公共卫生机构财政补助所占比重的格局基本没有变化。2008 年对疾病预防控制中心的财政补助所占比重最高（49.36%），2011 年该比重虽有下降，但该比重在各医疗卫生机构财政补助的比重中最高（46.15%）；2008年对健康教育所（站、中心）的财政补助所占比重最低（0.46%），2010年后增加了对计划生育技术服务机构的财政补助，计划生育技术服务机构的财政补助在各医疗卫生机构财政补助的比重是最低的，2011 年该比重为 0.29%。

表 6-24　2009～2011 年各类卫生机构财政补助与构成（按经济类型分）

| 年份<br>指标<br>机构 | 2009 | | 2010 | | 2011 | |
|---|---|---|---|---|---|---|
| | 绝对数<br>（万元） | 比重<br>（%） | 绝对数<br>（万元） | 比重<br>（%） | 绝对数<br>（万元） | 比重<br>（%） |
| 公立 | 13259783 | 99.30 | 16631451 | 99.72 | 22793144 | 99.71 |
| 其中：国有 | 12356584 | 92.54 | 15347926 | 92.02 | 20661351 | 90.38 |
| 非公立 | 93595 | 0.70 | 47291 | 0.28 | 66855 | 0.29 |
| 其中：私营 | 30819.6 | 0.23 | 23529 | 0.14 | 32026 | 0.14 |

数据来源：《中国卫生统计年鉴 2009》、《中国卫生统计年鉴 2010》、《中国卫生统计年鉴 2011》、《中国卫生统计年鉴 2012》。其中：2008～2009 年的数据是根据《中国卫生统计年鉴 2009》、《中国卫生统计年鉴 2010》的有关数据计算整理而得。

由表 6-24 可以看出，在按经济类型分类的各类卫生机构财政补助构成中，无论是绝对规模和所占比重，对公立卫生机构的财政补助远高于对非公立卫生机构的财政补助，其中对公立卫生机构中的国有卫生机构的财政补助远高于非公立卫生机构中的私营卫生机构的财政补助。2009～2011 年间，对公立卫生机构的财政补助呈现出上升的态势，由

2009 年的 1325.98 亿元增加到 2011 年的 2279.31 亿元,所占比重由 2009 年的 99.30%上升到 2011 年的 99.71%;对非公立卫生机构的财政补助呈现出下降的态势,由 2009 年的 9.36 亿元下降到 2011 年的 6.69 亿元,所占比重由 2009 年的 0.70%下降到 2011 年的 0.29%。尽管对公立卫生机构的财政补助不断增加,但国有卫生机构财政补助绝对规模增加的同时,其比重有所下降,由 2009 的 92.54%下降为 2011 年的 90.38%;对非公立卫生机构财政补助绝对规模减少的同时,私营卫生机构财政补助的比重虽有所下降,但是其绝对规模由 2009 年的 3.08 亿元上升到 2011 年的 3.20 亿元。

表 6-25　2009～2011 年各类卫生机构财政补助与构成（按主办单位分）

| 机构 \ 指标 \ 年份 | 2009 | | 2010 | | 2011 | |
|---|---|---|---|---|---|---|
| | 绝对数（万元） | 比重（%） | 绝对数（万元） | 比重（%） | 绝对数（万元） | 比重（%） |
| 政府办 | 12642318 | 94.68% | 16202836 | 97.15% | 22291173 | 97.51% |
| 内：卫生部门 | 12182147 | 91.23% | 15587526 | 93.46% | 21474614 | 93.94% |
| 社会办 | 677453.1 | 5.07% | 446736 | 2.68% | 526911 | 2.30% |
| 个人办 | 33608 | 0.25% | 29170 | 0.17% | 41914 | 0.18% |

数据来源:《中国卫生统计年鉴 2009》、《中国卫生统计年鉴 2010》、《中国卫生统计年鉴 2011》、《中国卫生统计年鉴 2012》。其中:2008～2009 年的数据是根据《中国卫生统计年鉴 2009》、《中国卫生统计年鉴 2010》的有关数据计算整理而得。

由表 6-25 可以看出,按主办单位分类的各类卫生机构财政补助构成中,无论是绝对规模和所占比重,对政府举办卫生机构的财政补助远高于对社会举办、个人举办卫生机构的财政补助,其中对政府举办卫生机构中的卫生部门的财政补助远高于对社会举办、个人举办卫生机构的财政补助。2009～2011 年间,对政府举办卫生机构的财政补助呈现出上升的态势,由 2009 年的 1264.23 亿元增加到 2011 年的 2229.12 亿元,所占比重由 2009 年的 94.68%上升到 2011 年的 97.51%;对社会举办卫生机构的财政补助呈现出下降的态势,由 2009 年的 67.75 亿元下降到 2011 年的 52.69 亿元,所占比重由 2009 年的 5.07%下降到 2011 年的 2.30%;对私人举办卫生机构的财政补助呈现出绝对规模上升但所占比重下降的态势，绝对规模由 2009 年的 3.36 亿元上升到 2011 年的 4.19 亿元，所占比重却由 2009 年的 0.25%下降到 2011 年的 0.18%。尽管卫生部门财政补助的绝对规模由 2009 的 1218.21 亿元上升到 2011 年的 2147.46 亿元，但卫生部门财政补助在财政总补助中的比重却由 2009 年的 91.23%下降到 2011 年的 93.94%。

（2）各类公立医院财政补助流向与构成

**表 6-26　2010 年、2011 年公立医院财政补助流向**

| 年份 | 机构<br>指标 | 合计 | 三级<br>医院 | 二级<br>医院 | 一级<br>医院 | 政府办<br>医院 |
|---|---|---|---|---|---|---|
| 2010 | 机构数（个） | 13850 | 1258 | 6104 | 3081 | 9477 |
|  | 财政补助收入（万元） | 7928865 | 3529401 | 3590573 | 246392 | 7686304 |
| 2011 | 机构数（个） | 13180 | 1339 | 6001 | 2803 | 9415 |
|  | 财政补助收入（万元） | 10104993 | 4720258 | 4306691 | 336174 | 9843664 |

数据来源：《中国卫生统计年鉴 2009》、《中国卫生统计年鉴 2010》、《中国卫生统计年鉴 2011》、《中国卫生统计年鉴 2012》。其中：2008～2009 的数据是根据《中国卫生统计年鉴 2009》、《中国卫生统计年鉴 2010》的有关数据计算整理而得。

由表 6-26 可以看出，流向三级医院、二级医院的财政补助规模远高于流向一级医院的财政补助规模；政府办医院的财政补助规模在公立医院财政补助中占有绝对比重。2010 年，三级医院 1258 个，财政补助 352.94 亿元；二级医院 6104 个，财政补助 359.06 亿元；一级医院 3081 个，财政补助 24.64 亿元。2011 年，三级医院 1339 个（比上年增长 6.44%），财政补助 472.03 亿元（比上年增长 33.74%）；二级医院 6001 个（比上年下降 1.69%），财政补助 430.67 亿元（比上年增长 19.94%）；一级医院 2803 个（比上年下降 9.02%），财政补助 33.62 亿元（比上年增长 36.44%）。2011 年与 2010 年相比，三级医院机构数有小幅增加，而财政补助的增加幅度超过了 30%；二级医院与一级医院的机构数小幅减少，但其财政补助增加的幅度较大，其中二级医院的财政补助涨幅接近 20%，一级医院的财政补助涨幅超过了 35%。

表 6-27　2010 年、2011 年公立医院财政补助构成（%）

| 年份 \ 指标 \ 机构 | 三级医院 | 二级医院 | 一级医院 | 政府办医院 |
|---|---|---|---|---|
| 2010　医院机构数占比 | 9.08 | 44.07 | 22.25 | 68.43 |
| 　　　补助在总收入占比 | 6.67 | 9.37 | 11.42 | 8.53 |
| 　　　补助总额中占比 | 44.51 | 45.28 | 3.11 | 96.94 |
| 2011　医院机构数占比 | 10.16 | 45.53 | 21.27 | 71.43 |
| 　　　补助在总收入占比 | 7.13 | 9.86 | 13.92 | 9.04 |
| 　　　补助总额中占比 | 46.71 | 42.62 | 3.33 | 97.41 |

数据来源：《中国卫生统计年鉴 2009》、《中国卫生统计年鉴 2010》、《中国卫生统计年鉴 2011》、《中国卫生统计年鉴 2012》。其中：2008～2009 年的数据是根据《中国卫生统计年鉴 2009》、《中国卫生统计年鉴 2010》的有关数据计算整理而得。

　　由表 6-27 可以看出，流向三级医院、二级医院的财政补助所占比重远高于流向一级医院财政补助所占比重；三级医院的机构数占比最低，但是其财政补助的占比很高，一级医院机构数的占比相对较高，但是其财政补助的占比非常低；政府办医院的机构数占比很高，其财政补助总额在公立医院财政补助中占有绝对比重。2010 年，三级医院的机构数占比 9.08%，三级医院的财政补助在其总收入中占比 6.67%，在公立医院财政补助总额中占比 44.51%；二级医院的机构数占比 44.07%，二级医院的财政补助在其总收入中占比 9.37%，在公立医院财政补助总额中占比 45.28%；一级医院的机构数占比 22.45%，一级医院的财政补助在其总收入中占比 11.42%，在公立医院财政补助总额中占比 3.11%。2011 年，三级医院的机构数占比 10.16%（比上年增长 11.89%），三级医院的财政补助在其总收入中占比 7.13%（比上年增长 6.9%），在公立医院财政补助总额中的占比 46.71%（比上年增长 4.94%）；二级医院的机构数占比 45.53%（比上年增长 3.31%），二级医院的财政补助在其总收入中占比 9.86%（比上年增长 5.23%），在公立医院财政补助总额中占比 42.62%（比上年下降 5.87%）；一级医院的机构数占比 21.27%（比上年下降 4.4%），一级医院的财政补助在其总收入中占比 13.92%（比上年增长 21.89%），在公立医院财政补助总额中占比 3.33%（比上年增长 7.07%）。2011 年与2010 年相比，三级医院、二级医院的机构数占比有小幅增长，增长幅度

最大的是三级医院的机构数占比（超过了 11%），而一级医院的机构数
占比有小幅下降（低于 5%）；各级公立医院的财政补助在其总收入中占
比都有不同程度的增长，增幅最大的是一级医院，说明财政补助在一级
医院收入中的占比呈现较快增长态势，而财政补助在三级医院收入中的
占比较低；三级医院、一级医院的财政补助在公立医院财政补助总额中
占比有小幅增长，其中增长幅度最大的是一级医院（超过了 7%），三级
医院的增长幅度最小（不到 5%），而二级医院的财政补助在公立医院财
政补助总额中的占比有小幅下降（达到 5.87%）。

（3）综合医院的财政补助流向与构成

表 6-28　综合医院财政补助收入情况

| 指标<br>年份 | 财政补助收入 | | 财政补助在总收入中占比 |
|---|---|---|---|
| | 绝对数（万元） | 增长率（%） | （%） |
| 2004 | 318.2 | 6.96 | 6.22 |
| 2005 | 333.3 | 4.75 | 5.98 |
| 2006 | 393.6 | 18.09 | 6.39 |
| 2007 | 523.4 | 32.98 | 6.97 |
| 2008 | 646.9 | 23.60 | 6.97 |
| 2009 | 850.2 | 31.43 | 7.40 |
| 2010 | 997.6 | 17.36 | 7.18 |
| 2011 | 1313.2 | 31.61 | 7.76 |

数据来源：《中国卫生统计年鉴 2009》、《中国卫生统计年鉴 2010》、《中国卫生统计年鉴 2011》、《中国卫生统计年鉴 2012》。其中：2008～2009 年的数据是根据《中国卫生统计年鉴 2009》、《中国卫生统计年鉴 2010》的有关数据计算整理而得。

由表 6-28 可以看出，2004～2011 年间，综合医院的财政补助收入
呈现出上升的态势，由 2004 年的 318.2 万元增加到 2011 年的 1313.2 万
元，增长了 995 万元，2011 年综合医院的财政补助收入是 2004 年的 4.12
倍；综合医院的财政补助收入的增长率（与上年相比）由 2004 年 6.96%
快速上升到 2011 年的 31.61%，增长了 24.65%，2011 年财政补助收入的
增长率（与上年相比）是 2004 年的 4.54 倍，2004～2011 年财政补助收
入的年均增长率是 20.85%；综合医院的财政补助收入在总收入中的比重

由 2004 年的 6.22% 上升到 2011 年的 7.76%，上升了 1.54%。

表 6-29　2009～2011 年五级综合医院财政补助

| 年份 | 类别 / 指标 | 中央属 | 省属 | 地级市属 | 县级市属 | 县属 |
|---|---|---|---|---|---|---|
| 2009 | 机构数（个） | 26 | 219 | 1091 | 1469 | 2001 |
| | 平均每所医院财政补助收入（万元） | 12690.75 | 3426.04 | 1270.71 | 486.90 | 451.90 |
| 2010 | 机构数（个） | 25 | 230 | 965 | 1572 | 1956 |
| | 平均每所医院财政补助收入（万元） | 12846.30 | 3822.90 | 1597.00 | 579.60 | 554.70 |
| 2011 | 机构数（个） | 25 | 231 | 952 | 1546 | 1958 |
| | 平均每所医院财政补助收入（万元） | 16290.80 | 5615.30 | 2079.90 | 775.80 | 665.90 |

数据来源：《中国卫生统计年鉴 2009》、《中国卫生统计年鉴 2010》、《中国卫生统计年鉴 2011》、《中国卫生统计年鉴 2012》。

由表 6-29 可以看出，在五级综合医院的财政补助流向中，尽管中央所属综合医院的机构数最少，但其财政补助收入远高于省属、地级市属、县级市属、县属综合医院；省属综合医院的机构数仅次于中央属综合医院，但其财政补助收入远高于地级市属、县级市属、县属综合医院；地级市属综合医院的机构数远低于县级市属、县属综合医院，但其财政补助收入高于县级市属、县属综合医院；县级市属、县属综合医院的机构数最多，但其财政补助收入在五级综合医院中最低。2009 年，中央属综合医院 26 个，平均每所医院财政补助 12690.75 万元；省属综合医院 219 个，平均每所医院财政补助 3426.04 万元；地级市属综合医院 1091 个，平均每所医院财政补助 1270.71 万元；县级市属综合医院 1469 个，平均每所医院财政补助 486.90 万元；县属综合医院 2001 个，平均每所医院财政补助 451.90 万元。2011 年，中央属综合医院 25 个（比上年减少 3.85%），平均每所医院财政补助 16290.80 万元（比上年增长 28.37%）；省属综合医院 231 个（比上年增长 5.48%），平均每所医院财政补助

5615.30 万元（比上年增长 63.90%）；地级市属综合医院 952 个（比上年减少 12.74%），平均每所医院财政补助 2079.90 万元（比上年增长 63.68%）；县级市属综合医院 1546 个（比上年增长 5.24%），平均每所医院财政补助 775.80 万元（比上年增长 59.33%）；县属综合医院 1958 个（比上年减少 2.15%），平均每所医院财政补助 665.90 万元（比上年增长 47.36%）。2011 年与 2009 年相比，中央属综合医院、县属综合医院机构数小幅减少，地级市属综合医院机构数减少幅度较大（12.74%），而省属综合医院、县级市属综合医院的机构数都有小幅增长；五级综合医院的财政补助收入都大幅增长，其中省属综合医院、地级市属综合医院和县级市属综合医院的财政补助增长幅度都较大（分别达到 63.90%、63.68%、59.33%），而县属综合医院的财政补助收入增长幅度达到了 47.36%，增长幅度最低的中央属综合医院也达到了 28.37%。

表 6-30　2009～2011 年五级综合医院财政补助构成（%）

| 年份 / 指标 | 类别 | 中央属 | 省属 | 地级市属 | 县级市属 | 县属 |
|---|---|---|---|---|---|---|
| 2009 | 机构数占比 | 0.54 | 4.56 | 22.70 | 30.57 | 41.64 |
| | 财政补助占比 | 8.08 | 18.36 | 33.93 | 17.50 | 22.13 |
| 2010 | 机构数占比 | 0.53 | 4.84 | 20.32 | 33.11 | 41.20 |
| | 财政补助占比 | 6.78 | 18.56 | 32.53 | 19.23 | 22.90 |
| 2011 | 机构数占比 | 0.53 | 4.90 | 20.20 | 32.81 | 41.55 |
| | 财政补助占比 | 6.58 | 20.96 | 32.00 | 19.38 | 21.07 |
| 2011 年财政补助比 2009 年增长 | | 28.37 | 63.90 | 63.68 | 59.33 | 47.36 |

数据来源：《中国卫生统计年鉴 2009》、《中国卫生统计年鉴 2010》、《中国卫生统计年鉴 2011》、《中国卫生统计年鉴 2012》。其中：2008～2009 年的数据是根据《中国卫生统计年鉴 2009》、《中国卫生统计年鉴 2010》的有关数据计算整理而得。

由表 6-30 可以看出，在五级综合医院财政补助构成中，中央属综合医院的机构数占比最小，财政补助占比也最低，远低于省属、地级市属、县级市属、县属综合医院；省属综合医院的机构数占比仅高于中央属综合医院，其财政补助收入占比略高于地级市属综合医院；地级市属综合医院的机构数占比远低于县级市属、县属综合医院，但其财政补助收入的占比不仅高于县级市属、县属综合医院，而且在五级综合医院中最高；县级市属综合医院的机构数占比远高于省属综合医院，但其财政补助收入占比仍然低于省属综合医院；县属综合医院的机构数占比最高，但其财政补助收入占比远低于地级市属综合医院。

2009 年，中央属综合医院的机构数占比 0.54%，财政补助收入占比 8.08%；省属综合医院的机构数占比 4.56%，财政补助收入占比 18.36%；地级市属综合医院的机构数占比 22.70%，财政补助收入占比 33.93%；县级市属综合医院的机构数占比 30.57%，财政补助收入占比 17.50%；县属综合医院的机构数占比 41.64%，财政补助收入占比 22.13%。2011 年，中央属综合医院的机构数占比 0.53%（比 2009 年下降 0.01%），财政补助收入占比 6.58%（比 2009 年下降 1.5%）；省属综合医院的机构数占比 4.9%（比 2009 年增长 0.34%），财政补助收入占比 20.96%（比 2009 年增长 2.6%）；地级市属综合医院的机构数占比 20.20%（比 2009 年下降 2.5%），财政补助收入占比 32%（比 2009 年下降 1.93%）；县级市属综合医院的机构数占比 32.81%（比 2009 年增长 2.24%），财政补助收入占比 19.38%（比 2009 年增长 1.88%）；县属综合医院的机构数占比 41.55%（比 2009 年下降 0.09%），财政补助收入占比 21.07%（比 2009 年下降 1.06%）。2011 年与 2009 年相比，省属综合医院、县级市属综合医院的机构数占比有小幅增长，增长幅度最大的是县级市属综合医院的机构数占比，而中央属综合医院、地级市属综合医院、县属综合医院的机构数占比有小幅下降（低于 2.5%）；省属综合医院、县级市属综合医院的财政补助收入占比有小幅增长，增长幅度最大的是省属综合医院的财政补助收入占比，而中央属综合医院、地级市属综合医院、县属综合医院的财政补助收入占比有小幅下降（低于 2%），下降幅度最大的是地级市属综合医院的财政补助收入占比。在五级综合医院中，财政补助收入占比增长最快的是省属综合医院，其次是地级市属综合医院，增长最慢的是中央属综合医院。

### 3. 医疗卫生财政资源的地区配置

表 6-31 2010～2012 年各地区医疗卫生财政支出（按地区分）

| 指标\年份\地区 | 2010 | | 2011 | | 2012 | |
|---|---|---|---|---|---|---|
| | 绝对数（亿元） | 比重（%） | 绝对数（亿元） | 比重（%） | 绝对数（亿元） | 比重（%） |
| 东部 | 1985.23 | 41.97 | 2623.42 | 41.26 | 2980.62 | 41.57 |
| 中部 | 1323.97 | 27.99 | 1813.36 | 28.52 | 2040.72 | 28.46 |
| 西部 | 1421.42 | 30.05 | 1921.42 | 30.22 | 2149.47 | 29.98 |

数据来源：根据《中国统计年鉴 2011》、《中国统计年鉴 2012》、《中国统计年鉴 2013》的有关数据计算整理而得。

由表 6-31 可以看出，东部地区的医疗卫生财政支出规模高于中部地区和西部地区，西部地区的医疗卫生财政支出规模高于中部地区。东部地区的医疗卫生财政支出由 2010 年的 1985.23 亿元增加到 2012 年的 2980.62 亿元，增加了 995.39 亿元（增长了 50.14%）；医疗卫生支出在地方财政支出中的比重由 2010 年的 41.97% 下降到 2012 年的 41.57%，下降了 0.40 个百分点。中部地区的医疗卫生财政支出由 2010 年的 1323.97 亿元增加到 2012 年的 2040.72 亿元，增加了 716.75 亿元（增长了 54.14%）；医疗卫生支出在地方财政支出中的比重由 2010 年的 27.99% 上升到 2012 年的 28.46%，上升了 0.47 个百分点。西部地区的医疗卫生财政支出由 2010 年的 1421.42 亿元增加到 2012 年的 2149.47 亿元，增加了 728.05 亿元（增长了 51.22%）；医疗卫生支出在地方财政支出中的比重由 2010 年的 30.05% 下降到 2012 年的 29.98%，下降了 0.07 个百分点。2012 年与 2010 年相比，医疗卫生财政支出绝对量增加最多的是东部地区，增加幅度最大的是中部地区；东部和西部地区医疗卫生支出在地方财政支出中的比重都有不同程度的下降，其中东部地区的下降程度稍大些，而中部地区有小幅度的上升。

**表 6-32　2009～2011 年东、中、西部地区各类卫生机构财政补助与构成（按地区分）**

| 地区\年份\指标 | 2009 | | 2010 | | 2011 | |
|---|---|---|---|---|---|---|
| | 绝对数（万元） | 比重（%） | 绝对数（万元） | 比重（%） | 绝对数（万元） | 比重（%） |
| 东部 | 6573965 | 49.23 | 7994587 | 47.93 | 10792300 | 47.21 |
| 中部 | 3105242 | 23.25 | 3809498 | 22.84 | 5424383 | 23.73 |
| 西部 | 3674172 | 27.51 | 4874657 | 29.23 | 6643316 | 29.06 |

数据来源：根据《中国卫生统计年鉴 2010》、《中国卫生统计年鉴 2011》、《中国卫生统计年鉴 2012》的有关数据计算整理而得。

　　由表 6-32 可以看出，东部地区各类卫生机构的财政补助规模高于中部地区和西部地区，西部地区各类卫生机构财政补助规模高于中部地区。东部地区各类卫生机构的财政补助由 2010 年的 657.40 亿元增加到 2012 年的 1079.23 亿元，增加了 421.83 亿元（增长了 64.17%）；各类卫生机构的财政补助在财政补助总额中的比重由 2010 年的 49.23% 下降到 2012 年的 47.21%，下降了 2.02 个百分点。中部地区各类卫生机构的财政补助由 2010 年的 310.52 亿元增加到 2012 年的 542.44 亿元，增加了 231.92 亿元（增长了 74.68%）；各类卫生机构的财政补助在财政补助总额中的比重由 2010 年的 23.25% 上升到 2012 年的 23.73%，上升了 0.48 个百分点。西部地区各类卫生机构的财政补助由 2010 年的 367.42 亿元增加到 2012 年的 664.33 亿元，增加了 296.91 亿元（增长了 80.81%）；各类卫生机构的财政补助在财政补助总额中的比重由 2010 年的 27.51% 上升到 2012 年的 29.06%，上升了 1.55 个百分点。2012 年与 2010 年相比，各类卫生机构的财政补助绝对量增加最多的是东部地区，增加幅度最大的是西部地区；东部地区各类卫生机构的财政补助在财政补助总额中的比重稍有下降，而中部和西部地区有小幅度的上升，其中上升幅度稍大的是西部地区。

## 6.2　医疗卫生服务政府供给的配置效率分析

　　本节采用数据包络分析方法（DEA）对各地区医疗卫生服务政府供

给的配置效率进行评价。

## 6.2.1　基于居民健康促进状况的配置效率分析

1. 指标选择和数据说明

基于居民健康促进状况对医疗卫生服务政府供给的配置效率进行 DEA 评价，以人口出生率、人口自然增长率、人口死亡率、开展新型农村合作医疗县（区、市）数、参加新型农村合作医疗人数、新型农村合作医疗补偿受益人次为产出变量，以人均财政医疗卫生支出、医疗支出占财政支出比重、医疗支出占地区生产总值比重为投入变量。

人口出生率、人口自然增长率、人口死亡率、开展新型农村合作医疗县（区、市）数、参加新型农村合作医疗人数、新型农村合作医疗补偿受益人次六项指标的数据直接来源于《中国统计年鉴》（2009～2013）。人均财政医疗卫生支出、医疗支出占财政支出比重、医疗支出占地区生产总值三项指标的数据是根据《中国统计年鉴》（2009～2013）中医疗卫生财政支出、年末人口数、财政支出比重、地区生产总值等有关数据计算分析而得。

2. 实证分析与结论

利用 Deap2.0 软件，基于居民健康促进状况对医疗卫生服务政府供给的配置效率 DEA 分析的具体结果见表 6-33。

表 6-33　2008～2012 年医疗卫生服务政府供给的配置效率（基于居民健康状况影响）

| 年份<br>地区 | 2008 | 2009 | 2010 | 2011 | 2012 |
|---|---|---|---|---|---|
| 北京 | 0.551 | 0.652 | 0.722 | 0.758 | 0.730 |
| 天津 | 0.890 | 0.989 | 0.973 | 1.000 | 1.000 |
| 河北 | 1.000 | 0.978 | 0.991 | 1.000 | 1.000 |
| 山西 | 0.875 | 0.838 | 0.972 | 0.945 | 0.953 |
| 内蒙古 | 1.000 | 0.964 | 0.997 | 0.981 | 0.981 |
| 辽宁 | 1.000 | 0.825 | 1.000 | 1.000 | 1.000 |
| 吉林 | 0.833 | 0.693 | 0.806 | 0.788 | 0.785 |
| 黑龙江 | 0.949 | 0.752 | 0.909 | 0.965 | 1.000 |
| 上海 | 0.870 | 1.000 | 1.000 | 1.000 | 1.000 |
| 江苏 | 1.000 | 1.000 | 1.000 | 1.000 | 1.000 |

续表

| 年份<br>地区 | 2008 | 2009 | 2010 | 2011 | 2012 |
|---|---|---|---|---|---|
| 浙江 | 0.758 | 0.800 | 0.789 | 0.849 | 0.908 |
| 安徽 | 0.875 | 0.833 | 0.938 | 0.855 | 0.900 |
| 福建 | 0.840 | 0.889 | 0.864 | 0.983 | 1.000 |
| 江西 | 0.916 | 0.888 | 0.958 | 1.000 | 0.988 |
| 山东 | 1.000 | 1.000 | 1.000 | 1.000 | 1.000 |
| 河南 | 1.000 | 0.996 | 1.000 | 1.000 | 1.000 |
| 湖北 | 0.862 | 0.853 | 0.839 | 0.889 | 0.961 |
| 湖南 | 1.000 | 0.897 | 1.000 | 1.000 | 1.000 |
| 广东 | 1.000 | 1.000 | 1.000 | 1.000 | 1.000 |
| 广西 | 1.000 | 1.000 | 1.000 | 0.896 | 0.949 |
| 海南 | 1.000 | 0.963 | 1.000 | 0.961 | 0.878 |
| 重庆 | 0.905 | 0.885 | 0.929 | 0.959 | 0.939 |
| 四川 | 1.000 | 1.000 | 1.000 | 1.000 | 1.000 |
| 贵州 | 0.841 | 0.865 | 0.878 | 0.880 | 0.868 |
| 云南 | 0.755 | 0.756 | 0.788 | 0.869 | 0.879 |
| 西藏 | 1.000 | 1.000 | 1.000 | 1.000 | 1.000 |
| 陕西 | 0.825 | 0.767 | 0.755 | 0.849 | 0.825 |
| 甘肃 | 0.823 | 0.815 | 0.828 | 0.798 | 0.857 |
| 青海 | 0.729 | 0.786 | 1.000 | 1.000 | 0.909 |
| 宁夏 | 0.991 | 1.000 | 0.937 | 0.960 | 0.970 |
| 新疆 | 1.000 | 1.000 | 1.000 | 1.000 | 1.000 |

2008～2012 年，内蒙古、吉林、广西、海南、宁夏五省区的医疗卫生政府供给的配置效率有所下降，其中内蒙古、广西、海南偏离了曾经的高效率水平；河北、江苏、山东、河南、湖南、广东、四川、西藏、陕西、新疆 10 省区的医疗卫生政府供给的配置效率基本保持了不变的水平；其他 16 个省区的医疗卫生政府供给的配置效率呈现了上升趋势，其中天津、河北、黑龙江、福建上升到了最高的配置效率水平。2012 年与 2008 年相比，医疗卫生服务政府供给的配置效率上升超过 10% 的省份有北京、天津、上海、浙江、福建、云南、青海，其中上升幅度最大的是青海省（达到 18%），其次是北京市（达到了 17.90%）；医疗卫生服务政

府供给的配置效率上升幅度在 5%～10%的省份有陕西、黑龙江、安徽、江西、湖北、重庆、贵州、甘肃八个省。与此同时，医疗卫生服务政府供给的配置效率下降超过 10%的省份是海南（达到了 12%），下降幅度在 5%～10%的省份有广西，下降幅度在 5%以内的省份有内蒙古、吉林、宁夏。在所有省份中，北京、吉林、陕西、甘肃医疗卫生服务政府供给的配置效率较低，而天津、河北、辽宁、上海、江苏、山东、河南、广东、广西、四川、西藏、新疆等省份医疗卫生服务政府供给的配置效率较高，其中江苏、山东、广东、西藏、新疆 5 个省份医疗卫生服务政府供给的配置效率一直处于很高的水平。

2008 年医疗卫生服务政府供给的配置效率最低的省份是北京（0.551），相对较低的 13 个省份是天津（0.890）、山西（0.875）、吉林（0.833）、上海（0.870）、浙江（0.758）、安徽（0.875）、福建（0.840）、湖北（0.862）、贵州（0.841）、云南（0.755）、陕西（0.825）、甘肃（0.823）、青海（0.729），相对较高的 4 个省份是黑龙江（0.949）、江西（0.916）、重庆（0.905）、宁夏（0.991），最高的 13 个省份是河北、内蒙古、辽宁、江苏、山东、河南、湖南、广东、广西、海南、四川、西藏、新疆。

2009 年医疗卫生服务政府供给的配置效率最低的省份是北京（0.652），相对较低的 16 个省份是山西（0.838）、辽宁（0.825）、吉林（0.693）、黑龙江（0.752）、浙江（0.800）、安徽（0.833）、福建（0.889）、江西（0.888）、湖北（0.853）、湖南（0.897）、重庆（0.885）、贵州（0.865）、云南（0.756）、陕西（0.767）、甘肃（0.815）、青海（0.786），相对较高的 5 个省份是天津（0.989）、河北（0.978）、内蒙古（0.964）、河南（0.996）、海南（0.963），最高的 9 个省份是上海、江苏、山东、广东、广西、四川、西藏、宁夏、新疆。

2010 年医疗卫生服务政府供给的配置效率最低的省份是北京（0.730），相对较低的 8 个省份是吉林（0.785）、浙江（0.789）、福建（0.864）、湖北（0.839）、贵州（0.878）、云南（0.788）、陕西（0.755）、甘肃（0.828），相对较高的 9 个省份是天津（0.973）、河北（0.991）、山西（0.972）、内蒙古（0.997）、黑龙江（0.909）、安徽（0.938）、江西（0.958）、重庆（0.929）、宁夏（0.937），最高的 13 个省份是辽宁、上海、江苏、山东、河南、湖南、广东、广西、海南、四川、西藏、青海、新疆。

2011 年医疗卫生服务政府供给的配置效率最低的省份是北京（0.758），相对较低的 9 个省份是吉林（0.788）、浙江（0.849）、安徽（0.855）、湖北（0.889）、广西（0.896）、贵州（0.880）、云南（0.869）、陕西（0.849）、甘肃（0.798），相对较高的 7 个省份是山西（0.945）、内蒙古（0.981）、黑龙江（0.965）、福建（0.983）、海南（0.961）、重庆（0.959）、宁夏（0.960），最高的 14 个省份是天津、河北、辽宁、上海、江苏、江西、山东、河南、湖南、广东、四川、西藏、青海、新疆。

2012 年医疗卫生服务政府供给的配置效率最低的省份是北京（0.758），相对较低的 6 个省份是吉林（0.788）、海南（0.878）、贵州（0.868）、云南（0.879）、陕西（0.825）、甘肃（0.857），相对较高的 10 个省份是山西（0.953）、内蒙古（0.981）、浙江（0.908）、安徽（0.900）、江西（0.988）、湖北（0.961）、广西（0.949）、重庆（0.939）、青海（0.909）、宁夏（0.970），最高的 14 个省份是天津、河北、辽宁、黑龙江、上海、江苏、福建、山东、河南、湖南、广东、四川、西藏、新疆。

天津、上海、江苏、山东、广东、浙江等省份医疗卫生服务政府供给的配置效率较高，主要与政府重视医疗卫生服务的基础工作、政府对医疗卫生服务投入力度的加大以及经济发展水平较高有关。河北、辽宁、黑龙江、河南、湖南、四川等省份医疗卫生服务政府供给的配置效率较高，主要与这些省份财政对医疗卫生服务的投入力度很大且投入效果比较显著有关。青海、内蒙古、宁夏、西藏、新疆等省份医疗卫生服务政府供给的配置效率较高，这与人口相对较少和中央政府的大力扶持政策密切相关。而北京市医疗卫生服务政府供给的配置效率较低，主要与北京市的人口状况及构成、医疗卫生财政投入流向以及北京市新型农村合作医疗的参保比例有关。

## 6.2.2　基于医疗卫生机构服务状况的配置效率分析

1. 指标选择和数据说明

基于医疗卫生机构服务状况的配置效率的 DEA 分析，以医疗卫生机构数、每万人医院和卫生院床位数、每万农业人口乡镇卫生院床位数、乡镇卫生院病床使用率为产出变量，以人均财政医疗卫生支出、医疗支出占财政支出比重、医疗支出占地区生产总值比重为投入变量。

医疗卫生机构数、每万人医院和卫生院床位数、每万农业人口乡镇卫生院床位数、乡镇卫生院病床使用率四项指标的数据直接来源于《中国统计年鉴》（2009～2013）和中国卫生统计年鉴（2009～2013）。人均财政医疗卫生支出、医疗支出占财政支出比重、医疗支出占地区生产总值三项指标的数据是根据《中国统计年鉴》（2009～2013）中财政医疗卫生支出、年末人口数、财政支出比重、地区生产总值的有关数据计算分析而得。

2. 实证分析与结论

利用 Deap2.0 软件，基于医疗卫生机构服务状况对医疗卫生服务政府供给的配置效率进行 DEA 分析的具体结果见表 6-34。

表 6-34　2008～2012 年医疗卫生服务政府供给的配置效率
（基于医疗卫生机构服务状况）

| 地区＼年份 | 2008 | 2009 | 2010 | 2011 | 2012 |
|---|---|---|---|---|---|
| 北京市 | 0.834 | 0.936 | 0.809 | 0.807 | 0.585 |
| 天津市 | 1.000 | 1.000 | 0.987 | 0.971 | 0.895 |
| 河北省 | 0.855 | 1.000 | 0.956 | 1.000 | 1.000 |
| 山西省 | 0.804 | 0.881 | 0.961 | 0.848 | 0.812 |
| 内蒙古自治区 | 0.849 | 0.807 | 0.785 | 0.754 | 0.744 |
| 辽宁省 | 1.000 | 0.894 | 1.000 | 1.000 | 1.000 |
| 吉林省 | 0.778 | 0.708 | 0.744 | 0.706 | 0.695 |
| 黑龙江省 | 0.934 | 0.747 | 0.905 | 0.820 | 0.925 |
| 上海市 | 1.000 | 1.000 | 1.000 | 1.000 | 0.727 |
| 江苏省 | 1.000 | 1.000 | 1.000 | 1.000 | 1.000 |
| 浙江省 | 0.753 | 0.722 | 0.715 | 0.715 | 0.660 |
| 安徽省 | 0.749 | 0.768 | 0.741 | 0.652 | 0.703 |
| 福建省 | 0.903 | 0.992 | 0.890 | 0.937 | 1.000 |
| 江西省 | 0.861 | 0.907 | 0.885 | 0.964 | 0.966 |
| 山东省 | 1.000 | 1.000 | 1.000 | 1.000 | 1.000 |
| 河南省 | 1.000 | 1.000 | 1.000 | 1.000 | 0.979 |
| 湖北省 | 0.874 | 0.993 | 0.952 | 0.934 | 1.000 |
| 湖南省 | 1.000 | 0.956 | 1.000 | 1.000 | 1.000 |
| 广东省 | 1.000 | 1.000 | 1.000 | 0.907 | 0.858 |

| 地区＼年份 | 2008 | 2009 | 2010 | 2011 | 2012 |
|---|---|---|---|---|---|
| 广西壮族自治区 | 0.938 | 1.000 | 0.787 | 0.692 | 0.748 |
| 海南省 | 0.654 | 0.589 | 0.603 | 0.549 | 0.480 |
| 重庆市 | 1.000 | 1.000 | 1.000 | 1.000 | 1.000 |
| 四川省 | 1.000 | 1.000 | 1.000 | 1.000 | 1.000 |
| 贵州省 | 0.770 | 0.845 | 0.780 | 0.771 | 0.812 |
| 云南省 | 0.610 | 0.689 | 0.691 | 0.715 | 0.737 |
| 西藏自治区 | 0.917 | 0.876 | 0.767 | 0.836 | 0.796 |
| 陕西省 | 0.723 | 0.705 | 0.634 | 0.684 | 0.709 |
| 甘肃省 | 0.686 | 0.694 | 0.725 | 0.653 | 0.739 |
| 青海省 | 0.589 | 0.626 | 0.886 | 0.978 | 0.891 |
| 宁夏回族自治区 | 0.734 | 0.814 | 0.737 | 0.764 | 0.782 |
| 新疆维吾尔自治区 | 0.985 | 1.000 | 1.000 | 1.000 | 1.000 |

　　2008～2012 年，北京、天津、内蒙古、吉林、黑龙江、上海、浙江、安徽、河南、广东、广西、海南、西藏、陕西 14 个省区的医疗卫生政府供给的配置效率有所下降，其中天津、上海、河南、广东偏离了曾经的高效率水平；辽宁、江苏、山东、湖南、重庆、四川 6 省市的医疗卫生政府供给的配置效率基本保持了不变的水平；其他 11 个省市的医疗卫生政府供给的配置效率呈现了上升趋势，其中河北、福建、湖北、新疆上升到了最高的配置效率水平。2012 年与 2008 年相比，基于医疗卫生机构服务状况的医疗卫生政府供给的配置效率差异较大，医疗卫生服务政府供给的配置效率上升幅度超过 10%的省份有青海、云南、湖北、江西、河北，其中上升幅度最大的是青海省（达到 30.2%），其次是河北省（达到了 14.50%）；配置效率上升幅度在 5%～10%的省份有福建、甘肃两个省份，配置效率上升幅度低于 5%的省份有山西、贵州、宁夏、新疆四个省份。与此同时，医疗卫生服务政府供给的配置效率下降超过 10%的省份有北京、天津、内蒙古、上海、广东、广西、海南、西藏八个省份，其中下降幅度最大的是上海市（27.30%），其次是北京（24.90%）；下降幅度在 5%～10%的省份有吉林、浙江；下降幅度在 5%以内的省份有黑龙江、安徽、河南、陕西。

总体看来，在所有省份中，北京、山西、内蒙古、吉林、浙江、安徽、广西、海南、贵州、云南、西藏、陕西、甘肃、青海、宁夏 15 个省份的医疗卫生服务政府供给的配置效率依然较低，而天津、上海、黑龙江、江西、河南、广东六个省份医疗卫生服务政府供给的配置效率较高，河北、辽宁、江苏、福建、山东、湖北、湖南、重庆、四川、新疆十个省份医疗卫生服务政府供给的配置效率一直处于很高的水平。

2008 年医疗卫生服务政府供给的配置效率最低的省份是青海（0.589），相对较低的 15 个省份是北京（0.834）、河北（0.855）、山西（0.804）、内蒙古（0.849）、吉林（0.778）、浙江（0.753）、安徽（0.749）、江西（0.861）、湖北（0.874）、海南（0.654）、贵州（0.770）、云南（0.610）、陕西（0.723）、甘肃（0.686）、宁夏（0.734），相对较高的五个省份是黑龙江（0.934）、福建（0.903）、广西（0.938）、西藏（0.917）、新疆（0.985），最高的十个省份是天津、辽宁、上海、江苏、山东、河南、湖南、广东、重庆、四川。

2009 年医疗卫生服务政府供给的配置效率最低的省份是海南（0.589），相对较低的 14 个省份是山西（0.881）、内蒙古（0.807）、辽宁（0.894）、吉林（0.708）、黑龙江（0.747）、浙江（0.722）、安徽（0.768）、贵州（0.845）、云南（0.689）、西藏（0.876）、陕西（0.705）、甘肃（0.694）、青海（0.626）、宁夏（0.814），相对较高的五个省份是北京（0.936）、福建（0.992）、江西（0.907）、湖北（0.993）、湖南（0.956），最高的十一个省份是天津、河北、上海、江苏、山东、河南、广东、广西、重庆、四川、新疆。

# 6.3 配置效率影响因素的面板数据分析

## 6.3.1 基于居民健康促进的面板数据分析

1. 面板数据模型的建立

基于各因素对配置效率的影响程度和计量分析结果的筛选，所构建的面板数据模型为：

$$EFHE_{it} = \beta_0 + \beta_1 PERF_{it} + \beta_2 HEAF_{it} + \beta_3 HEAG_{it} + \beta_4 RINC_{it} + \beta_5 URB_{it} + u_{it}$$

$$(6-1)$$

在方程 6—1 中，$i$ 为 31 个省份（包括省、自治区、直辖市）；$t$ 为时期，代表 2008～2012 年；$\beta$ 为各解释变量的系数；$EFHE$ 为基于居民健康促进的医疗卫生服务配置效率，$PERF$ 为人均财政医疗卫生支出，$HEAF$ 为医疗支出占财政支出比重，$HEAG$ 为医疗支出占地区生产总值比重，$RINC$ 为农村居民人均收入水平，$URB$ 为城镇化水平，$u_{it}$ 为随机扰动项。

2. 数据说明

（1）基于居民健康促进的医疗卫生服务配置效率（$EFHE$）。本指标根据 2008～2012 年全国 31 个省份基于居民健康促进状况的医疗卫生服务政府供给的配置效率指标来反映，这一指标数据直接采用 Deap2.0 软件的 DEA 分析结果。

（2）人均财政医疗卫生支出（$PERF$）。人均财政医疗卫生支出=地方财政医疗卫生支出÷年末常住人口。该指标根据 2009～2013 年《中国统计年鉴》地方财政医疗卫生支出、年末常住人口的有关数据计算而得。

（3）医疗支出占财政支出比重（$HEAF$）。医疗支出占财政支出比重=地方财政医疗卫生支出÷地方财政支出。该指标根据 2009～2013 年《中国统计年鉴》地方财政医疗卫生支出、地方财政支出的有关数据计算而得。

（4）医疗支出占地区生产总值比重（$HEAG$）。医疗支出占地区生产总值比重=地方财政医疗卫生支出÷地区生产总值。该指标根据 2009～2013 年《中国统计年鉴》地方财政医疗卫生支出、地区生产总值的有关数据计算而得。

（5）农村居民人均收入水平（$RINC$）。用来考察农村居民收入水平对基于居民健康促进的医疗卫生服务配置效率的影响，由 2009～2013 年《中国统计年鉴》各地区农村居民人均收入水平的有关数据获得。

（6）城镇化水平（$URB$）。用地方非农业人口占地区年末常住人口的比重来反映，主要用来考察城镇化水平的差异对基于居民健康促进的医疗卫生服务配置效应的影响，该指标数据根据 2009～2013 年《中国统计年鉴》各地区非农业人口、年末常住人口的有关数据计算获得。

### 3. 数据描述

表 6-35 给出了 *EFHE*、*PERF*、*HEAF*、*HEAG*、*RINC* 和 *URB* 六个变量的均值、标准差、最小值、最大值和观测数目。

从均值来看，*EFHE* 的均值为 0.9233、*PERF* 的均值为 442.3943 元、*HEAF* 的均值为 6.35%、*HEAG* 的均值为 1.51%、*RINC* 的均值为 6587.2120 元、*URB* 的均值为 50.83%。

从标准差来看，六个变量的组间标准差均大于组内标准差，说明个体（省份）变化程度大于时间变化程度，表明 31 个省份在五年内 *EFHE*、*PERF*、*HEAF*、*HEAG*、*RINC* 和 *URB* 六个变量的变化较大，而不同省份间 *EFHE*、*PERF*、*HEAF*、*HEAG*、*RINC* 和 *URB* 六个变量的差别变化相对较小。

**表 6-35　基于居民健康促进的面板数据特征**

| 变量 | 类别 | 均值 | 标准差 | 最小值 | 最大值 | 观测数目 |
|------|------|------|--------|--------|--------|----------|
| *EFHE* | 总体 | 0.9233 | 0.0924 | 0.5510 | 1.0000 | $N=155$ |
| | 组间 | — | 0.0817 | 0.6826 | 1.0000 | $n=31$ |
| | 组内 | — | 0.0452 | 0.7603 | 1.0000 | $T=5$ |
| *PERF* | 总体 | 442.3943 | 220.2123 | 137.3000 | 1237.6000 | $N=155$ |
| | 组间 | — | 175.7216 | 284.2160 | 1004.3040 | $n=31$ |
| | 组内 | — | 135.7108 | 59.9323 | 770.6043 | $T=5$ |
| *HEAF* | 总体 | 0.0635 | 0.0115 | 0.0390 | 0.0910 | $N=155$ |
| | 组间 | — | 0.0098 | 0.0470 | 0.0782 | $n=31$ |
| | 组内 | — | 0.0063 | 0.0463 | 0.0775 | $T=5$ |
| *HEAG* | 总体 | 0.0151 | 0.0093 | 0.0050 | 0.0630 | $N=155$ |
| | 组间 | — | 0.0091 | 0.0064 | 0.0528 | $n=31$ |
| | 组内 | — | 0.0025 | 0.0033 | 0.0253 | $T=5$ |
| *RINC* | 总体 | 6581.2720 | 2999.4880 | 2723.8000 | 17803.7000 | $N=155$ |
| | 组间 | — | 2722.7560 | 3508.9400 | 14351.7400 | $n=31$ |
| | 组内 | — | 1332.6990 | 3669.8320 | 10033.2300 | $T=5$ |
| *URB* | 总体 | 0.5083 | 0.1452 | 0.2190 | 0.8930 | $N=155$ |
| | 组间 | — | 0.1457 | 0.2248 | 0.8902 | $n=31$ |
| | 组内 | — | 0.0206 | 0.4605 | 0.5509 | $T=5$ |

从最小值来看，*EFHE*、*PERF*、*HEAF*、*HEAG*、*RINC* 和 *URB* 六个变量的总体最小值小于组间最小值；除 *PERF*、*HEAG* 两个变量的总

体最小值大于组内最小值外，其余 *EFHE* 、 *HEAF* 、 *RINC* 和 *URB* 四个变量的总体最小值均小于组内最小值；除 *EFHE* 、 *RINC* 、 *URB* 三个变量的组间最小值小于组内最小值外， *PERF* 、 *HEAF* 、 *HEAG* 三个变量的组间最小值大于组内最小值，表明 *EFHE* 、 *RINC* 、 *URB* 三个变量因时间而变的最小值水平大于因个体（省份）而变的最小值水平， *PERF* 、 *HEAF* 、 *HEAG* 三个变量因时间而变的最小值水平小于因个体（省份）而变的最小值水平。

从最大值来看，除 *EFHE* 外， *PERF* 、 *HEAF* 、 *HEAG* 、 *RINC* 和 *URB* 五个变量的总体最大值大于组间最大值和组内最大值；除 *EFHE* 外， *PERF* 、 *HEAF* 、 *HEAG* 、 *RINC* 、 *URB* 五个变量的组间最大值大于组内最大值，表明因个体（省份）而变的最大值水平大于因时间而变的最大值水平。

4. 实证分析过程与结论

（1）固定效应的面板数据模型

表 6-36　基于居民健康促进的面板数据的固定效应模型估计

| 变量 | 系数 | 标准差 | $t$ 值 | $P>t$ | 95%的置信区间 | |
|------|------|--------|--------|-------|---------------|---|
| *PERF* | −0.00025 | 0.00008 | −3.16 | 0.002 | −0.00041 | −0.00009 |
| *HEAF* | −5.48050 | 0.68210 | −8.03 | 0.000 | −6.83112 | −4.12988 |
| *HEAG* | 8.07127 | 2.74968 | 2.94 | 0.004 | 2.62663 | 13.51591 |
| *RINC* | 0.00003 | 5.53e−06 | 4.91 | 0.000 | 0.00002 | 0.00004 |
| *URB* | 1.01942 | 0.27568 | 3.70 | 0.000 | 0.47356 | 1.56529 |
| _*cons* | 0.56434 | 0.12438 | 4.54 | 0.000 | 0.31805 | 0.81062 |
| *sigma_u* | 0.20730 | | | | | |
| *sigma_e* | 0.03529 | | | | | |
| *rho* | 0.97183 | | | | | |

注：$F_{(5,119)}= 26.79$， $Prob > F = 0.0000$。

依据表 6-36 固定效应模型的估计结果， *PERF* 的系数为-0.00025，表明人均财政医疗卫生支出每增加 1 元， *EFHE* 下降 0.025%； *HEAF* 的系数为-5.48050，表明医疗支出占财政支出比重每增加 1%， *EFHE* 却下降 5.48%； *HEAG* 的系数为 8.07127，表明医疗支出占地区生产总值比重每增加 1%， *EFHE* 上升 8.07%； *RINC* 系数为 0.00003，表明农村居民人均收入每增加 1 元, *EFHE* 上升 0.003%; *URB* 系数为 1.01942, 表明城镇化水平每增加 1%, *EFHE* 上升 1.02%。*PERF*、*HEAF*、*HEAG*、*RINC* 和 *URB* 对 *EFHE* 都存在影响, 其中 *PERF*、*HEAF* 对 *EFHE* 是负向影响(*HEAF* 的负向影响程度最大), 而 *HEAG*、*RINC* 和 *URB* 对 *EFHE* 是正向影响 (*HEAG* 的正向影响程度最大)。

（2）随机效应的面板数据模型

表 6-37  基于居民健康促进的面板数据的随机效应模型估计

| 变量 | 系数 | 标准差 | z 值 | P>z | 95%置信区间 | |
|---|---|---|---|---|---|---|
| *PERF* | −0.00002 | 0.00008 | −0.24 | 0.813 | −0.00018 | 0.00014 |
| *HEAF* | −3.70204 | 0.91097 | −4.06 | 0.000 | −5.48750 | −1.91657 |
| *HEAG* | 1.24946 | 1.58331 | 0.79 | 0.430 | −1.85378 | 4.35270 |
| *RINC* | 0.00002 | 5.92e−06 | 4.03 | 0.000 | 0.00001 | 0.00004 |
| *URB* | −0.35589 | 0.18810 | −1.89 | 0.058 | −0.72457 | −0.12784 |
| _cons | 1.17157 | 0.09557 | 12.26 | 0.000 | 0.98425 | 1.35888 |
| sigma_u | 0.06269 | | | | | |
| sigma_e | 0.03529 | | | | | |
| rho | 0.75936 | | | | | |

注: *Wald chi2(5)* =54.18, *Prob > chi2* =0.0000。

依据表 6-37 随机效应模型的估计结果, *PERF* 的系数为-0.00002, 表明人均财政医疗卫生支出每增加 1 元, *EFHE* 下降 0.002%; *HEAF* 的系数为-3.70204, 表明医疗支出占财政支出比重每增加 1%, *EFHE* 却下降 3.7%; *HEAG* 的系数为 1.24946, 表明医疗支出占地区生产总值比重每增加 1%, *EFHE* 上升 1.25%; *RINC* 系数为 0.00002, 表明农村居民人均收入每增加 1 元, *EFHE* 上升 0.002%; *URB* 系数为-0.35589, 表明城镇化水平每增加 1%, *EFHE* 下降 0.36%。*PERF*、*HEAF*、*HEAG*、*RINC* 和 *URB* 对 *EFHE* 都存在影响, 其中 *PERF*、*HEAF*、*URB* 对 *EFHE* 是负向影响 (*HEAF* 的负向影响程度最大), *HEAG*、*RINC* 对 *EFHE* 是正向影响 (*HEAG* 的正向影响程度最大)。

（3）Hausman 检验结果

如表 6-38 所示, 随机效应模型与固定效应模型相比, *PERF*、*HEAF* 对 *EFHE* 影响都是负向影响, 但固定效应模型下的负向影响程度要大些;

HEAG、RINC 对 EFHE 影响都是正向影响，但固定效应模型下的正向影响程度要大些；URB 对 EFHE 的影响在固定效应模型下是正向影响，在随机效应模型下是负向影响。

表 6-38　基于居民健康促进的面板数据的 Hausman 检验结果

| 变量 | 系数 | | (b-B)差 | sqrt(diag($V\_b-V\_B$)) |
| --- | --- | --- | --- | --- |
| | (b)<br>Fe | (B)<br>Re | | S.E. |
| PERF | -0.00025 | -0.00002 | -0.00023 | 0.00006 |
| HEAF | -5.48050 | -3.70204 | -1.77846 | 0.52321 |
| HEAG | 8.07127 | 1.24946 | 6.82180 | 2.24655 |
| RINC | 0.00003 | 0.00002 | 3.30e-06 | 3.34e-06 |
| URB | 1.01942 | -0.35589 | 1.37532 | 0.28903 |

注：Test: $H_0$: difference in coefficients not systematic；
$chi2（3）=(b-B)'[(V\_b-V\_B)^{(-1)}](b-B)=31.07$；
$Prob>chi2=0.0000$。

究竟是选择固定效应模型还是选择随机效应模型，本节采用 Hausman 检验结果来判断。由表 6-38 的 Hausman 检验结果来看，chi2（3）的值为 31.07，接受原假设的概率为 0，因此在 5%的显著水平下拒绝原假设，应当采用固定效应模型。

在固定效应模型下，为更准确反映 PERF、HEAF、HEAG、RINC、URB 对 EFHE 的影响，模型采用了稳健性的估计方法，有关估计结果见表 6-39。

表 6-39　基于居民健康促进的面板数据的固定效应分析(稳健性估计)

| 变量 | 系数 | 标准差 | t 值 | P>t | 95%的置信区间 | |
| --- | --- | --- | --- | --- | --- | --- |
| PERF | -0.00025 | 0.00007 | -3.65 | 0.001 | -0.00040 | -0.00011 |
| HEAF | -5.48050 | 1.01111 | -5.42 | 0.000 | -7.54546 | -3.41554 |
| HEAG | 8.07127 | 1.63419 | 4.94 | 0.000 | 4.73380 | 11.40873 |
| RINC | 0.00003 | 6.09e-06 | 4.46 | 0.000 | 0.00001 | 0.00004 |
| URB | 1.01942 | 0.33289 | 3.06 | 0.005 | 0.00957 | 1.69928 |
| _cons | 0.56434 | 0.13887 | 4.06 | 0.000 | 0.28072 | 0.84795 |
| sigma_u | 0.20730 | | | | | |
| sigma_e | 0.03529 | | | | | |
| rho | 0.97183 | | | | | |

注：$F(5,30)=13.25$，$Prob>F=0.0000$。

## 6.3.2 基于医疗机构服务促进的面板数据分析

1. 面板数据模型的建立

基于各因素的影响程度，所构建的面板数据模型为：

$$EFRG_{it} = \beta_0 + \beta_1 CHE_{it} + \beta_2 URB_{it} + \beta_3 POPR_{it} + u_{it} \qquad (6\text{-}2)$$

在方程 6-2 中，$i$ 为 31 个省份（包括省、自治区、直辖市）；$t$ 为时期，代表 2008～2012 年；$\beta$ 为各解释变量的系数；$EFRG$ 为基于医疗机构服务促进的医疗卫生服务配置效率，$CHE$ 为城镇居民人均医疗消费支出，$URB$ 为城镇化水平，$POPR$ 为人口增长水平，$u_{it}$ 为随机扰动项。

2. 数据说明

（1）基于医疗机构服务促进的医疗卫生服务配置效率（$EFRG$）。本指标根据 2008～2012 年全国 31 个省份基于医疗机构服务促进的医疗卫生服务政府供给的配置效率指标来反映，这一指标数据直接采用 Deap2.0 软件的 DEA 分析结果。

（2）城镇居民人均医疗消费支出（$CHE$）。用来考察城镇居民医疗消费支出状况对基于医疗机构服务促进的医疗卫生服务配置效率的影响，由 2009～2013 年《中国统计年鉴》各地区城镇居民人均医疗消费支出的有关数据获得。

（3）城镇化水平（$URB$）。用地方非农业人口占地区年末常住人口的比重来反映，主要用来考察城镇化水平差异对基于医疗机构服务促进的医疗卫生服务配置效率的影响，该指标数据根据 2009～2013 年《中国统计年鉴》各地区非农业人口、年末常住人口的有关数据计算获得。

（4）人口增长水平（$POPR$）。主要用来考察人口增长状况对基于医疗机构服务促进的医疗卫生服务配置效率的影响，该指标数据根据 2009～2013 年《中国统计年鉴》各地区人口自然增长率的有关数据计算获得。

3. 数据描述

表 6-40 给出了 $EFRG$、$CHE$、$URB$、$POPR$ 四个个变量的均值、标准差、最小值、最大值和观测数目。

从均值来看，$EFRG$ 的均值为 0.8632、$CHE$ 的均值为 885.16 元、$URB$ 的均值为 50.83%、$POPR$ 的均值为 5.42%。

表 6-40　基于医疗机构服务促进的面板数据特征表

| 变量 | 类别 | 均值 | 标准差 | 最小值 | 最大值 | 观测数目 |
|------|------|------|--------|--------|--------|----------|
| EFRG | 总体 | 0.8632 | 0.1348 | 0.4800 | 1.0000 | $N = 155$ |
|      | 组间 |        | 0.0498 | 0.7730 | 0.9626 | $n = 31$ |
|      | 组内 |        | 0.1256 | 0.5040 | 1.0000 | $T = 5$ |
| CHE | 总体 | 885.1606 | 252.9103 | 317.1000 | 1658.4000 | $N = 155$ |
|     | 组间 |          | 227.4129 | 389.2600 | 1492.3000 | $n = 31$ |
|     | 组内 |          | 116.5775 | 638.4807 | 1200.4610 | $T = 5$ |
| URB | 总体 | 0.5083 | 0.1452 | 0.2190 | 0.8930 | $N = 155$ |
|     | 组间 |        | 0.1457 | 0.2248 | 0.8902 | $n = 31$ |
|     | 组内 |        | 0.0206 | 0.4605 | 0.5509 | $T = 5$ |
| POPR | 总体 | 0.0542 | 0.0265 | −0.0039 | 0.1117 | $N = 155$ |
|      | 组间 |        | 0.0266 | 0.0035 | 0.1074 | $n = 31$ |
|      | 组内 |        | 0.0038 | 0.0418 | 0.0693 | $T = 5$ |

从标准差来看，EFRG 的组间标准差均小于组内标准差，说明个体（省份）变化程度小于时间变化程度，表明 31 个省份在五年内 EFRG 的变化较小，而不同省份间 EFRG 的差别变化相对较大；CHE、URB、POPR 三个变量的组间标准差均大于组内标准差，说明个体（省份）变化程度大于时间变化程度，表明 31 个省份在五年内 CHE、URB、POPR 三个变量的变化较大，而不同省份间 CHE、URB、POPR 三个变量的差别变化相对较小。

从最小值来看，EFRG、CHE、URB、POPR 四个变量的总体最小值小于组间最小值和组内最小值；除 EFRG 组间最小值大于组内最小值外，CHE、URB、POPR 三个变量的组间最小值小于组内最小值，表明 EFRG 因个体（省份）而变的最小值水平大于因时间而变的最小值水平，CHE、URB、POPR 因时间而变的最小值水平大于因个体（省份）而变的最小值水平。

从最大值来看，EFRG、CHE、URB、POPR 四个变量的总体最大值大于组间最大值，CHE、URB、POPR 三个变量的总体最大值大于组内最大值；EFRG 变量的组间最大值小于组内最大值，表明因个体（省份）而变的最大值水平小于因时间而变的最大值水平；CHE、URB、

*POPR* 三个变量的组间最大值大于组内最大值，表明因个体（省份）而变的最大值水平大于因时间而变的最大值水平。

4. 实证分析过程与结论

（1）固定效应的面板数据模型

表 6-41　基于医疗机构服务改进的面板数据的固定效应模型估计

| 变量 | 系数 | 标准差 | $t$ 值 | $P>t$ | 95%的置信区间 | |
|---|---|---|---|---|---|---|
| *CHE* | 0.00030 | 0.00016 | 1.88 | 0.063 | -0.00002 | 0.00061 |
| *URB* | -1.71672 | 0.88439 | -1.94 | 0.055 | -3.46759 | 0.03416 |
| *POPR* | 5.05067 | 2.98920 | 1.69 | 0.094 | -0.86724 | 10.96857 |
| *_cons* | 1.19841 | 0.37529 | 3.19 | 0.002 | 0.45542 | 1.94140 |
| *sigma_u* | 0.29376 | | | | | |
| *sigma_e* | 0.13824 | | | | | |
| *rho* | 0.81868 | | | | | |

注：$F(3,121)=2.01$，$Prob > F = 0.1166$。

依据表 6-41 固定效应模型的估计结果，*CHE*、*URB*、*POPR* 对 *EFRG* 都有影响，其中 *URB* 对 *EFRG* 具有负向影响，*CHE*、*POPR* 对 *EFRG* 具有正向影响。在三个变量中，*CHE* 对 *EFRG* 的影响非常微弱，*URB*、*POPR* 对 *EFRG* 的影响最大。*URB* 的系数为-1.71672，表明城镇化水平每增加 1%，*EFRG* 下降 1.72%。*POPR* 的系数为 5.05067，表明人口增长水平每增加 1%，*EFRG* 上升 5.05%。

就计量结果来看，城镇化水平 *URB* 的提高反而导致了基于医疗机构服务促进的医疗卫生服务配置效率 *EFRG* 的降低，这是因为在农村居民低收入水平和农村医疗卫生服务资源投入不足的前提下，城镇化水平的提高可能不会立即提高农村地区医疗卫生服务配置效率，反而会导致农村居民人均医疗消费支出的增加。城镇居民人均医疗消费支出 *CHE* 的增加导致了基于医疗机构服务促进的医疗卫生服务配置效率 *EFRG* 的提高，这是因为城镇配置医疗卫生服务资源较多（尤其是财政医疗卫生投入）的情况下，城镇居民人均医疗消费支出的增加意味着城镇居民可以获得更多的医疗卫生服务和更好地满足多样化的医疗卫生服务需求，从而表现为医疗卫生服务资源配置效率的提高。人口增长水平 *POPR* 的提高也促使了医疗卫生服务配置效率的提高，这是因为在实现"人人享有基本医疗卫生服务"目标的驱动下，人口增长水平的提高会促使政府根据人口增长水平调整医疗卫生服务资源的配置结构，从而提高了医疗卫生服务的配置效率。

（2）随机效应的面板数据模型

表 6-42　基于医疗机构服务改进的面板数据的随机效应模型估计

| 变量 | 系数 | 标准差 | z 值 | P>z | 95%置信区间 | |
|------|------|--------|------|-----|------|------|
| *CHE* | 6.83e-06 | 0.00007 | 0.10 | 0.917 | −0.00012 | 0.00014 |
| *URB* | −0.03172 | 0.11182 | −0.28 | 0.777 | −0.25089 | 0.18745 |
| *POPR* | 0.05754 | 0.51488 | 0.11 | 0.911 | −0.95161 | 1.06670 |
| _cons | 0.87011 | 0.07255 | 11.99 | 0.000 | 0.72791 | 1.01231 |
| *sigma_u* | 0.00000 | | | | | |
| *sigma_e* | 0.13824 | | | | | |
| *rho* | 0.00000 | | | | | |

注：*Wald chi2(5)* =0.16, *Prob > chi2* =0.9832。

依据表 6-42 随机效应模型的估计结果，*URB* 对 *EFRG* 具有负向影响，*CHE*、*POPR* 对 *EFRG* 具有正向影响。*CHE* 对 *EFRG* 的影响非常微弱，*URB*、*POPR* 对 *EFRG* 的影响相对较大。*URB* 的系数为−0.03172，表明城镇化水平每增加 1%，*EFRG* 下降 0.03%。*POPR* 的系数为 0.05754，表明人口增长水平每增加 1%，*EFRG* 上升 0.05%。

（3）Hausman 检验结果

表 6-43　基于居民健康促进的面板数据的 Hausman 检验结果

| 变量 | 系数 | | (b−B)差 | sqrt(diag($V\_b-V\_B$)) |
|------|------|------|---------|---------|
| | （b）<br>*Fe* | （B）<br>*Re* | | *S.E.* |
| *CHE* | 0.00030 | 6.83e-06 | 0.00030 | 0.00014 |
| *URB* | −1.71672 | -0.03172 | −1.68499 | 0.86335 |
| *POPR* | 5.05067 | 0.05754 | 4.99313 | 2.89709 |

注：Test: H$_0$: difference in coefficients not systematic；

*chi2*（3）= (b−B)'[($V\_b-V\_B$)^(−1)](b−B) = 6.03；

*Prob>chi2* = 0.0490。

如表 6-43 所示，在随机效应模型与固定效应模型下，*CHE*、*URB*、*POPR* 对 *EFRG* 的影响方向相同，但在固定效应模型下估计结果的影响程度要大于随机效应模型下的估计结果的影响程度。例如，固定效应模型下 *URB*、*POPR* 的系数分别为-1.71672 和 5.05067，而随机效应模型下 *URB*、*POPR* 的系数分别为-0.03172 和 0.05754，差额分别为-1.68499 和 4.99313。

由表 6-43 的 Hausman 检验结果来看，chi2（3）的值为 6.03，接受原假设的概率为 0.0490，因此在 5% 的显著水平下拒绝原假设，应当采用固定效应模型。

在固定效应模型下，为更准确反映 *CHE*、*URB*、*POPR* 对 *EFRG* 的影响，模型采用了稳健性的估计方法，有关估计结果见表 6-44。由表 6-44 可以看出，固定效应模型稳健性的估计结果的标准差要小些，估计结果相对精确些。

表 6-44　基于居民健康促进的面板数据的固定效应分析（稳健性估计）

| 变量 | 系数 | 标准差 | $t$ 值 | $P>t$ | 95%的置信区间 | |
|---|---|---|---|---|---|---|
| *CHE* | 0.00030 | 0.00016 | 1.87 | 0.063 | -0.00003 | 0.00062 |
| *URB* | -1.71672 | 0.82509 | -2.08 | 0.055 | -3.40178 | -0.03165 |
| *POPR* | 5.05067 | 2.82227 | 1.79 | 0.094 | -0.71318 | 10.81451 |
| _cons | 1.19841 | 0.34739 | 3.45 | 0.002 | 0.48894 | 1.90788 |
| *sigma_u* | 0.29376 | | | | | |
| *sigma_e* | 0.13824 | | | | | |
| *rho* | 0.81868 | | | | | |

注：$F(3,30)=2.36$，$Prob > F = 0.0913$。

# 第 7 章 以效率为导向创新医疗卫生政府投入机制

## 7.1 医疗卫生政府投入范围的科学界定

### 7.1.1 目前我国医疗卫生政府投入的主要范围

2009 年，我国财政部、国家发展改革委员会、民政部、人力资源社会保障部、卫生部联合发布了《关于完善政府卫生投入政策的意见》，随后各省市相继出台了有关医疗卫生政府投入政策的实施意见。总体来看，我国政府对医疗卫生的财政投入主要包括：公共卫生的政府投入、医疗机构的政府投入、基本医疗保障的政府投入、药品供应保障的政府投入。

1. 公共卫生的政府投入

我国各级政府对公共卫生的财政投入主要包括基本公共卫生服务的经费投入、公共卫生服务机构的经费补助和重大公共卫生服务项目的经费投入。

基本公共卫生服务的经费投入主要是各级政府对城乡基本公共卫生服务机构提供计划免疫、传染病控制、妇幼保健、职业卫生、环境卫生、健康教育、食品安全、老龄人口保健等基本公共卫生服务项目所给予的经费补助。各级政府可以根据经济发展水平、基本公共卫生的需求状况适时调整基本公共卫生服务项目和人均基本公共卫生服务经费标准，经费投入总额由服务人口、服务数量、服务质量评价、经费补助标准等因素确定。

公共卫生服务机构的经费补助主要是各级政府针对收入集中上缴财政的各类疾病预防控制中心、专科疾病防治机构、健康教育机构、妇幼保健机构、应急救治机构、采供血机构、卫生监督机构、计划生育技术服务机构等专业公共卫生服务机构。根据公共卫生事业发展需要、人员编制、经费标准和服务提供情况，由财政预算足额安排基本建设支出、设备购置支出、人员经费、公用经费和业务经费。2000 年《关于卫生事业补助政策的意见》和 2003 年《关于农村卫生事业补助政策的若干意见》曾对专业公共卫生服务机构的经费补助的原则、范围和方式做了明确规定。

重大公共卫生服务项目的经费投入主要是各级政府对艾滋病、结核病、血吸虫病、麻风病、疟疾等重大疾病防治和血液安全、国家免疫规划、贫困白内障患者复明、农村妇女住院分娩、农村改水改厕等各类重大公共卫生项目的财力安排。

2. 医疗机构的政府投入

我国各级政府对医疗机构的财政投入主要包括基层医疗卫生机构的财政补助、公立医院的财政补助和民营医疗机构的财政支持。

基层医疗卫生机构的财政补助包括对乡镇医疗卫生机构、村卫生室等农村基层医疗卫生机构的财政补助和对城市社区医疗卫生服务机构的补助。这类财政补助包括依照国家规定核定的基本建设支出和设备购置支出财政补助；依照人员编制、工资水平定额核定的人员工资补助；依照医疗服务数量、服务成本定额或单位综合服务成本核定的经常性收支差额财政补助；事业单位养老保险制度改革前的基层医疗卫生机构离退休人员费用的财政补助；基层医疗卫生机构实行药品零差价的财政补助；基层医疗卫生机构承担公共卫生服务发生的业务经费、人员经费支出的财政补助等。《关于完善政府卫生投入政策的意见》明确提出，在加强收支两条线管理和财政收入全额集中上缴管理基础上，对于基层医疗卫生机构的财政补助应当采用"核定任务、核定收支、绩效考核补助"的办法；对于基层医疗卫生机构经常性收支应采用"核定收支、差额补助、总量控制"的办法进行管理，对于基本建设支出和设备购置支出应采用"核定计划、专项补助、包干使用"的方式进行管理。

公立医院的财政补助是指各级政府对综合医院、中医医院、各类专科医院等公立医院所给予的财政补助。这类财政补助包括在区域卫生规划内经过政府部门批准和专家论证的基本建设支出和设备购置支出的财政补助；事业单位养老保险制度改革前符合规定的离退休人员费用的财政补助；依据国家规定以药品收支结余弥补后尚存在的政策性亏损的财政补助；扶持公立医院重点学科发展的财政专项补助；承担国家规定的公共卫生服务给予的财政补助；承担政府指定的紧急救治、援外、支农、支边等公共服务给予的财政补助等。

民营医疗机构的财政支持是指政府对于提供基本公共卫生服务的民营医疗机构除给予税收优惠政策外，还给予基本公共卫生补助和基本建设、设备购置、人员培训方面的财政支持。

3. 基本医疗保障的政府投入

政府对基本医疗保障的财政投入包括城镇职工基本医疗保险的财政补助、城镇居民基本医疗保险的财政补助、新型农村合作医疗的财政补助、城乡医疗救助的财政补助。帮助关闭破产国有企业退休人员、机关事业单位职工参加城镇职工基本医疗保险所需补助资金属于城镇职工基本医疗保险的财政补助。对于城镇学生、儿童、老年居民及其他居民按照规定补助标准给予的补助属于城镇居民基本医疗保险的财政补助。对于自愿参加新型农村合作医疗的农村居民按照规定补助标准给予的补助属于新型农村合作医疗的财政补助。对于城乡困难人群按照规定补助标准给予的补助属于城乡医疗救助的财政补助。政府对基本医疗保障的财政补助由各地实际参保人数、省（市）补助标准、待遇保障水平综合确定。随着社会经济发展水平的提高，政府正在尝试构建与经济发展水平相协调的基本医疗保障财政补助增长机制，逐步提高政府的补助标准。

4. 药品供应保障的政府投入

政府对药品供应保障的财政投入是指政府在构建国家基本药物制度、完善药品供应保障体系、加大药品监督管理能力建设、推进药品安全保障和重大事故应急处置方面所进行的财政投入。

## 7.1.2 我国医疗卫生政府投入范围的界定

1. 加大公共卫生服务的政府投入

无论是基本公共卫生服务项目，还是各类重大公共卫生项目，抑或是各类专业公共卫生项目，往往融预防、保健、医疗、康复为一体，对于促进疾病的预防、居民健康状况的改善具有至关重要的作用。从公共物品的性质和城乡居民的健康需求来说，这类公共卫生服务应由政府全额预算保障支出需要，向城乡居民免费供给。鉴于财政资源的有限性和公共卫生服务需求的不断增长性，政府只能根据财政供给能力的变化、城乡居民公共卫生需求的变化、国家重大疾病预防控制的需要和突发公共卫生事件的预警处置需要，在逐步调整基本公共卫生服务项目的同时，不断提高基本公共卫生服务的政府投入水平。

随着我国财政收入水平的不断提高，我国政府应加大基本公共卫生服务政府投入的比例和规模。政府应在结合医药卫生体制改革目标的基础上，重点落实公共卫生支出的资金需要。（1）加大对乡镇卫生院、村卫生室、城市社区卫生服务机构等基层医疗卫生机构提供各类公共卫生项目成本的补偿力度，尤其是提高新增财政收入用于农村基层医疗卫生机构的公共卫生投入水平，各级政府全额保障公共卫生项目业务经费的支出资金，并按核定水平补偿基层医疗卫生机构的建设发展支出，不断提高基层医疗卫生机构的人员经费补助水平。（2）在严格预算管理的基础上，逐步加大专业公共卫生服务网络建设的财政补助水平，合理安排专业公共卫生机构建设发展预算支出的同时，根据人员编制、经费补助标准、绩效考核情况对专业公共卫生机构的人员经费、业务经费给予足额安排。（3）根据重大疾病的防治需求、重大公共卫生项目的供给需要和突发公共卫生事件的预警处置需要，合理安排艾滋病、结核病、血吸虫病、麻风病、疟疾等重大疾病的防治资金和血液安全、国家免疫规划、贫困白内障患者复明、农村妇女住院分娩、农村改水改厕等各类重大公共卫生项目的支出资金以及突发性公共卫生事件的疫情应急反应和处置的支出资金。

2. 加大对公立医院改革的政府投入

对于准公共物品性质的基本医疗卫生服务，主要由政府举办的公立医院和民营医院联合供给，但以公立医院供给为主。由于公立医院的公益性属性，不以营利为根本目标，其收入来源及其比例往往对基本医疗卫生服务的价格形成、城乡居民医疗费用负担具有重要影响。

从世界范围来看，大多数公立医院的收入主要来自于政府的投入，部分公立医院的收入来自于政府投入和医疗基金拨付的收入（以政府投入为主），还有部分公立医院的收入来自于政府投入、医疗基金拨付的收入、医疗服务收费、捐赠收入（仍以政府投入为主）。在医疗卫生服务存在病种诊疗服务成本、药品进价成本且公立医院的人员成本不断提高的情况下，仅仅消除"以药养医"机制而不加大政府投入，公立医院出于弥补运行成本和人员成本的考虑，必然会调高医疗服务价格，"看病贵"的问题不仅不会解决，反而会加重患者的医疗费用负担。

从《中国卫生统计年鉴 2012》的统计数据来看，我国 2011 年公立医院中的三级医院来自于政府的补助收入在其总收入中占比为 7.13%，二级医院来自于政府的补助收入在其总收入中占比为 9.86%，一级医院来自于政府的补助收入在其总收入中占比为 13.92%。尽管各级公立医院来自于政府的补助收入在其总收入中的占比都有不同程度的增长，但是这些占比远低于国外公立医院的相应占比。由此看来，为向城乡居民提供价廉高效的基本医疗服务，政府应当加大公立医院的财政投入水平。

目前，政府应对那些经过专家论证、政府审批的公立医院的大型设备购置予以财政预算保障，保障比例以 60%～70% 为宜；对于那些纳入政府卫生规划重点建设项目的公立医院基本建设支出和必需的医疗设备购置支出应由财政全额保障；对于公立医院提供基本医疗服务和承担公共卫生项目所需的日常运转成本和基本医疗服务业务成本应根据人员编制、经费补助标准、绩效考核情况由财政足额安排；公立医院实施事业单位养老保险制度改革所需的离退休人员费用、推进重点学科发展所需的支出资金、承担国家指定的各类医疗卫生服务所需成本费用，应由财政安排专项补助。

3. 加大城乡医疗救助的政府投入

收入状况是影响居民健康改进状况的主要因素之一，在医疗卫生政府投入不足的情况下，低收入家庭居民容易陷入"支付能力不足——健康改善不佳——发展能力剥夺——贫困状况加剧"的非良性循环当中。仅仅是因为收入状况不佳这一因素，贫困的城乡居民就不能获得公平的健康机会和水平，结果是经济发展可能失去健康人力资本形成的重要来源。健康不公平显而易见的结果就是：既容易造成贫困的城乡居民个人失去了改善自身经济状况的能力和机会，也可能导致维持经济长期发展的动力不够持续。因此，不论个人的支付能力如何，政府有责任改善贫困阶层的健康状况，贫困阶层也有权利获得基本的医疗卫生资源去提高自身的健康水平。

政府应逐步加大对城乡贫困群体的医疗救助资金投入，切实解决因支付能力不足导致的医疗保障难题。（1）增加对城乡收入弱势群体的医疗救助水平，特别是提高这些人群参加城镇居民医疗保险、新型农村合作医疗的财政补助水平。（2）增加对城乡收入弱势群体重特大疾病的财政补助水平，统筹运用各种形式的医疗补助基金，重点解决无医疗支付能力的重特大疾病救助对象的急救医疗费用问题。（3）增加对城乡收入弱势群体的基本医疗保障的财政投入，取消救助对象医疗费用的起付线，提高救助对象的基本医保最高支付限额和大额医疗费用的报销比例，特别是将救助对象在政策范围内的住院自付费用的救助比例提高到80%以上。

4. 加大医疗卫生人才培养培训的政府投入

为适应医疗卫生事业快速发展的要求，各级政府应加大医疗卫生人才的培养培训的财政投入力度，进一步提高我国医疗卫生人员的服务水平和医疗卫生科技创新水平。（1）加大对公共卫生、康复护理、院前急救、精神卫生、卫生监管、医保管理等医疗卫生急需专门人才培养的财政投入，着实改变医疗卫生急需专门人才培养投入不足的局面。（2）加大对住院医师、全科医师、专科医师、临床医师规范化培训和继续教育的投入力度，逐步形成各类医师培训的投入机制。（3）加大对乡村医生队伍建设的财政投入，鼓励农村基层医疗卫生机构采取定向培养、岗位培训、规范化培训、进修学历等方式提高乡村医生的技术水平和服务水平。（4）加大对临床医学中心、医学重点学科、重点医学实验室、医药科技项目（尤其是中医药科技项目）等各类领军人才、学科带头人和优秀青年医学人才培养的财政投入力度，加快医疗卫生科技人才的培养，不断提高我国医疗卫生的科技创新水平。

5. 加大医药安全保障体系建设的政府投入

医药标准的健全程度怎样，药品供应保障体系的完善程度怎样、医药监督管理的能力如何以及医药安全事故的应急处置能力如何，都是事关人民群众健康利益大事的重要因素。政府应在积极构建国家基本药物制度的同时，加大财政投入促进医药安全保障体系的建设。目前，财政在医药安全保障体系建设上的投向是：保障国家基本药物目录修订和药品、医疗器械标准建设方面的经费投入；保障药品安全供应保障体系建设方面的经费投入；保障医药产品基层质量监管网络建设、药品快速检验检测平台建设方面的经费投入；保障医药安全突发事件和重大事故应急处置的经费投入。

# 7.2　医疗卫生政府投入模式的改革

## 7.2.1　国外医疗卫生政府投入的主要形式

1. 需方补贴

需方补贴是指政府根据医疗卫生服务的需求状况和财政承受能力，将财政补贴投向医疗卫生服务的需方（即医疗卫生服务消费的目标人群），而不是医疗卫生服务的供方（即医疗卫生服务机构）。针对不同目标人群的医疗卫生服务需求采取有针对性的需方补贴，既可以保障需方人群在医疗卫生服务中的受益程度，又可以给予需方人群对医疗卫生服务的自由选择权，从而对医疗卫生服务的供方（即医疗卫生服务机构）形成竞争激励来改善其服务质量。从国际经验来看，政府的需方补贴形式相对优于供方补贴形式。

需方补贴的主要方式包括提供医疗保险补贴、提供医疗卫生服务补贴、发放医疗服务卫生服务券、建立弱势群体基金计划等。

在提供医疗保险补贴方式下，一国政府为社会公众参加公共医疗保险体系提供财政补助，从而将全民覆盖在公共医疗保险体系之内，利用公共医疗保险体系的特有功能降低社会公众的医疗卫生费用负担。这种方式虽然不能完全解决社会公众的医疗卫生服务需求，但是在公共医疗保险体系内能够最大限度保障医疗卫生服务的公平性。德国不仅对艺术家、学生等特定人群承担 50%的医疗保险缴费，还对出现财政赤字的全国医疗保险基金进行财政补贴，2009 年联邦政府给法定医疗保险的资金补贴为 40 亿欧元，之后逐年增加 15 亿欧元，直到 140 亿欧元[①]。韩国对国民健康保险的总额补助不断增长，国民健康保险收入的 14%来源于政府的财政补助，6% 来源于烟草特别税征收形成的健康促进基金。此外，荷兰替 18 岁以下的少年儿童承担医疗保险缴费，波兰替失业人员、老人、农民、军人等承担部分医疗保险缴费[②]。

在提供医疗卫生服务补贴方式下，社会公众在接受医疗卫生服务时先进行登记，后由医疗卫生服务机构按照服务人口的数量向政府取得医疗卫生服务补贴。对于基本医疗服务和基本公共卫生服务，有相当多的国家对医疗卫生机构提供全额财政补助，向社会公众免费提供这些服务。例如，英国、印度等给予公立医院大量财政补助，到公立医院就医的居民可以免费获得政府规定范围内的医疗卫生服务。

在发放医疗卫生服务券方式下，政府向符合资格条件的特定人群（如退伍军人、残疾居民、老龄人口、贫困居民等）直接发放医疗卫生服务券，这些目标人群持服务券到医疗卫生服务机构（不区分公立还是私立）接受医疗卫生服务，医疗卫生服务机构利用这些服务券与政府进行费用结算。例如，泰国针对低于贫困线的贫困人口、收入在贫困线之上的低收入家庭、65 岁以上的老龄人口、12 岁以下的儿童等特定人群提供健康卡，对持有健康卡的人群获得基本医疗卫生服务给予一定范围内的财政补助和优惠政策，使得目标人群获得基本医疗卫生服务。

在建立弱势群体基金计划方式下，政府通过建立相应的医疗基金计划，对那些没有收入来源的老龄人口、贫困人口、儿童等弱势群体进行医疗救助。美国根据 1965 年通过的《社会保障法修正案》为穷人和 65 岁以上的老龄人口分别建立了穷人医疗援助计划（Medicaid）和老年医疗照顾计划（Medicare）。新加坡也建立了政府性的保健储蓄基金，对那些没有医疗费用支付能力的贫困阶层进行医疗救助。

2. 供方补贴

供方补贴是指政府将财政补贴投向医疗卫生服务的供方（即医疗卫

---

① 仇雨临，翟绍果.社会医疗保险模式筹资机制的海外经验[J]. 中国医疗保险，2011，（3）：67-69.

② 朱铭来，陈妍，宋占军.借鉴国际经验完善我国基本医疗保险筹资机制[J]. 中国医疗保险，2013，（3）：67-70.

生服务机构），对医疗卫生服务机构在政府规定范围内的基本建设和发展支出、医院业务运营成本、人员工资予以全部或部分财政支持。供方补贴模式有助于提升医疗卫生服务机构的服务能力和水平，使供方能够向需方提供更好的医疗卫生服务，但由于不是从需方医疗服务需求角度考虑，相对劣于需方补贴。

德国《医院筹资法》规定政府有责任承担公立医院、民办非营利性医院、私立营利性医院等医疗卫生服务机构的资本投资责任，各医院的大规模投资和使用期在三年以上的长期资产的购置可以由联邦政府和州政府承担相应的支出责任。就公立医院而言，德国联邦政府对公立医院的投入份额为 39.7%，州政府和地方政府对公立医院投入的份额占 50.6%[①]。巴西政府对公立医院的药品、耗材、医疗设备和房屋维修等运营费用全部由财政补偿，并根据核定的病床和工作量按病种费用计算实际医疗服务成本，由政府财政支出。在英国、瑞典、丹麦、挪威等国民卫生体制国家，公立医院的日常运行成本全部由政府预算予以补偿。尽管医疗卫生服务的市场化程度最高，但是美国的荣军医院、疾病防治机构等机构的经费支出也是由联邦政府、州政府和地方政府共同承担，社区医疗服务机构的一部分经费也是由政府承担的。

3. 政府购买服务

政府购买服务是指政府为了保证供方的医疗卫生服务资源与需方的医疗卫生服务需求相适应，尽可能改善供方的服务效率和实现医疗卫生资源在需方间的公平分配，根据需方的服务需求向所有符合资质的供方购买医疗卫生服务。政府购买服务是在世界各国推进医疗卫生服务制度改革的进程中发展起来的，属于需方补贴的发展形式。

随着医疗卫生服务递送体系实现了"有管理的市场化"，政府将服务购买、服务资源分配、服务监管与满足服务需求融入医疗服务市场中，实现了医疗领域公共管理目标的多元化。世界卫生组织 2000 年卫生报告《改进卫生系统绩效》提出医疗卫生服务的购买模式应逐渐转变为战略性购买模式[②]。战略性购买模式将供方的绩效、需方的医疗服务需求、政

---

① 杨英翠，郭光芝. 税收盘活医疗筹资体系[J]. 中国医院院长，2014，（3）：79.

② WHO. The World Health Report 2000. Health Systems: Improving Performance[R]. Geneva: World Health Organization, 2000.

府的财政支付密切结合，购买怎样的医疗卫生服务、在哪里购买医疗卫生服务、如何购买医疗卫生服务等重要事项都已事先约定，促进供方之间形成竞争性激励机制，能够向需方提供更好的医疗卫生服务[①]。

1991年英国最早引入了政府购买模式，国家医疗卫生服务的管理机构转变为医疗卫生服务的购买者，代表政府与符合资质的医疗卫生服务机构以签订服务合同的形式购买医疗卫生服务，促使医疗卫生服务机构展开竞争，尽可能在提高医疗卫生服务质量的同时，控制医疗卫生服务成本[②]。继英国之后，意大利、葡萄牙、瑞典、西班牙等国纷纷采取了战略性购买模式，旨在改善医疗卫生服务的绩效。许多国家积极强化社会保险参保者选择保险公司的权利，扩大各类强制性社会保险公司间的竞争机制，消除社会保险机构对医疗卫生服务人员的非恰当激励机制，完全根据医疗卫生服务的绩效与医疗卫生服务机构签订政府购买合同[③]。目前，战略性购买已成为欧洲各国改善医疗卫生服务绩效的重要模式。

## 7.2.2 目前我国医疗卫生政府投入的主要形式

### 1. 需方补助模式

我国医疗卫生政府投入的需方补助主要包括医疗保险补助、医疗救助。医疗保险补助包括城镇居民基本医疗保险补助、农村新型合作医疗保险补助，旨在通过政府补助扩大医疗保险覆盖面和提高医疗保险费用补偿水平，满足城乡居民更多的医疗卫生服务需求。医疗救助包括城镇居民医疗救助、农村居民医疗救助，旨在通过政府补助提升城乡居民医疗卫生服务的消费能力，改善弱势群体的健康状况，实现城乡居民的健康公平。

（1）城镇居民基本医疗保险财政补助

---

① Ministry of Health of Kyrgyzstan. Financial Management Reports on Execution of the State Guaranteed Benefit Package and 2007 Ministry of Health Performance Indicator Report [EB/OL]. [2009-08-11]. http://egn.med.kg.

② 郑大喜.国际医疗保险制度下政府卫生投入与医药费用控制的经验[J]. 医学与社会，2012，(12)：36—39.

③ Saltman R. B. Assessing Health Reform Trends [EB/OL]. [2009-05-27]. http://www.euro.who.int/document/hsm/3_hsc08_Ebd3.pdf.

2007 年国务院发布了《关于开展城镇居民基本医疗保险试点的指导意见》，提出了城镇居民基本医疗保险的试点目标：2007 年在有条件的省份选择 2～3 个城市启动试点，2008 年扩大试点，争取 2009 年试点城市达到 80%以上，2010 年在全国全面推开，逐步覆盖全体城镇非从业居民。城镇居民基本医疗保险以家庭缴费为主，政府给予适当补助。依据《关于开展城镇居民基本医疗保险试点的指导意见》的规定，政府每年给予试点城市的参保居民不低于人均 40 元的补助，中央财政每年通过专项转移支付对中西部地区的这类参保对象给予人均 20 元的补助；政府每年对属于低保对象或重度残疾的学生儿童参保的家庭缴费部分原则上再按不低于人均 10 元给予补助，中央财政对中西部地区的这类参保对象再按人均 5 元给予补助；政府每年对其他低保对象、重度残疾人、低收入家庭 60 周岁以上的老年人参保的家庭缴费部分再按不低于人均 60 元给予补助，中央财政对中西部地区的这类参保对象按人均 30 元给予补助。

2012 年城镇居民基本医疗保险的各级财政补助标准提高到每人每年 240 元。中央财政对原有 120 元（以 2010 年为基数）的补助标准不变，增加的 120 元部分对西部地区补助 80%，对中部地区补助 60%，对东部地区按一定比例补助，对中央所属高校大学生参加属地城镇居民基本医疗保险的按照属地补助标准给予财政补助[1]。

2014 年各级财政对城镇居民基本医疗保险人均补助标准在 2013 年 280 元的基础上再提高 40 元，达到 320 元。中央财政对原有 120 元（以 2010 年为基数）的补助标准不变，对于增加的 200 元部分（与 2010 年相比），对西部地区、中部地区、东部地区仍然分别按照 80%、60%和一定的比例进行财政补助[2]。根据民政部《2014 年 5 月份社会服务统计月报》的有关数据，2014 年 5 月参加城镇居民基本医疗保险的补助为 4.8 亿元，黑龙江省参加城镇居民基本医疗保险的补助最多（达到 7995.3 万元），占全国的 16.65%。

（2）新型农村合作医疗保险财政补助

---

① 《财政部、人力资源社会保障部、卫生部关于调整中央财政城镇居民基本医疗保险和新型农村合作医疗补助金申报审核有关问题的通知》。

② 《财政部、国家卫生计生委、人力资源社会保障部关于提高 2014 年新型农村合作医疗和城镇居民基本医疗保险筹资标准的通知》。

2002 年 10 月，《中共中央、国务院关于进一步加强农村卫生工作的决定》提出到 2010 年，在全国农村基本建立以大病统筹为主的新型合作医疗制度，使农民人人享有初级卫生保健。2003 年 1 月，国务院办公厅转发了卫生部、财政部、农业部《关于建立新型农村合作医疗制度的意见》，提出建立新型农村合作医疗制度的目标，2003 年起各省、自治区、直辖市至少要选择 2～3 个县（市）先行试点，到 2010 年在全国建立基本覆盖农村居民的新型农村合作医疗制度。新型农村合作医疗制度坚持农民自愿参加原则，实行"农民个人缴费、集体扶持和政府资助相结合"的筹资机制，帮助农民抵御重大疾病风险。2003 年起中央财政每年通过专项转移支付对中西部地区参加新型农村合作医疗的农民按人均 10 元安排补助资金[①]。

自 2008 年开始，各级财政对参加新型农村合作医疗的农民的补助标准提高到每人每年 80 元，中央财政对中西部地区参加新型农村合作医疗的农民按 40 元给予补助，对东部省份参加新型农村合作医疗的农民按照一定比例给予补助，对计划单列市和农业人口低于 50% 的市辖区参加新型农村合作医疗的农民也纳入补助范围[②]。

2012 年起，各级财政对参加新型农村合作医疗的农民的补助标准提高到每人每年 240 元。中央财政对原有 200 元的补助标准不变，增加的 40 元部分对西部地区补助 80%，对中部地区补助 60%，对东部地区按一定比例补助。新型农村合作医疗政策范围内的住院费用报销比例提高到 75% 左右，统筹基金的最高支付限额提高到全国农村居民人均纯收入的 8 倍以上且不低于 6 万元[③]。

2014 年各级财政对参加新型农村合作医疗的农民人均补助标准在 2013 年的基础上提高到 320 元，新型农村合作医疗政策范围内的住院费用报销比例保持在 75% 以上，门诊医药费用报销比例提高到 50% 左右[④]。根据民政部《2014 年 5 月份社会服务统计月报》的有关数据，2014 年

---

① 《国务院办公厅转发卫生部等部门关于建立新型农村合作医疗制度意见的通知》。
② 《卫生部、财政部关于做好 2008 年新型农村合作医疗工作的通知》。
③ 卫生部、财政部和民政部《关于做好 2012 年新型农村合作医疗工作的通知》。
④ 国家卫生和计划生育委员会《做好新型农村合作医疗几项重点工作的通知》和财政部、国家卫生计生委、人力资源社会保障部《关于提高 2014 年新型农村合作医疗和城镇居民基本医疗保险筹资标准的通知》。

5 月参加新型农村合作医疗的补助为 13.4 亿元，四川省参加新型农村合作医疗的补助最多（达到 2.46 亿元），占全国的 18.40%。

（3）城乡贫困人群医疗救助

2002 年 10 月，《中共中央、国务院关于进一步加强农村卫生工作的决定》提出建立农村贫困家庭医疗救助制度，救助对象为农村五保户和贫困农民家庭，救助形式为大病医疗费用补助或参加农村合作医疗费用资助，中央、省、市（地）、县级财政应对救助对象给予医疗救助相应的资金支持。

2003 年 11 月，民政部、卫生部、财政部三部委联合下发《关于实施农村医疗救助的意见》明确规定了针对农村五保户和贫困农民家庭的医疗救助形式：在推行新型农村合作医疗的地区，各级政府应资助救助对象参加农村合作医疗以享受农村合作医疗的各项待遇，若患大病救助对象经农村合作医疗补助后自负费用仍过高的部分再给予适当救助；尚未推行新型农村合作医疗的地区，对患大病救助对象难以承担的自负医疗费用，由各级政府给予适当救助；对于农村特殊困难人员，各级政府应当提高医疗救助水平。

2005 年 8 月，民政部、卫生部、财政部发布《关于加快推进农村医疗救助工作的通知》，指出要做好新型农村合作医疗制度与农村医疗救助制度的衔接，各级政府应资助农村五保户、贫困户家庭成员和其他贫困农民参加新型农村合作医疗，享受农村合作医疗的医药费报销待遇，患大病者经合作医疗补助后难以承担的自负医疗费用部分给予适当救助。

随着农村医疗救助制度的完善，我国开始关注城市医疗救助制度的建设。2005 年 3 月，国务院办公厅转发了民政部、卫生部、劳动保障部、财政部《关于建立城市医疗救助制度试点工作意见》，提出用两年时间在各省份的部分县（市、区）进行试点，再用 2～3 年在全国建立比较规范的城市医疗救助制度。城市医疗救助的对象主要是城市低保对象中未参加城镇职工基本医疗保险的人员或虽已参加城镇职工基本医疗保险但个人负担较重的人员和特殊困难群众。医疗救助形式是对救助对象扣除医疗保险支付、单位报销和社会帮困部分后的超过个人负担的医疗费用给予适当补助，对特别困难人员可以提高补助标准。

2009 年 6 月，民政部发布了《关于进一步完善城乡医疗救助制度的意见》，提出要进一步完善城乡医疗救助制度，用三年时间在全国范围内基本建立资金稳定、管理规范、效果明显、服务方便的医疗救助制度。在将城乡低保家庭成员和农村五保户纳入医疗救助范围的基础上，逐步将低收入家庭重病患者、特殊困难人员等经济困难家庭人员纳入救助范围。政府资助救助对象参加新型农村合作医疗或城镇居民基本医疗保险，对其扣除医疗保险支付后难以负担的自负部分予以补助；根据救助对象的医疗服务需求进行医疗救助，以住院救助为主，兼顾常见病、慢性病、长期药物维持治疗、急诊急救的门诊救助；逐步降低或取消医疗救助的起付线，提高经医疗保险补偿后救助对象自负基本费用的救助比例。

2014 年 2 月，国务院公布《社会救助暂行办法》，提出要健全医疗救助制度，保障最低生活保障家庭成员、特困供养人员和其他特殊困难人员获得相关医疗救助，救助方式可以采取对救助对象参加医疗保险制度（城镇居民基本医疗保险或者新型农村合作医疗）的个人缴费进行补贴或对扣除基本医疗保险、大病保险和其他补充医疗保险支付后个人、家庭难以负担的基本医疗费用给予补助，对于需要急救但身份不明或者无力支付急救费用的急重危伤病患者也给予医疗救助。

根据《2013 年社会服务发展统计公报》的数据，2013 年我国直接医疗救助 2126.4 万人次，共支出直接医疗救助资金 180.5 亿元，全年累计医疗补助优抚对象 454.1 万人次，人均补助水平 715.8 元。根据民政部《2014 年 5 月份社会服务统计月报》的有关数据，2014 年 5 月全国城市直接医疗补助支出为 54.2 亿元，四川省的直接医疗补助支出最多（达到 5.55 亿元），占全国的 10.24%。

2. 供方补助模式

"供方补助"的实质是"供养供方"，由政府直接补偿供方（医疗卫生服务机构）运营中的各项成本，旨在降低供方的医疗服务成本，提高医疗服务的可及性。长期以来，"供方补助"的模式在医疗卫生政府投入中占据主导地位。我国目前的"供方补助"主要包括基本公共卫生服务补助、公立医院补助。

（1）基本公共卫生服务补助

各类基层医疗卫生机构向城乡居民免费提供健康档案管理、健康教育、预防接种、儿童保健、孕产妇保健、传染病防治、老年人保健、慢性病管理、重性精神疾病管理、卫生监督协管、中医药健康管理等基本公共卫生服务项目[①]，所需资金由地方财政按照基本公共卫生服务项目、绩效考核结果和人均经费标准采取预拨加结算的方式予以拨付，中央财政根据基本公共卫生服务人口、地方财力状况、服务项目绩效考核结果、国家规定的人均经费标准对各地进行专项补助，省级财政对困难地区开展基本公共卫生服务项目进行专项补助，省、市、县（区）财政可在国家规定的基本公共卫生服务项目基础上，根据本地区服务需求、财政能力适当增加服务项目内容，提高经费补助标准[②]。

自 2009 年启动国家基本公共卫生服务项目以来，我国加大了对基本公共卫生服务的供方投入水平，国家规定的人均基本公共卫生服务经费标准由 2009 年的 15 元提高至 2013 年的 30 元。2009～2013 年中央财政共安排基本公共卫生服务项目经费补助 800 多亿元，对西部地区补助 80%，中部地区补助 60%，东部地区按 10%～50%的不同比例补助[③]。北京、上海、天津、江苏、广西等省份在国家规定的标准之上，提高了基本公共卫生服务的经费补助标准。例如，广西 2011～2013 年共投入财政资金 35.7 亿元支持基本公共卫生服务项目的开展，2014 年将基本公共卫生服务项目人均补助标准由 2013 年的 30 元提高到 35 元[④]。目前，各级财政的基本公卫服务项目补助经费已成为基层医疗卫生机构的重要收入来源，有些地方获得的基本公共卫生服务补助占到基层医疗卫生机构总收入的 40%[⑤]。

（2）公立医院补助

伴随公立医院改革的推进，公立医院"以药补医"机制逐渐被消除，其收入主要来源于服务收费和政府补助。依据财政部、国家发展和改革委员会、民政部、人力资源社会保障部、卫生部所发布的《关于完善政府卫生投入政策的意见》，公立医院符合规定的发展建设支出（政府规划的基本建设和大型设备购置等）、重点学科建设项目支出、符合国家规定

① 国务院."十二五"期间深化医药卫生体制改革规划暨实施方案[EB/OL]. 新华网，2012-3-23.
② 财政部、卫生部.《关于印发基本公共卫生服务项目补助资金管理办法的通知》。
③ 李继学.中央财政多方补助为基层医改"护航"[N]. 中国财经报网，2014-02-27.
④ 宗禾.广西财力推基本公共卫生服务均等化[N]. 中国财经报，2014-07-22.
⑤ 叶龙杰.质量和效果是公卫关键抓手[N]. 健康报，2014-05-08.

的离退休费用、政策性亏损动用药品收支结余弥补的差额、承担政府委托的公共卫生服务项目或公共服务支出（紧急救治、支边、支农等）的支出，由各级政府根据国家规定核定补助。各级政府对中医院（民族医院）、传染病院、精神病院、职业病防治院、妇产医院、儿童医院在财政补助上予以倾斜，省级政府、中央政府对困难地区公立医院的发展建设支出给予适当补助。根据《中国卫生统计年鉴 2012》的有关数据，2011年公立医院中一级医院的财政补助在其总收入中所占比重为 13.92%，二级医院的财政补助在其总收入中所占比重为 9.86%，三级医院的财政补助在其总收入中所占比重为 7.13%。依据《健康报》的数据，2013 年全国公立医院财政补助 1297 亿元，比 2008 年增加 759 亿元，年均增幅为20.2%[①]。

2010 年我国启动城市公立医院改革试点，第一批确定 17 个城市（含增补的北京市）为第一批国家联系试点城市，2014 年再确定天津市等 17个城市为第二批国家联系试点城市。各试点城市的大部分公立医院取消了药品加成，由政府予以财政补助。财政部、国家卫生和计划生育委员会 2014 年 6 月下达第二批城市公立医院综合改革试点专项补助资金 3.6亿元，每个试点城市（含第一批增补的北京市）补助 2000 万元[②]。

2012 年我国启动了县级公立医院的改革试点，确定 311 个县开展第一批县级公立医院综合改革试点，中央财政对每个试点县安排补助资金300 万元，共投入了 9.3 亿元[③]。2014 年国家确定了 700 个县开展第二批县级公立医院综合改革试点，中央财政继续对每个试点县安排补助资金300 万元，2014 年 6 月财政部、国家卫生计生委下达了县级公立医院综合改革试点补助资金 39.66 亿元[④]。

（3）基层医疗卫生机构补助

依据 2009 年财政部、国家发展和改革委员会、民政部、人力资源社会保障部、卫生部所发布的《关于完善政府卫生投入政策的意见》，社区

---

① 闫龑，林世才.全国财政医疗卫生支出预算今年过万亿[N].健康报，2014-06-16.

② 杨亮. 城市公立医院综合改革试点每市补助 2000 万元[N].光明日报，2014-07-25.

③ 刘军民. 新医改以来我国卫生筹资的进展：问题与面临的挑战[J].卫生经济研究，2013，(11)：3—8.

④ 杨亮.县级公立医院改革试点补助资金近 40 亿元[N].光明日报，2014-06-25.

卫生服务中心（站）和乡镇卫生院等基层医疗卫生机构符合规定的发展建设支出（政府建设规划的基本建设和大型设备购置等）、人员经费、符合国家规定的离退休费用、承担公共卫生服务的业务经费，地方各级政府根据国家规定核定补助，中央政府对基层医疗卫生机构的发展建设支出、人员培训和人才招聘给予适当补助。此外，各级政府对村卫生室建设的支出也给予合理补助。2010 年《国务院办公厅关于建立健全基层医疗卫生机构补偿机制的意见》明确要求建立健全基层医疗卫生机构补偿机制，对基层医疗卫生机构基本建设和设备购置等发展建设支出、基本公共卫生服务经费、承担突发公共卫生事件处置任务的经费、人员经费（包括离退休人员经费、人员培训和人员招聘所需支出）合理安排专项补助，对基层医疗卫生机构经常性收入不足以弥补经常性支出的差额部分给予补助。根据《中国卫生统计年鉴 2012》的有关数据，我国对基层医疗卫生机构的财政补助由 2008 年 198.12 亿元增加到 2011 年的 685.51 亿元，其中社区卫生服务中心（站）的财政补助由 2008 年 49.23 亿元增加到 2011 年的 192.2 亿元，卫生院的财政补助由 2008 年 145.22 亿元增加到 2011 年的 487.15 亿元。

2009 年起，我国基层医疗卫生机构开始实施国家基本药物制度，国家对改革进展快、效果好的地区给予奖励补助，仅 2009～2011 年的中央财政专项补助资金就达 120 亿元。2012 年起，中央财政建立了对地方实施基本药物制度的经常性补助机制，每年财政补助达 91 亿元，其中对村卫生室补助 21 亿元。随着 2009 年基层医疗卫生机构绩效工资改革的启动，中央财政每年对地方基层医疗卫生机构实施绩效工资给予专项补助 16 亿元。为促进基层医疗卫生机构的发展建设，2009～2013 年中央财政共安排专项补助 450 多亿元支持基层医疗卫生机构加强基本建设、信息化建设和设备购置，每年中央财政还安排 10 亿元专项补助用于"乡镇卫生院招聘执业医师"、"全科医生转岗培训"等项目推进基层医疗卫生机构的人才培训培养[①]。

3. 政府购买服务模式

早在 2007 年，财政部就发布了《关于开展政府购买社区公共卫生服

---

① 李继学.中央财政多方补助为基层医改"护航"[N]. 中国财经报网，2014-02-27.

务试点工作的指导意见》，提出市级政府应结合本地经济社会发展水平、财政承受能力和社区居民的基本公共卫生需求确定纳入政府购买范围的社区公共卫生服务项目，市级政府应在合理测算公共卫生项目成本的基础上确定社区公共卫生服务项目的补助标准。2009 年 3 月《中共中央国务院关于深化医药卫生体制改革的意见》和 2009 年 7 月财政部、国家发展和改革委员会、民政部、人力资源社会保障部、卫生部所发布的《关于完善政府卫生投入政策的意见》都明确指出，对于城市社区卫生服务中心（站）、乡镇卫生院、村卫生室等医疗卫生机构，政府可以根据采取购买服务方式核定政府补助。在政府购买医疗卫生服务方面，山东省、河南省、安徽省的做法最为典型。

自 2009 年开始，山东省济南市探索政府购买公共卫生服务的运作机制，政府购买公共卫生服务的范围包括城乡居民健康档案管理、健康教育、预防接种、老年人健康管理（查体）、高血压患者健康管理、糖尿病患者健康管理、0～6 岁儿童健康管理、孕产妇健康管理等 11 项 43 类，2013 年政府购买公共卫生服务的投入达到了 1.89 亿元。在政府购买公共卫生服务的承担机构中，政府直接举办的基层医疗机构占 30%，各级医院转型或举办的基层医疗机构占 37%，厂企医院或校医院转型的基层医疗机构占 16%，个体或股份制的基层医疗机构占 17%[1]。2011 年起，山东省投入财政资金 20.6 亿元，在社区公共卫生服务政府购买经验的基础上，大力推进农村基本公共卫生服务的政府购买，实现了全省基本公共卫生服务政府购买的城乡覆盖[2]。

2009 年以来，河南在武陟、宜阳、息县、清丰、汝州五个县市的 2030 个行政村试点政府购买基本公共卫生服务模式，五个试点县市政府共投入资金 5629 万元向镇卫生院、村卫生所购买公共卫生服务，使村民享受免费的基本公共卫生服务[3]。2011 年，五个试点县的政府购买基本公共卫生服务的成功经验开始在河南全省推广，被称为"河南模式"。

2014 年 8 月，安徽省出台了《安徽省政府购买医疗卫生服务实施办

---

① 《山东济南探索建立政府购买公共卫生服务新机制》，新华网山东频道，2014-06-19.

② 山东省财政厅办公室.山东财政力促基本公共卫生服务逐步均等[EB/OL]. http://www.mof. gov.cn/xinwenlianbo/quanguocaizhengxinxilianbo/201202/t20120208_626593.html，2012-02-08.

③ 《我省积极探索政府购买基本公共卫生服务模式》，新华网，2010-12-22.

法》，详细规定了基本公共卫生服务、新型农村合作医疗大病保险、村医基本医疗卫生服务、基层医疗卫生机构基本医疗卫生服务、县级公立医院基本药物服务五个政府购买服务的具体实施办法，对每类政府购买医疗卫生服务的购买主体、承接主体、购买内容、购买方式、购买标准、补助标准、资金拨付、绩效评估提出了明确要求。在通过政府购买方式促进各承接主体平等参与医疗卫生服务供给竞争的基础上，安徽省还建立了较为完善的绩效评估机制，将承接主体承担医疗卫生服务的绩效评估结果与资金结算、续签改签合同直接挂钩。这样既有利于形成医疗卫生服务供方良性的竞争环境，也有利于提高需方医疗卫生服务的均等化水平。这次政府购买医疗卫生服务涉及的累计财政补助金额为 45 亿元，其中政府购买基本公共卫生服务的财政补助为 21 亿元，政府购买县级公立医院基本药物服务的财政补助为 10 亿元，政府购买新型农村合作医疗大病保险的财政补助为 7.6 亿元，政府购买村医基本医疗卫生服务、基层医疗卫生机构基本医疗卫生服务的财政补助分别为 3 亿元[①]。

## 7.2.3　医改新时期我国医疗卫生政府投入模式的改革

伴随着我国医疗卫生体制改革进入到深入推进全民基本医疗保障制度、国家基本药物制度、基层医疗卫生服务体系的建设和推动公立医院综合改革、促进公共卫生服务均等化的关键时期，社会各界要求政府加大医疗卫生投入的呼声越来越高。如前所述，政府对医疗卫生投入模式分为"需方补贴模式"、"供方补贴模式"和"政府购买服务模式"。究竟是选择哪一种模式呢？医疗卫生投入模式的选择应以效率为导向，统筹考虑供方和需方两个层次。从供方看，医疗卫生投入模式的选择既要考虑提高供方的供给能力，还要促进供方之间的良性竞争。从需方看，医疗卫生投入模式的选择既要考虑提高需方医疗卫生服务的均等化水平，还要促进财政补助资金的节约。

1. 完善政府购买医疗卫生服务模式

在医疗卫生领域引入政府购买服务模式，一方面可以打破公立医院的垄断地位，促进医疗卫生机构间的良性竞争，提高医疗卫生服务的质

---

① 冯珉.我省开出政府购买医卫服务"大单" 45 亿元财政资金为居民"买健康"[N]. 安徽日报，2014-08-08.

量；另一方面强化了城乡居民对医疗卫生服务的自由选择权，降低个人医疗卫生费用负担，提高城乡居民医疗卫生服务消费的效用水平。

（1）扩大政府购买的服务内容

各地应结合我国医疗卫生体制改革的阶段性目标、区域经济发展水平、财政供给能力和城乡居民的医疗卫生服务需求，在完善城市社区公共卫生服务、基层医疗机构公共卫生服务、农村新型合作医疗大病保险政府购买服务制度的基础上，适时将城乡所有基本公共卫生服务、基本医疗服务、国家基本药物服务纳入到政府购买服务的范围。

就城乡基本公共卫生服务而言，政府应将居民健康档案管理、健康教育、儿童健康管理、慢性病健康管理、传染病防治、重性精神疾病患者管理、中医药健康管理服务等国家规定的基本公共卫生服务纳入到政府购买服务内容当中。就基本医疗服务而言，政府应将常见病和多发病的诊疗服务、现场应急救护服务、危急重症抢救、疑难病恰当处理与转诊服务、康复护理服务、家庭出诊医疗、家庭护理服务、全科预防保健服务和其他适宜医疗服务纳入到政府购买服务内容当中。对于国家基本药物服务而言，政府应将各类医疗卫生机构承担基本公共卫生服务、基本医疗服务过程中提供的各类基本药物服务纳入到政府购买服务内容中。

（2）扩大政府购买服务的承接主体范围

政府应结合医疗卫生服务的类型、医疗卫生机构提供医疗卫生服务的条件，合理确定政府购买医疗卫生服务的承接主体范围。就政府购买基本公共卫生服务、基本医疗服务、国家基本药物服务而言，无论是基层医疗卫生机构（社区卫生服务机构、乡镇卫生院、村卫生室）、专业公共卫生机构，还是县级以上公立医院，只要符合政府购买服务的资质条件，都可以纳入到承接主体范围中。无论是政府举办的医疗卫生机构，还是社会力量举办的医疗卫生机构，抑或是农村个体举办的诊所，只要符合相应标准和具备服务能力的，都可以申请参与承接政府所购买的医疗卫生服务。就政府购买农村新型合作医疗大病保险和城镇居民大病保险服务而言，政府应将各类符合条件的商业性保险公司纳入到大病保险承接主体范围。

（3）健全政府购买服务的运行机制

针对各类医疗卫生服务,政府应制定规范的政府购买服务实施办法,明确规定政府购买服务的项目、承接主体范围、购买主体、购买方式、购买标准、绩效评估等内容要素。

为促进各承接主体公平参与竞争,政府应积极完善各类医疗卫生服务的购买程序,除必要的委托购买服务外,应当委托政府采购代理机构或购买服务委员会统一公开招标采购基本医疗卫生服务和基本药物服务。根据不同的政府购买项目、招标采购的资质要求和参加竞标的承接主体情况,灵活采取公开招标、邀请招标、竞争性谈判、单一来源采购等方式确定基本医疗卫生服务和基本药物服务的承接主体。承接主体招投标的选择过程要遵循"公开、公平、公正"的原则,招投标的选择标准和选择结果都要对社会公开。

政府应根据城乡居民的医疗卫生服务需求、推进医疗卫生体制改革所要实现的阶段性目标、本区域的服务人口规模以及要达到的服务质量水平,合理确定各类政府购买项目的购买标准。在确定购买标准后,应根据政府购买项目的类型科学测算各类政府购买项目的成本,在此基础上根据本地区的经济发展水平、财政承受能力、工资水平、物价水平确定各购买项目的政府补助标准,政府补助标准应能合理补偿各政府购买项目承接主体提供基本公共卫生服务、基本医疗服务、国家基本药物服务的各项成本。

2. 对城镇居民应逐步转向"需方补贴"模式

"供方补贴"模式下的财政补助虽然能够提高医疗卫生机构的供给能力和降低医疗卫生服务成本,但是这种投入模式存在着效率损失:财政补助的刚性增长,居民医疗服务需求与医疗卫生机构服务的错位。

城镇居民基本是城镇职工医疗保险、城镇居民医疗保险、城市医疗救助的受益群体,加之城镇地区的医疗卫生机构资源的配置相对集中,若对各类医疗卫生服务项目的投入都采取"供方补贴"的投入模式,医疗卫生政府投入的效率损失将有所扩大,不利于满足医疗卫生服务均等化的目标。在"需方补贴"的医疗卫生政府投入模式下,政府加大对医疗保险和医疗救助的补助水平,一方面能够强化需方的消费选择权和消费能力,提高城镇居民医疗卫生服务需求的满足程度;另一方面借助于医疗保险的第三方支付机制和政府购买服务机制,能够促进供方之间的市场竞争，降低医疗卫生服务的费用价格，提高城镇居民的受益水平。

目前，政府对城镇居民"需方补贴"的重点是：（1）在完善城镇职工医疗保险制度、城镇居民医疗保险制度基础上，加大城镇职工医疗保险制度、城镇居民医疗保险的财政补助水平，资助非公有制经济组织从业人员、灵活就业人员、困难企业职工、关闭破产企业退休人员、下岗失业人员、残疾人等人群参加城镇居民医疗保险[①]，逐步提高医疗保险报销比例和大病最高支付限额。（2）在完善城市医疗救助制度基础上，加大城市医疗救助的财政补助水平，将各类弱势群体和困难群体纳入城镇医疗救助的范围，提高医疗救助比例，逐步取消起付线，提高医疗救助支付限额。

3. 对基层医疗卫生机构宜采用供需兼补的模式

基层医疗卫生机构面向城乡居民提供基本公共卫生服务和基本医疗服务，在推进城乡基本医疗卫生服务均等化的进程中发挥着至关重要的作用。在实施国家基本药物制度以后，为保证基层医疗卫生机构健康运行和良性发展，各级政府应对基层医疗卫生机构采取"供方补贴"、"需求补贴"兼顾的模式。

（1）对城乡基层医疗卫生机构提供的基本公共卫生服务，政府应给予"供方补贴"。尽管经常性收入来源非常有限，但基层医疗卫生机构不仅是面向城乡居民免费提供各类基本公共卫生服务项目的基础性机构，更是实现基本服务均等化目标的基本载体机构，各级政府有责任保障这些基层医疗卫生机构的经费来源。对政府举办的基层医疗卫生机构"供方补贴"的方向是：按照服务人口、服务数量、服务质量评价和经费补助标准给予的基本公共卫生业务经费补助；按核定水平补偿发展性支出（基本建设和大型设备购置）的专项补助；根据人员编制、工资水平、投入政策、人才培养规划和人员招聘规划核定的人员经费补助（包括人员工资补助、离退休人员经费、人员培训经费、人员招聘经费等）；承担突发公共卫生时间处置任务和重大专项公共卫生任务给予的经费补助；实行收支两条线经绩效考核给予的经常性收支差额补助等。对于民办的基层医疗卫生机构承担基本公共卫生服务任务的，各级政府应根据服务数

---

① 《国务院关于印发"十二五"期间深化医药卫生体制改革规划暨实施方案的通知》，http://www.gov.cn/gongbao/content/2012/content_2106854.htm.

量、服务质量评价和人均经费补助标准给予专项补助。

（2）对城乡基层医疗卫生机构提供的基本医疗服务，政府应给予"需方补贴"。在实施国家基本药物制度后，由于取消了"药品加成"，基层医疗卫生机构提供基本医疗服务的收入来源于服务收费和政府补助，而服务收费的高低又影响着城乡居民基本医疗服务消费能力和受益水平。基本医疗服务"需方补贴"的方向是：加大城镇职工医疗保险、城镇居民保险的财政补助水平，扩大国家基本药物的目录范围，提高医疗保险的支付比例和最高支付限额。

4. 强化医疗卫生政府投入的绩效评价管理

对于基本公共卫生服务、基本医疗服务，无论是采取"供方补贴"模式，还是采取"需方补贴"模式，抑或是政府购买服务模式，都应以效率为导向，强化医疗卫生投入的绩效评价。

（1）根据不同投入模式和医疗卫生服务项目，制定科学合理的绩效评价实施方案。不管是对基本公共卫生服务项目，还是基本医疗服务项目，不管是采取"需方补贴"模式，还是选择"供方补贴"模式或"政府购买服务模式"，各级政府都应制定明确的项目绩效评价实施方案。绩效评价实施方案的内容包括绩效评价项目类型、绩效评价方式、绩效评价指标体系、绩效评价机构、绩效评价程序。

（2）"供方补贴"应向需求目标导向转变，构建激励性补助机制。除必要的定额补助外，供方补贴应尽可能基于需方需求目标进行测算，将财政补助与供方的服务数量（如门诊人次、实际住院床日等）、服务质量和资源利用情况、群众满意度相挂钩[①]，根据对供方提供医疗卫生服务的绩效评价结果拨付财政补助资金。供方补贴应实施激励性补助措施，实施"以奖代补"，提高"奖励性"财政补助分配比例，将财政补助与供方降低人均门诊费用、人均住院费用、平均每床日住院费用、单病种平均费用等效果指标挂钩，提高财政补助的效率。

（3）"需方补贴"应结合关联医疗费用支付方式的改革，构建激励性补助机制。医疗保险（第三方）对医疗费用的支付方式有按人头付费、按单病种付费、按服务单元付费、按服务项目付费、总额预付制、混合

---

① 刘军民.完善公立医院经济补偿机制的几点建议[N]. 中国经济时报，2008-04-15.

支付制、诊断相关分组（DRGs）付费等，政府的需方补贴（对医疗保险的投入）应结合医疗费用支付方式的改革，改善供方的服务质量和水平。基于不同医疗卫生服务的特点实施更加合理的医疗费用支付方式，政府应在规范供方医疗行为的基础上，健全对供方的激励和评价机制，并根据医疗费用控制效果、医疗服务质量对供方实施"奖励性"补助。

（4）对医疗卫生服务的政府购买项目加强绩效评价。根据不同的政府购买项目的特点，制定不同的绩效评价实施方案，并完善政府购买项目的绩效评价机制。绩效指标体系的制定应科学合理，绩效指标包括服务能力、服务数量、服务质量、费用控制、服务目标完成率、群众满意度等。政府应建立规范、运转有效的绩效评审机构，组成人员包括主管部门、政府购买主体、项目服务对象、绩效考评专家和第三专业机构。绩效评价方式采取对承接主体的机构绩效考评和满意度考评两种，满意度考评委托第三专业机构对目标项目服务对象采用问卷调查的方式进行测评。政府应根据承接主体承担政府购买医疗卫生服务的综合绩效评价结果作为以后年度确定政府购买补助标准和承接主体选择的主要依据，以此激励承接主体提高医疗卫生服务的标准和质量。对承接主体医疗卫生服务的绩效评价结果应向社会公布，增强城乡居民的知情权和选择权，形成社会对承接主体的监督机制。

# 7.3 医疗卫生政府投入的融资机制改革

## 7.3.1 国外医疗卫生政府投入的主要融资机制

### 1. 医疗保障专项税收

社会保障税由于特有的专享性、规范性和灵活性，成为世界各国普遍采用的医疗保险融资方式。社会保障税也称社会保险税、工薪税、国民保险税，以雇主（企业）支付给雇员（职员）的工资薪金收入为征税对象，由雇主（企业）、雇员（职员）分别依据工资薪金的一定比例申报缴纳。社会保障税的征收与工资薪金相关联，与资本性收入无关，在一定程度上导致了医疗保障融资的非公平性。

美国依据 1965 年的社会保障修正法案，在社会保障计划中增加了"医疗保险"，为 65 岁以上的老人或者符合条件的 65 岁以下的残疾人或晚期肾病患者提供"老年和残障健康保险"（Medicare）。工薪税是美国老年和残障健康保险的重要融资方式，税率是雇员（职员）全部工资薪金收入的 2.9%，雇主和雇员各交纳 1.45%。老年和残障健康保险（Medicare）工薪税收入存入医疗保险信托基金，用于支付服务对象的住院保险、补充性医疗保险、医保优势计划和 2006 年 1 月实施的处方药计划。2010 年，"老年和残障健康保险"（Medicare）为 4000 万 65 岁及以上的老人和 800 万残疾人提供了健康保险[①]。

德国是推行全民社会健康保险制度的国家，健康（医疗）保险（SHI）是德国社会保障体系的重要组成部分。德国《社会保险法》规定税前年收入低于 49950 欧元的国民必须参加法定健康保险，目前 90%以上的国民参加了这种强制性社会医疗保险[②]。德国法定医疗保险主要依赖工薪税融资，雇主和雇员各支付 50%，雇主平均约 6.6%，雇员平均约 7.4%。

法国也是推行全民社会健康保险制度的国家，疾病医疗保险是法国受益面和覆盖面最广的社会保障项目。法国疾病医疗保险筹资主要来源于雇主（企业）、雇员（职员），分别按工资总额 6.8%和 13.1%缴纳医疗保险费，自由职业者按自身收入一定比例缴纳医疗保险费[③]。为补充社会健康保险的政府投入，法国对制药企业按营业额征收 1% 的特别税，对广告、药品零售企业按利润 0.03%征收特别税[④]。

澳大利亚依据 1984 年通过的《全民医疗保障法》，构建了覆盖全国的"医疗照顾制度"（Medicare）。"医疗照顾制度"（Medicare）大部分依赖一般税收融资，除社会筹资外，还有部分依赖医疗保障税融资。医疗保障税税率目前为公民纳税收入的 1.5%，占政府税收收入的 2%～

① 财政部国际司.美国医疗保险制度介绍［EB/OL］. http://www.mof.gov.cn/mofhome/guojisi/pindaoliebiao/cjgj/201310/t20131025_1003317.html.

② 邵晓军，王燕文.德国健康保险发展模式的经验借鉴［J］.中国金融，2010，（15）.

③《浅谈法国医疗保险制度》，人民网国际频道，2008-02-22，转引自卫生部医院管理研究所网站 http://www.niha.org.cn/cn/show.php?itemid=489.

④ 朱铭来，陈妍，宋占军.借鉴国际经验完善我国基本医疗保险筹资机制［J］.中国医疗保险，2013，（3）：67-70.

3%①。联邦政府对于尚未购买商业医疗保险的高收入者征收医疗附加税，2011 年收入在 93001～124000 澳元的公民按 1.25%的税率征收；年收入在 124001 澳元（含）以上的公民按 1.5%的税率征收。如果以家庭为单位缴税，医疗附加税征税的临界值分别为 186001 澳元和 248001 澳元②。

## 2. 一般性税收

一般性税收包括的税种较多，征收范围广泛，资金来源稳定，中央政府和地方政府分级征税，因而成为公立医疗保障计划最可靠的融资方式。无论是高收入国家还是低收入国家，采取税收为主筹资模式国家所占比例都是最高的③。

英国、澳大利亚、加拿大、挪威、丹麦、葡萄牙、芬兰、西班牙、瑞典等实行国家保障型医疗保险模式的国家均采取这种融资模式。在国家保障型医疗保险模式下，国家举办各类医疗卫生服务机构，财政直接拨款给医疗卫生服务机构，全体国民普遍免费享受医疗卫生服务。英国依据《国家健康服务法案》在 1948 年建立了国家卫生保健服务体制（NHS），包括全科医生、地区医院和专家医院三个层次，由国家所有的医疗卫生机构提供免费医疗，医疗卫生服务的费用（包括医务人员费用、医院医疗设施费用在内）主要由国家承担。医疗卫生经费的 87%直接来源于税收筹资，10%来自于医疗保险基金，3%来自于患者自付④。澳大利亚 1984 年建立了全民健康保险制度，由政府直接负担公立医院和全科医生的费用，向国民普遍提供免费的医疗卫生服务。医疗卫生经费融资来源于医疗保障专项税收的部分非常有限，大部分还是来自于联邦、州、地方政府征收的一般性税收⑤。加拿大依据1984 年的《加拿大卫生法》面向全体国民实施公共医疗保险制度，在公共医疗保险计划范围内的医疗卫生服务全部由政府免费提供，公共医疗保险的费用主要由联邦政府

---

① 曾化松. 借鉴澳大利亚经验进一步完善中国医疗保险筹资渠道[J]. 现代预防医学 2006，（11）：2073-2075.

②《澳大利亚医疗卫生体制情况介绍》，http://www.mof.gov.cn/mofhome/guojisi/pindaoliebiao/cjgj/201307/t20130725_969267.html.

③ 张毓辉，张晓，刘冲，赵郁馨. 国民基本卫生服务筹资国际经验研究[J]. 2007，（4）：15—17.

④ 郑大喜.国际医疗保险制度下政府卫生投入与医药费用控制的经验[J]. 医学与社会，2012，（12）：36-39.

⑤ 杨英翠，郭光芝. 税收盘活医疗筹资体系[J]. 中国医院院长，2014，（3）：79.

和省级政府拨款。目前，加拿大医疗卫生费用的 60%以上来自于政府的一般性税收。

一些实行社会保险型医疗保险模式、市场型医疗保险模式的国家对其公立医疗保险计划、医疗救助计划的政府投入依靠一般性税收补充融资。德国对医疗机构建设和医疗设备添置给予一些直接补助，这些补助资金来源于政府的税收。实行市场型医疗保险模式的美国，联邦政府对面向低收入老人、儿童及残障人士提供的医疗补助（Medicaid）支付了大约 57%的医疗费用，对面向低收入家庭儿童提供的儿童健康保险项目（CHIP）支付约 70%的费用（各州政府出资约 30%）[1]，联邦政府和州政府所提供费用的融资来源就是一般性税收。

3. 发行免税债券

为了弥补医疗卫生政府投入资金的不足，一些国家还通过发行免税的医疗卫生债券筹集资金。2008 年越南政府决定从 2008～2010 年发行 14 万亿盾（约 8.75 亿美元）的债券，筹集资金用于全国医疗卫生建设[2]。为弥补医疗保障投入资金的不足，美国财政部被授权可为医疗保险基金发行特别债券。为医院建设和设备购置筹资，美国各州政府以税收能力为担保为非营利性医院发行普通责任债券，州政府和地方政府也代表私立卫生服务机构发行免税债券（以医院收益担保）。

## 7.3.2　我国医疗卫生政府投入的主要融资机制

目前，我国医疗卫生的公共融资机制包括税收和社会医疗保险两种，但医疗卫生政府投入资金的融资机制只有税收这一形式。我国医疗卫生的政府投入主要包括医疗卫生服务支出、医疗保障支出、行政管理事务支出、人口与计划生育事务支出。各级政府根据医疗卫生事权承担相应的医疗卫生投入，全部来自于各级财政的预算拨款，资金最终来源是中央政府和地方政府的各项税收。

根据《2013 年中国卫生统计年鉴》的数据，2000～2012 年间，我国

---

① 财政部国际司.美国医疗保险制度介绍 [EB/OL].http://www.mof.gov.cn/mofhome/guojisi/pindaoliebiao/cjgj/201310/t20131025_1003317.html.

② 《越南发行债券筹集资金用于医疗卫生建设》，http://www.mofcom.gov.cn/aarticle/i/jyjl/j/200804/20080405486018.html，2008-04-18.

医疗卫生政府投入由 2000 年的 709.52 亿元增长到 2012 年的 8365.98 亿元,增长了 10.79 倍。其中:医疗卫生服务支出由 2000 年的 407.21 亿元增长到 2012 年的 3394.30 亿元,增长了 7.34 倍;医疗保障支出由 2000 年的 211 亿元增长到 2012 年的 3872.51 亿元,增长了 17.35 倍;行政管理事务支出由 2000 年的 26.81 亿元增长到 2012 年的 284.53 亿元,增长了 9.61 倍;人口与计划生育事务支出由 2000 年的 64.50 亿元增长到 2012 年的 814.64 亿元,增长了 11.63 倍。根据《2013 年中国统计年鉴》的数据,我国医疗卫生政府投入占卫生总费用的比例由 2000 年的 15.47%上升到 2012 年的 30.40%,上升 14.93%;医疗卫生政府投入占税收收入的比例由 2000 年的 5.64%上升到 2012 年的 8.31%,上升 2.67%。2013 年我国医疗卫生政府投入 8208.73 亿元,占财政支出总额的 5.87%,占税收收入总额的 7.43%。

我国医疗卫生政府投入呈现较快的增长态势,主要缘于我国各项税收的增长效应比较显著,大多数年份的税收弹性系数都大于 1,税收增长速度多年高于 GDP 的增长速度。2000~2012 年间,我国税收收入由 2000 年的 12581.51 亿元增长到 2012 年的 100614.28 亿元,增长了七倍;税收收入占 GDP 的比重由 2000 年的 12.68%上升到 2012 年的 19.37%,上升 6.69%。

### 7.3.3   新时期我国医疗卫生政府投入的融资机制的完善

1. 政府投入以税收筹资模式为主导

随着医疗卫生体制改革的不断推进,加之财政资源满足城乡居民医疗卫生服务需求的局限性,我国应实行政府投入与社会保险并重的医疗卫生融资模式。在加强政府对医疗卫生财政投入的同时,积极完善医疗保险体系,做到"应保尽保",尽快实现使城乡居民人人享有基于医疗卫生服务的目标。

社会保险型的融资模式属于市场主导型的融资模式,而政府投入型的融资模式属于政府主导型的融资模式,实质上是税收筹资型的融资模式。由于我国职工医疗保险的缴费水平相对较低,城镇居民基本医疗保险、新型农村合作医疗保险的参保对象缴费水平也很低且城乡低保对象、重度残疾学生和儿童、重度残疾人、低收入家庭的老年人以及未成年人参加医疗保险或合作医疗的费用由财政全额补助。在这种情况下，社会保险型的融资规模非常有限，很难保障医疗卫生投入资金的充足性和稳定性。2012 年我国卫生总费用 27846.84 亿元，包括以社会保险融资为主的社会卫生支出费用 9916.31 亿元，仅占 35.61%。此外，我国城乡贫困家庭人员、特困供养人员和其他特殊困难人员需要政府进行医疗救助，承担基本医疗卫生服务均等化目标任务的基层医疗卫生机构需要政府补助，取消"以药养医"和实施综合改革的公立医院也需要政府进行补助。

结合我国医疗卫生事业发展现状、医疗卫生体制改革进程中所要实现的目标任务和所要解决的医疗卫生服务供需矛盾问题来看，采取社会保险型的医疗卫生融资模式并不合适。目前，实行政府投入（税收筹资为主）与社会保险并重的医疗卫生融资模式比较合理。

医疗卫生的税收筹资模式以强制性征收的税收手段为政府的医疗卫生投入筹集资金，既能够保障政府投入资金的稳定性和充足性，也能促进医疗卫生投入资金的公平分配。既然如此，政府税收筹资在医疗卫生投入总融资中所占的比例为多少才合理呢？衡量的主要指标就是政府预算卫生支出占卫生总费用的比例和政府预算卫生支出占 GDP 的比例。

目前，尽管政府预算卫生支出的增长速度高于社会卫生支出、个人现金卫生支出的增长速度，但 2012 年政府预算卫生支出在卫生总费用中的比例（30.40%）低于社会卫生支出在卫生总费用中的比例（35.61%）和个人现金卫生支出在卫生总费用中的比例（34.35%）。根据将个人现金卫生支出在卫生总费用中的比例降到 30% 以下的目标，假定社会卫生支出在卫生总费用中的比例不变，那么政府预算卫生支出在卫生总费用中的比例至少要达到 34.75% 以上。根据《国际统计年鉴 2013》的数据，低收入国家的政府卫生支出占 GDP 的平均比例为 5.28%，中等收入国家的政府卫生支出占 GDP 的平均比例为 5.83%，高收入国家的政府卫生支出占 GDP 的平均比例为 12.55%，而我国政府卫生支出占 GDP 的比例为 5.15%。我国医疗卫生投入水平要达到中等收入国家水平，政府卫生支出占 GDP 的比例应达到 5.83% 以上。

2. 尽快开征医疗保障专项税收

（1）尽快开征医疗保险税

如前所述，开征社会保障税为医疗保险、养老保险等社会保障项目融资，是欧美各国普遍的做法。医疗保险税是一些国家为医疗保险筹资所开征的一种社会保障税，不仅具有强制性、固定性、规范性的特点，也具有专享性、灵活性的特点。医疗保险税具有明确的纳税人、征税对象、税率和严格的纳税环节，并由税务机关强制、统一征收，所征收税款专项用于医疗保障方面的支出。可见，开征医疗保险税具有较高的效率优势和成本优势。

长期以来，我国医疗保险融资采用医疗保险缴费的形式，城镇职工医疗保险、城镇居民医疗保险和新型农村合作医疗保险具有不同的缴费对象、不同的筹资标准和不同缴费期限，各地区关于缴费对象、筹资标准和缴费期限的规定差异很大。由于医疗保险项目较多，各地区差异大，加之医疗保险缴费缺乏法律上的统一性和强制性，导致医疗保险的筹资存在软约束和低效率的问题。

基于我国医疗保险体系的发展现状，应借鉴国外成功经验适时开征医疗保险税。我国医疗保险税的纳税人应包括在职职工、自由职业者、农民工、灵活就业人员等；在职职工的征税对象应以工资收入总额为基础确定，自由职业者、农民工、灵活就业人员等的征税对象应以获得的各类收入总额为基础确定；税率应根据不同医疗保险项目和不同纳税人分不同档次设定，既要体现收入水平的差异，又要保障税收的公平性。

（2）尽快开征医疗保险特种税

为弥补医疗卫生投入资金的不足，我国可以借鉴法国、澳大利亚、韩国等国的做法，选择烟草、酒类等与城乡居民健康有关的产品征收医疗保险特种税。根据2012年5月卫生部发布的《中国吸烟危害健康报告》，我国是世界上最大的烟草生产国和消费国，吸烟人群逾3亿。国际葡萄酒与烈酒研究机构2011～2016年的预测报告也指出，2011～2016我国将是全球酒类消费增长的"引擎"，酒精饮料增长率将达63.2%[①]。对烟草、酒类已征收增值税、消费税的基础上附加征收医疗保险特种税，既可以通过抑制烟草的消费保护消费者的身体健康，节约消费者的医疗支出，又可以弥补医疗保险筹资缺口，保持医疗保险投入资金的稳定性。

---

① 瞿晟.我国将成全球酒类消费增长"引擎"[N]. 生命时报，2013-02-22.转引自新华网浙江频道.世界卫生组织：60 种疾病因不健康饮酒造成[EB/OL].http://www.zj.xinhuanet.com/newscenter/jiankang/2013-02/22/c_114765487.htm.

另外，对环境造成危害并影响城乡居民健康的行业也可以附加征收医疗保险特种税。

### 3. 发行医疗公益彩票

我国通过福利彩票机构和体育彩票机构筹集的全国彩票公益金，在推进社会福利、体育事业等方面发挥了重要作用。2012 年中央集中的彩票公益金分别按 60%的比例分配给全国社会保障基金 241.26 亿元，按 30%分配给中央专项彩票公益金 104.70 亿元，分别按 5%的比例分配给民政部和国家体育总局 20.1 亿元。2012 年中央专项彩票公益金用于农村医疗救助 10 亿元，用于城市医疗救助 6 亿元，用于残疾人事业 11.25 亿元，用于红十字事业 2.97 亿元（其中生命健康安全教育 3570 万元），用于农村贫困母亲两癌救助 5000 万元[①]。可见，彩票公益金对补充医疗保险基金、推动城乡医疗救助、发展医疗卫生事业和推动我国公益事业发展等给予了大力的资金支持。

为弥补医疗保险政府投入的不足，我国可以借鉴福利彩票和体育彩票发行的经验，适时发行专门医疗公益彩票，专门为城乡医疗救助、新型农村合作医疗、城镇居民医疗保险筹集资金。我国应根据医疗卫生体制改革所要实现的阶段性目标、城乡居民医疗卫生服务需求状况以及医疗保险筹集资金的状况合理调整医疗彩票公益金的投入方向和结构，重点用于城乡居民医疗救助。

### 4. 发行免税债券

为补充医疗卫生的政府投入资金，我国可以借鉴越南、美国等国的经验发行免税国债。国债以政府信誉作为担保，具有灵活性、有偿性的特点，政府可以运用这种方式筹集医疗卫生建设资金。对于公立医院、基层医疗卫生机构、专业公共卫生机构所需的发展建设资金（主要是基本建设和大型设备购置支出），政府可以通过向社会公开发行免税的特种国债筹集所需资金。

---

① 财政部公告 2013 年第 55 号，http://zhs.mof.gov.cn/zhuantilanmu/caipiaoguanli/201309/t20130905_985960.html.

# 7.4 科学构建政府间医疗卫生分级投入机制

医疗卫生领域，为纠正政府间投入责任的错位问题，需要基于医疗卫生服务项目，以效率目标为导向构建政府间医疗卫生投入责任分担机制。

## 7.4.1 明确划分政府间医疗卫生服务的供给事权

1. 公共服务分级供给的依据

奥茨（1972）的"分权定理"认为，"对某种公共物品来说，如果对其消费涉及全部地域的所有人口的子集，并且关于该公共物品的单位供给成本对中央政府和地方政府都相同，那么让地方政府将一个帕累托有效的产出量提供给它们各自的选民，总是要比由中央政府向全体选民提供任何特定的并且一致的产出量有效得多"①。依据奥茨"分权定理"可以确定公共服务分级供给的关键原则：（1）如果不同行政层级的政府能够提供同样的公共服务且供给成本差异不大，那么这类公共服务应由行政层级最低的政府来供给；（2）对于公众广泛偏好且受益范围普遍的公共服务，应由中央政府供给；（3）在人口异质性较强和公共需求偏好差异性很大的情况下，公共服务由地方政府供给更有效率；（4）在低行政层级政府供给能力不足或者事权关系不确定（引起权力与责任不对称）时，高层级政府在公共服务供给中应发挥主导性作用；（5）为实现公平性目标，在层级较低政府供给能力差异较大的情况下，行政级别较高的政府应着重解决公共服务供给的不均等问题。

公共服务的受益范围或利益归宿具有不同的空间属性，政府间对于公共服务的分级供给应以该公共服务物品的利益归宿和外部性空间界线为依据。对于那些空间界线明确、受益范围为全国居民的公共服务，应由中央政府来供给；对于那些空间界线明确、受益范围是地方居民的公共服务，应按具体的受益空间范围由相应级次的地方政府供给；对于那

---

① Oates, Wallace. E. Fiscal Federalism, 1972，New York: Harcourt Brace Jovanovich, Inc. 35.

些空间界线明确但受益范围涉及多地区或者是空间界线不明确且经常变化的公共服务，应由中央政府和地方政府联合供给。

2. 政府间医疗卫生服务供给事权的划分

根据医疗卫生事业的均衡发展目标、医疗卫生服务利益归宿边界，并综合考虑医疗卫生服务供给的公平性，明确界定各级政府医疗卫生服务供给中的事权。

中央政府的医疗卫生事权包括：计划免疫、传染病控制、全国性重大疾病的控制与预防；公共卫生的宏观管理与政策制定；公共卫生健康教育；重大基础性医学研究与开发；母婴保健与计划生育服务；全国性重大公共卫生计划、项目、设施建设；农村地区、落后地区的公共卫生体系建设等。

省级政府的医疗卫生事权包括：省级重大公共卫生计划、项目、设施建设；省内危害严重的地方性疾病、传染病的预防和控制；疾病预防与控制机构的授权与监督管理；公共卫生信息的收集、披露；公共卫生的监督；公众营养服务的指导和管理；医疗保险的统筹与管理等。

地市级政府的医疗卫生事权包括：区域医疗卫生的规划和协调；市内常见病、多发病的疾病预防和控制；市级重大公共卫生计划、项目、设施建设；区域公共卫生信息的收集、披露；公众健康教育和营养服务；区域内卫生保健等。

县级政府的医疗卫生事权包括：县域内卫生规划和监督；县域内常见病、多发病的疾病预防和控制；县域基本医疗服务；县域初级卫生保健；县域公共卫生的监督；县域医疗卫生机构的管理；贫困群体的医疗救助等。

## 7.4.2 明确划分政府间医疗卫生服务的投入责任

1. 划分政府间投入责任的依据

在多级财政体制中，各级政府应供给利益归宿于其范围内的公共服务并承担相应的投入责任。全国性的公共服务应由中央政府承担其投入责任，地方性的公共服务应由地方政府承担其投入责任，跨区域的公共服务由中央政府和地方政府承担其投入责任。

2. 政府间医疗卫生服务投入责任的划分

世界银行（1997）提出"按政府级别划分支出的可能分配办法"，这种方法为大多数国家所采用。按照世界银行的提法，中央政府承担三级医疗保健（传染病控制与研究）的投入责任，省级政府承担二级医疗保健（医院、治疗）的投入责任，市县级政府负责初级医疗保健的投入责任。

基于不同的医疗卫生服务内容，我国各级政府应明确划分医疗卫生投入责任，并合理构建政府间卫生投入责任分担机制。政府间卫生投入责任的划分，应综合考虑地区经济发展水平、财政收入、人口、物价指数、消费水平、医疗卫生事业发展目标等因素。

（1）中央政府对医疗卫生服务的投入责任

国家免疫规划项目的经费支出；重大传染疾病预防控制的专项补助；全国性重大疾病的预防控制的专项补助；国家确定的群体性预防接种和重点人群应急接种的经费支出；全国性突发性公共卫生事件的经费补助；全国性的健康教育项目的经费补助；重大基础性医学研究的经费支出；全国性重大公共卫生项目实施和设施建设的经费支出；农村地区、落后地区公共卫生体系建设的经费补助；提供基本医疗服务机构的经费补助等。

（2）省级政府对医疗卫生服务的投入责任

省内重大公共卫生项目实施和医疗设施建设的经费支出；省内重大传染病预防控制的专项补助；省内重大突发性公共卫生事件的经费支出；地方性疾病预防控制的经费补助；省级专业卫生机构的经费补助；辖区内基层医疗卫生机构和公立医院的经费补助；省级健康教育项目的经费补助；农村地区、落后地区公共卫生机构的经费补助；城乡基本医疗服务的经费补助等。

（3）地市级政府对医疗卫生服务的投入责任

辖区内常见病、多发病预防控制的经费支出；辖区内重大传染病预防控制的经费支出；辖区内突发性公共卫生事件的经费支出；辖区内重大公共卫生设施建设的经费支出；市级专业公共卫生机构的经费支出；辖区内基本医疗服务的经费补助；市级健康教育和营养服务项目的经费支出；辖区内基层医疗卫生机构和公立医院的经费补助等。

（4）县级政府对医疗卫生服务的投入责任

县域内基本公共卫生服务的经费支出；县域内基本医疗服务的经费补助；初级卫生保健的经费支出；县级医疗卫生机构的经费补助；贫困群体医疗救助的经费支出等。

### 7.4.3　完善政府间医疗卫生投入的财权配置机制

目前，政府间医疗卫生服务供给体制存在的主要问题就是各级政府医疗卫生的事权与其财权、财力不对称，尤其是基层政府缺乏足够的财力支撑医疗卫生服务的供给。因此，解决问题的关键就是在明确划分医疗卫生事权的基础上，完善政府间医疗卫生服务的财政配置机制。

1. 健全中央、地方政府间与医疗卫生服务投入责任相配比的财权配置机制

医疗卫生服务的投入责任主要是由地方政府承担的，财政能力的大小直接影响着地方政府对医疗卫生服务供给责任的承担程度。1994 年推行的分税制财政体制改革尽管理顺了政府间的财政分配关系，但是地方政府的财力自主性程度和财力水平仍然与其投入责任不相对称。为提高地方政府对医疗卫生服务的供给能力，我国应积极改革中央、地方政府间的财政收入分配机制，扩大地方政府的财力自主权，不仅使地方政府有加大医疗卫生服务供给的积极性，也要使地方政府具有保障医疗卫生服务供给的能力，使地方政府真正成为有事权、有财权、财权与事权相对称的医疗卫生服务供给主体。

2. 健全省以下政府间与医疗卫生服务投入责任相配比的财权配置机制

在省以下地方政府财力体系中，省级政府的财权大于地市级政府，地市级政府的财权优势大于县级政府，而医疗卫生服务的投入责任呈现了相反的态势。县级（基层）政府的投入责任较大，但是财力分配处于弱势地位，不利于医疗卫生服务的供给。在省以下地方财政体制改革中，应健全与医疗卫生服务投入责任相配比的政府间财权配置机制，扩大县级（基层）政府的财权，提高县级（基层）政府在地方财政收入中的比重，使得县级（基层）政府既有医疗卫生服务的事权和投入责任，又有稳定的财源保障医疗卫生服务的供给能力。

3. 完善政府间医疗卫生服务方面的财政转移支付制度

（1）完善中央对地方的医疗卫生转移支付制度

依据医疗卫生的政策目标，按照影响地方基本医疗服务的主要因素核定基本医疗服务支出，并将医疗卫生专项补助列入中央财政的年度预算。实现中央对地方转移支付制度的法制化，做到转移支付制度运作的各个环节都有法可依，有法必依，保证制度运行的实效。按照转移支付的政策目标，建立以效率为目标导向的中央对地方的医疗卫生转移支付机制，提高转移支付补助资金的利用效率。

（2）完善省以下政府间医疗卫生服务方面的财政转移支付制度

在省以下政府间构建科学的财政转移支付制度，不仅有助于省以下政府间财力的均衡，也有利于省以下政府公共服务供给能力的均衡。各省（直辖市、自治区）可以根据本地实际情况，因地制宜建立医疗卫生财政转移支付制度。在科学规范的转移支付制度下，上级政府依据医疗卫生事业发展所需要实现的目标向下级政府转移相应的财力，既确保上级政府调控目标的实现，又确保各地财力与投入责任的均衡，更是保证了省以下各地区医疗卫生服务的均等化。

## 7.4.4　构建政府间医疗卫生投入的协调机制

在法定的财政分权条件下，中央政府和地方政府、地方各级政府间形成良好的纵向和横向的协调和合作机制。

在政府间纵向的协调和合作机制方面，具有财力优势的上级政府可以通过政策协调和专项补助等形式，引导下级政府支持和实施上级政府的公共服务供给政策，从而解决政府间医疗卫生服务供给不均衡的问题。

在地方政府间横向的协调和合作机制方面，基于省际间、市际间、县际间协议形式约束和规范跨区域的医疗卫生服务供给合作，或者是构建跨区域的协调和合作机构共同解决医疗卫生服务供给中的问题。中央政府对于政府间的这种协调和合作形式，应给予足够的财政政策支持。

# 参考文献

**中文文献**

[1] 安东尼·B. 阿特金森，约瑟夫·E. 斯蒂格利茨.公共经济学[M]. 上海：上海三联书店，上海人民出版社，1994：620—621.

[2] 保罗·B. 萨缪尔森. 经济学（第16版）[M]. 北京：华夏出版社，1999.

[3] C·V. 布朗，P·M. 杰克逊. 公共部门经济学（第四版）[M]. 北京：中国人民大学出版社，2000.

[4] 阿玛蒂亚·森. 论经济不平等——不平等之再考察[M]. 北京：社会科学文献出版社，2006.

[5] 陈共，王俊. 论财政与公共卫生[M]. 北京：中国人民大学出版社，2007.

[6] 代英姿. 公共卫生支出：规模与配置[J]. 财政研究，2004（6）：30—32.

[7] 丁菊花. 中国转型中的财政分权与公共物品供给激励[M]. 北京：经济科学出版社，2010.

[8] 方鹏骞，董四平，肖婧婧. 中国政府卫生投入的制度变迁与路径选择[J]. 武汉大学学报（哲学社会科学版），2009（3）：201—212.

[9] 冯海波，陈旭佳. 公共医疗卫生支出财政均等化水平的实证考察——以广东省为样本的双变量泰尔指数分析[J]. 财贸经济，2009（11）：49—53.

[10] 封进. 健康需求与医疗保障制度建设——对中国农村的研究[J]. 上海：格致出版社，上海三联书店，上海人民出版社，2009.

[11] 傅勇. 财政分权、政府治理与非经济性公共物品供给[J]. 经济

研究，2010（8）：4—15.

[12] 耿爱生，李鲁，姜敏敏. 健康对经济增长的作用[J]. 中国农村卫生事业管理，2003（9）：5.

[13] 顾昕. 全球性医疗体制改革的大趋势[J]. 中国社会科学，2005（6）：121—128.

[14] 顾昕. 公共财政转型与政府卫生筹资责任的回归[J]. 中国社会科学，2010（2）：103—119.

[15] 顾昕. 全民医疗保险与公立医院中的政府投入：德国经验的启示[J]. 东岳论丛，2013（2）：53—59.

[16] 韩华为，苗艳青. 地方政府卫生支出效率核算及影响因素实证研究——以中国31个省份面板数据为依据的DEA—Tobit分析[J]. 财经研究，2010（5）：4—15.

[17] 何长江. 政府公共卫生支出行为影响因素的实证分析[J]. 财经科学，2011（4）：94—100.

[18] 黄小平，方齐云. 我国财政卫生支出区域差异研究[J]. 中国卫生经济，2008（4）：20—23.

[19] 黄二丹. 法国医疗服务筹资与支付机制对我国的借鉴[J]. 中国卫生经济，2008（5）：77—81.

[20] 解垩. 城乡卫生医疗服务均等化研究[M]. 北京：经济科学出版社，2009.

[21] 李齐云，马万里. 中国式财政分权体制下政府间财力与事权匹配研究[J]. 理论学刊，2012（11）：38—43.

[22] 梁学平. 我国医疗卫生政府支出现状与国际比较[J]. 价格理论与实践，2013（7）：74—75.

[23] 梁学平. 中国公共物品的供给研究[M]. 天津：南开大学出版社，2014.

[24] 刘军民. 关于中国医疗卫生体制改革的一个建议——重构政府与市场、政府层级间规范的卫生支出责任[N]. 中国经济时报，2005-09-09.

[25] 雒敏，聂文忠. 对我国公立医疗机构融资机制改革的思考[J]. 中国医院管理，2009（7）：2—5.

[26] 骆永民. 公共卫生支出、健康人力资本与经济增长[J]. 南方经济，2011（4）：3—15.

[27] M. 奥尔森集体行动的逻辑[M]. 上海：上海三联书店，上海人民出版社，1995.

[28] 马斌. 政府间关系：权力配置与地方治理——基于省、市、县政府间关系的研究[M]. 杭州：浙江大学出版社，2009.

[29] 毛素玲，宋丽莉. 国际卫生保健体制中筹资方式的比较与思考[J]. 中国全科医学，2003（10）：830—832.

[30] 孟庆平，汪崇金. 实现医疗资源配置均等化之财政政策探讨[J]. 现代财经（天津财经大学学报），2011（5）：25—28.

[31] 曼瑟尔·奥尔森. 集体行动的逻辑[M]. 上海：上海三联书店，1995.

[32] 潘杰，刘国恩，李晨赵. 我国政府卫生支出地区差异收敛性研究[J]. 财政研究，2011（10）：16—19.

[33] 乔治·恩德勒. 面向行动的经济伦理学[M]. 上海：上海社会科学院出版社，2002.

[34] 饶克勤，刘新明. 国外医疗卫生体制的比较研究对我国卫生改革发展的经验借鉴[M]. 北京：中国协和医科大学出版社，2006.

[35] 世界银行. 1993 年世界发展报告：投资与健康[M]. 北京：中国财政经济出版社，1993：8—10.

[36] 孙德超，徐文才. 医疗卫生服务不均等的现实考察及均等化途径[J]. 经济问题，2012（10）：42—45.

[37] 王弟海. 健康人力资本、经济增长和贫困陷阱[J]. 经济研究，2012（6）：143—155.

[38] 王俊. 中国政府卫生支出规模研究——三个误区及经验证据[J]. 管理世界，2007（2）：27—36.

[39] 王晓洁. 中国公共卫生支出均等化水平的实证分析——基于地区差别视角的量化分析[J]. 财贸经济，2009（2）：46—49.

[40] 王志锋，张天. 中国医疗卫生服务均等化的地区比较及体制改革研究[J]. 经济社会体制比较，2009（6）：68—75.

[41] 魏众，B. 古斯塔夫森. 中国居民医疗支出不公平性分析[J]. 经

济研究，2005（12）：26—34.

[42] 魏权龄. 评价相对有效性的数据包络分析模型——DEA 和网络 DEA[M]. 北京：中国人民大学出版社，2012.

[43] 魏权龄. 数据包络分析[M]. 北京：经济科学出版社，2004.

[44] 文小才. 中国医疗卫生资源配置中的财政投入制导机制研究[J]. 经济经纬，2011（11）：141—146.

[45] 吴建明，刘朝杰. 中澳社区卫生服务筹资与补偿机制的比较和启迪[J]. 中国全科医学，2006（5）：428.

[46] 鄢洪涛. 城乡基本医疗卫生服务差距测度与均等化发展对策研究[J]. 湘潭大学学报（哲学社会科学版），2011（5）：16—21.

[47] 杨宜勇，刘永涛. 我国省际公共卫生和基本医疗服务均等化问题研究[J]. 经济与管理研究，2008（5）：11—17.

[48] 尹爱田，俞水，杨百团，宋春燕，藤芬. 基层卫生机构功能定位和财政投入机制[J]. 中国卫生经济，2007（12）：86—88.

[49] 张芬，邹薇. 健康、经济增长与收入不平等研究新进展[J]. 经济学动态，2010（3）：98—102.

[50] 张晓，丁婷婷，胡汉辉. 几个典型医疗保险模式国家筹资改革比较[J]. 中国医疗保险，2010（5）：56—58.

[51] 张仲芳. 国内外政府卫生支出测算方法、口径及结果的比较研究[J]. 统计研究，2008（4）：16—19.

[52] 赵志静，邵蓉. 国外社区卫生筹资方式对我国的启示[J]. 上海医药，2008（1）：28—30.

[53] 财政部财政科学研究所课题组. 基层卫生投入机制优化与绩效考评研究[J]. 经济研究参考，2010（72）：2—23.

[54] 中国经济增长与宏观稳定课题组. 劳动力供给效应与中国经济增长路径转换[J]. 经济研究，2007（10）：4—16.

[55] 周波. 政府间财力与事权匹配问题研究[M]. 大连：东北财经大学出版社，2009.

[56] 邹薇. 高级微观经济学[M]. 武汉：武汉大学出版社，2004：194.

[57] 朱明君. 德国法定医疗保险的筹资[J]. 中国医疗保险，2012（3）：75—77.

## 外文文献

[1] Arrow, K. J. Uncertainty and the Welfare Economics of Medical Care[J]. American Economic Review, Vol. 53, No.5, 1963: 941-973.

[2] Barro, R. Determinants of Economic Growth[M]. Massachusetts: MIT Press, 1997.

[3] Beraldo, S., Montolio, D., Turati, G. Healthy, Educated and Wealthy: A Primer on the Impact of Public and Private Welfare Expenditures on Economic Growth [J]. The Journal of Socio-Economics, Vol. 38 (6), 2009: 946-956.

[4] Buchannan, J. M. An Economic Theory of Clubs[J]. Economica, Vol.32, 1965: 1-14.

[5] Buchannan, J. M. Essays on the Political Economy[M]. Hawaii: University of Hawaii Press, 1989.

[6] Charnes, A., Cooper, W. W., Rhodes, E. Measuring the Efficiency of Decision Making Units[J]. European Journal of Operational Research, Vol. 2(6), 1978: 429-444.

[7] Charnes, A., Cooper, W. W., Wei, Q.L., Huang, Z. M. Cone Ratio Data Envelopment Analysis and Multi-objective Programming[J]. International Journal of System Science, Vol. 20 (7), 1989,: 1099-1118.

[8] Charnes, A., Cooper, W. W., Lewin, A. Y. et al. eds. Data Envelopment Analysis [M]. Boston: Kluwer Academic Publisher, 1994.

[9] Charnes, A., Cooper, W. W., Wei, Q. L. A Semi-infinite Multicriteria Programming Approach to Data Envelopment Analysis with Infinitely Many Decision Making Units[R]. Center for Cybernetic Studier Report CCS 511, 1987.

[10] Charnes, A., Cooper, W. W., Seiford, L. M. et al. Invariant Multiplicative Efficiency and Piecewise Cobb-Douglas Envelopment[J]. Operations Research Letters, Vol. 2(3), 1983: 38-49.

[11] Kalich, D. A., Aman, T., Buchele, L. A. Social and Health Policies in OECD Countries: A Survey of Current Programs and Recent Developments[R]. Paris: Head of Publication Service OECD, 1998.

[12] Demsetz, H. The Private Production of Public Goods[J]. Journal of Law and Economics, 1970, Vol. 13: 293-306.

[13] Dreze, J., Sen, A. K. Hunger and Public Action[M]. Oxford: Clarendon Press, 1989: 206-210.

[14] Fare, R., Grosskopf, S., Linderdgren, B. et al. Productivity Changes in Swedish Pharmacies 1980-1989: A Nonparametric Malmquist Approach[J]. Journal of Productivity Analysis, Vol. 3(1/2), 1992: 85-101.

[15] Fare, R., Grosskopf, S., Norris, M. et al. Productivity Growth, Technical Progress and Efficiency Change in Industrialized Countries[J]. American Economic Review, 84(1), 1994: 66-83

[16] Fogel, R. W. Economic Growth, Population Theory and Physiology: The Bearing of Long-term Processes on the Making of Economic Policy[J]. American Economic Review, Vol. 84(3), 1994: 369-395.

[17] Fogel, R. W. The Relevance of Malthus for the Study of Mortality Today: Long term Influences on Health, Mortality, Labor Force Participation, and Population Growth[R]. Massachusetts: NBER working paper 0054, 1994.

[18] Fogel, R. W. Nutrition, Physiological Capital and Economic Growth[R]. Washington DC:Pan American Health Organization and Inter-American Development Bank, 2002.

[19] Gustaffsson, B., Li, S. Expenditures on Education and Health Care and Poverty in Rural China[J]. China Economic Review, Vol. 15(3), 2004: 292-301.

[20] Malmquist, S. Index Numbers and Indifference Surfaces[J]. Trabajos de Estatistica, Vol. 4, 1953: 209-242.

[21] Marmolo, E. A Constitutional Theory of Public Goods[J]. Journal of Economic Behavior & Organization, Vol. 38, 1999: 27-42.

[22] Musgrave, R. A. The Theory of Public Finance[M]. New York: McGraw-Hill, 1959: 10.

[23] Musgrave, R. A. Fiscal Systerms[M]. New Haven: Yale University Press, 1969.

[24] Mushkin, S. J. Health as an Investment[J]. The Journal of Political Economy, Vol. 70, 1962: 129-157.

[25] Oates, W. E. On the Theory and Practice of Fiscal Decentralization [R]. Kentucky: Institute for Federalism & Intergovernmental Relations, IFIR Working Paper No. 2006-05, 2006.

[26] Samuelson, P. A. The Pure Theory of Public Expenditure[J]. The Review of Economics and Statistics, Vol. 36 (4), 1954: 387-389.

[27] Samuelson, P. A. Diagrammatic Exposition of a Theory of Public Expenditure[J]. Review of Economics and Statistics, Vol. 37, No. 4, 1955.

[28] Smoke, P. Decentralization in Africa: Goals, Dimensions, Myths and Challenges[J]. Public Administration and Development, Vol. 23 (1), 2003: 7-16.

[29] Sohn, B. Health, Nutrition, and Economic Growth[D]. Ph. D. dissertation, Brown University, 2000.

[30] Ver Eecke, W. Public Goods: An Ideal Concept[J]. Journal of Socio-Economics, Vol. 28 (2), 1999: 139-156.

[31] Vo, D. H. The Economics of Measuring Fiscal Decentralization[R]. Western Australia: The University of Western Australia, Discussion Paper No. 08.13, 2008.

[32] World Health Organization. World Health Statistics 2010[R]. Geneva: World Health Organization, 2010.

南开大学出版社网址：http://www.nkup.com.cn

投稿电话及邮箱： 022-23504636　　QQ：1760493289
　　　　　　　　　　　　　　　　 QQ：2046170045(对外合作)
邮购部：　　　　　022-23507092
发行部：　　　　　022-23508339　　Fax：022-23508542

南开教育云：http://www.nkcloud.org

App：南开书店 app

　　南开教育云由南开大学出版社、国家数字出版基地、天津市多媒体教育技术研究会共同开发，主要包括数字出版、数字书店、数字图书馆、数字课堂及数字虚拟校园等内容平台。数字书店提供图书、电子音像产品的在线销售；虚拟校园提供 360 校园实景；数字课堂提供网络多媒体课程及课件、远程双向互动教室和网络会议系统。在线购书可免费使用学习平台，视频教室等扩展功能。